河南省研究生教育改革与质量提升工程项目：2022年河南省研究生精品教材YJS2022JC30

河南大学研究生教育创新与质量提升计划：规划教材项目SYL20050102

图解训练版

运动损伤
与康复训练

王崙 ◎ 著

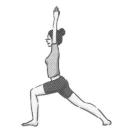 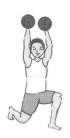 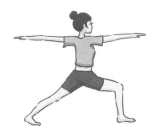

中国社会科学出版社

图书在版编目（CIP）数据

运动损伤与康复训练/王崧著 . —北京：中国社会科学出版社，2021.12

ISBN 978 - 7 - 5203 - 9238 - 9

Ⅰ.①运…　Ⅱ.①王…　Ⅲ.①运动性疾病—损伤—康复训练　Ⅳ.①R873.09

中国版本图书馆 CIP 数据核字（2021）第 197579 号

出 版 人	赵剑英
责任编辑	戴玉龙
责任校对	周晓东
责任印制	王　超

出　　版	中国社会科学出版社
社　　址	北京鼓楼西大街甲 158 号
邮　　编	100720
网　　址	http://www.csspw.cn
发 行 部	010 - 84083685
门 市 部	010 - 84029450
经　　销	新华书店及其他书店

印　　刷	北京明恒达印务有限公司
装　　订	廊坊市广阳区广增装订厂
版　　次	2021 年 12 月第 1 版
印　　次	2021 年 12 月第 1 次印刷

开　　本	710×1000　1/16
印　　张	27.25
插　　页	2
字　　数	447 千字
定　　价	98.00 元

序

在"健康中国""体育强国"的双重战略目标下，在"体医融合""体教融合"的时代背景下运动康复迎来了真正的行业春天。与此同时，2019 年世界卫生组织（World Health Organization，WHO）发布第一部康复指南——《健康服务体系中的康复》。该指南明确了健康服务体系的定义及其服务范畴，对各国政府实施康复服务，开展康复治疗体系建设均有重要的指导意义，运动康复是该服务体系中不可替代的板块。伴随现代文明生活方式的演进，人们对健康的要求持续增高，从"健康就是没有疾病"的一维健康观，到"身体健康、心理健康、社会适应良好"的三维健康观，再到"身体、精神、行为、道德、社会"的五维健康观。健康观的转变导致人们不再满足于简单的不生病，对身体的机能、状态、健康质量均有了具体要求。

然而，交通便捷、生活便利、物质丰富的现代生活，创造了人们久坐少动、营养摄入过剩的条件，反而造成身体机能的持续下滑。这些都需要运动康复的持续干预，社会的需求也推动了运动康复服务水平的不断提升，运动康复成为新时代的热词。然而，机遇与挑战总是相约而至，市场对运动康复服务的需求日益增多，但专业人才的供给却是严重滞后。2012 年我国首次开设运动康复本科专业，截至目前全国开设运动康复专业的本科院校 80 多所，这些高校中包含综合类大学、医学、体育学、师范类大学。在医学院校开设康复学专业的情况下，运动康复专业人才在资质弱势、学科基础薄弱的现实中如何实现运动康复理念传播、技术普及是值得每一位运动康复专业人士深思的问题。

康复是庞大的概念，单从学科类型就可以分为：医学康复、教育康复、职业康复、社会康复 4 大类，每一类中又有数十种具体的康复方向和技术。由于学科发展历程较短，相对普及度不高造成大众对该领域的误会较多，很多人有康复的需求却不知道到哪儿找到专业人士，除了医院人们似乎不知该何去何从，对运动康复更是知之甚少。当下，运动康复的主流技术分为：运动解剖与生物力学、神经松动、麦特兰德静态关节松动术、PNF 收缩放松能量技术、美式矫正手法操作技术、托马斯筋膜链手法松解技术、麦肯基椎间盘康复技术 Mckenzie、呼吸模式评估与纠正技术、悬吊康复训练技术、肌效贴贴扎教育技术、整合评估与整合康复体系等 27 种。这些从概念到技术都不被大众熟悉，同时被一些商业包装、炒作后更是让大众望尘莫及，运动康复的普及仍有较长的路要走。

王嵛女士是我的博士研究生，读书时就刻意培养过她在科普宣教方面的能力和技术，毕业后她持续在做运动健康促进、运动康复相关的科普工作，管理两个公众号的运行，保持每天的科普文章推送，文章中讲述的案例和技术简单易学、可读性强，受到了大众的广泛关注。但由于她在运动康复技术领域相对基础薄弱，我并不赞同她涉及过多的运动康复技术的操作，毕竟这是涉及人体健康的大问题，需要严谨、专业地面对。但她对运动康复科普的热衷和努力，以及继续的积累使我看到了运动康复发展的另外一条道路：运动康复常识的普及和教育。需要有人向普通的人民大众讲授运动康复的理念、处理原则、常规方法等，尤其是在日常生活中如何避免运动损伤、如何评估和简单处理是当下人们急需的常识。当下市面上的书籍材料大多专业性较强，零基础人群看完拿来操作的难度较大。该书中大量直观、清晰的图片可以使人一目了然，简单易懂的讲解能够使人一目了然，同时详细的阐述能够帮助人们树立正确的损伤预防、运动康复理念。反复沟通后，我了解到该书是在运动康复案例库的基础上整理而来的，以解决具体现象、问题为出发点，融合了多种运动康复技术和理念，面向大众普及运动康复常识的读本性质。转念一想，这未尝不是个好思路，作为常见运动损伤评估与康复的科普读物，这本书的意义和价值就较为充分了。该书采用通俗易懂的语言形式，配上大量的清晰图片，技术介绍中甚至没有使用太多专业的工具，而是用毛巾、矿泉水瓶等日常生活中司空见惯的材料做了训练器材，带给人强烈的生活气息，大大降低了人们学习、练习的门槛，满足科普的基本要求。

良好的身体姿态是避免运动损伤的有效途径，同时良好的生活方式是获得健康的基石，因此运动康复的精髓在于预防、在于良好身体姿态的保持、在于融入日常生活的练习，而不是纠结于某项技术，执着于某个康复流派。大众能接受的、公众能学会的、能够对大家提供健康受益的，就是好的运动康复常识，同时依然呼吁大家一起念好健康的"三字经"：动为纲、素为常、戒喜怒、酒少量。

中国康复医学会体育保健康复专业委员会主任委员　赵斌
2021 年 5 月 4 日

目　录

上篇　理论实践篇

下篇　案例分析篇

上　篇

理论实践篇

第一章 绪论

2021 年 5 月 11 日，我国第七次全国人口普查结果发布：全国人口共141178 万人，60 岁及以上人口 26402 万人，占 18.70%，同时 65 岁及以上人口为 19064 万人，占比 13.50%。按照国际标准，我国 1999 年步入老龄化，至今已有 20 余年。2020 年中国共产党在十九届五中全会上强调："全面推进健康中国建设，实施积极应对人口老龄化国家战略，加强和创新社会治理。"这是国家首次将"积极应对人口老龄化"上升为与科教兴国、乡村振兴、健康中国等并列的国家战略高度。积极应对人口老龄化的主体不单单是老年人，而是每一位公民的职责，是需要每一位公民呵护全生命周期的健康，做好"健康第一责任人"，做到健康关口的前移，储蓄健康、维护健康。运动锻炼是健康生活方式的良好载体，是健康储蓄、健康管理不可替代的手段，是应对人口老龄化最积极的方式。"运动是良药"，然而不良的运动习惯、运动方式很容易给人们带来运动损伤。此外，高度文明的现代化生活、久坐不动的生活习惯、固定的劳作习惯很容易造成现代人的身体机能退化、身体姿态异常、肌骨劳损等问题。中华医学会运动医疗分会候任主委、复旦大学附属华山医院运动医学科主任陈世益教授曾谈道：我国运动损伤当前发病率占 10%—20%，并且逐年升高。伴随全民健身运动的持续推进，广场舞、跑步、健步走、马拉松运动等项目的参与人口持续增加，这也将导致运动损伤人口基数持续增加，亟须常见运动康复知识的科普。

与国外发达国家相比，我国康复医学起步较晚，从业人员数量滞后于社会市场的需求，远远达不到服务于运动健身人群和康复人群的需要。有关统计显示：我国已有 4000 多万失能半失能老人，各类残疾人的总数为 8296 万人，其中有康复需求者接近 5000 万人；因交通、工伤事故致残的伤残者，每年增加 100 多万人，其中大部分人需要康复服务；我国还有慢性病患者 2 亿多人，需要提供康复服务的超过 1000 万人。2014 年国务院发布《关于加快发展体育产业促进体育消费的若干意见》（又称 46 号文件），强调要促进康体结合，广泛发展运动医学和康复医学，积极研发运动康复技术，鼓励社会资本开办康体、体质测定和运动康复等各类机构。然而，按照国际标准来计算和高等医学院校康复治疗学专业教材编委会的观点，我国康复治疗师至少缺口 30 万。2004 年我国首批获准开设运动康复专业的院校有 3 所：北京体育大学、武汉体育学院和天津医科大学（2016 年停招）。此后，运动康复专业教育在国内得到快速发展。从教育部历年审批运动康复（运动康复与健康）专业院校数量看来，呈明显增加趋势。虽然目前已有 56 所本科院校开设"运动康复"专业，但总体招生数量不多，2019 年共计招生 2600 人。面对社会对康复人才巨大的需求，此刻的人才储备依然不足。早在 2008 年 8 月 18 日召开的第二届北京国际康复论坛上，中国康复研究中心主任、博士生导师李建军就指出：严重缺乏康复人才是制约中国康复医学事业发展的"瓶颈"。2011 年，卫生部将康复治疗人员列为急需紧缺人才，2013 年 8 月李克强在国务院常务会议上提出：促进健康服务业发展，加快培养康复治疗从业人员，我国康复发展正面临严峻的考验和难得的机遇。

相对医学康复，运动康复的可普及性和可习得性更强一些。运动康复是以运动疗法为手段，通过制定运动处方，帮助人类进行健康保健、运动防护、慢性病防治、疾病和运动损伤预防、肌肉骨骼康复、体能康复等健康促进的一门应用型学科。运动康复目前在我国的主要发展有三种模式：院校培养模式、市场培育模式、医院运营模式。伴随"健康中国"战略的实施，以及全民健身的深入推进，运动康复成为大众普遍需求。以上三种运动康复发展模式无法满足大众需要，尤其是需要功能性运动康复的个性化需求。

运动康复知识技能普及的目的是常见运动损伤预防，人们需要知道如何在日常生活、体育锻炼中预防损伤发生，并学会相关知识、掌握相关技能。因此，面向大众普及运动损伤与康复知识则就显得尤为重要。当个体发生运动损伤后，出于本能的自我保护，患者会畏惧运动，更有甚者会影响到日常工作生活，进而带来身心影响和负担。如何防止运动损伤和运动康复是全民健身发展的有效保障，也是提升人们在参加体育运动中获得满足感、幸福感的重要前提。基于此，本书结合体育锻炼中常见运动损伤的发生，从损伤原因，急性期、恢复期、康复期的运动康复，以及日常生活中的预防、处理等方面向大众健身爱好者科普知识。

伴随科技和康复医学的进步，运动康复理念和技术也得到了长足发展。市面上流行的美式整脊（chiropractic）、整骨技术（osteopathy）、关节松动术分别属于脊骨神经医学（CHIROPRACTIC）、整骨医学（OSTE-OPATHY）、物理治疗学（PHYSICAL THERAPY）等不同流派。近两年，肌筋膜链技术、麦肯基、麦特兰德、FMS、MET 等康复实用技术的流行，使运动康复也兴起流派、门户之说。过于专业的术语、较高的技术门槛，导致大众觉得运动康复是距离自己很遥远，甚至望尘莫及的领域。因此，本书从实用角度出发，每一项技术都采用通俗易懂的语言描述，同时搭配真人图片，使学习者可以短时间内学会并模仿练习。本书的下篇以 10 个常见运动损伤案例分享为主，从检测评估到各阶段的康复处理，使人可以清晰地比对、学习，找到适合自身需要的技术参考。

在"健康中国"战略实施之际，在积极应对人口老龄化开端之时，在康养时代来临之日，一套可以为大众树立正确健康观、修正健康体态、实现损伤康复的知识理念恰逢时机，一本可以指导读者进行自身对照、跟随练习的运动康复读物更是大众健身者的福利。因此，本书撰写的意义如下：

运动康复学科的普及宣教。运动康复理念、技术成果不应局限于运动康复专业、体育专业人士学习和交流，更应该在大众群体中普及，做好运动康复知识的宣教。本书正是从这样的理念出发，既专注运动康复专业，又没有局限运动康复技术本身，考虑到社会、心理等多方面的因素，将运动康复融入日常生活，这是一个学科得以普及的有利途径。

运动康复技术的宣传及应用。运动康复技术不单是物理治疗师能做，"每一个人都是自己健康第一责任人"，运动康复技术是每一个人应该了解、掌握简单操作的一项健康技能，尤其是运动损伤预防理念应该深入人心。懂得运动康复的不易，更能体会防护的重要价值。

运动康复技术普及的经济效益。"预防投入一元钱，治病节约八元钱"的理念逐步普及。2019 年以来早发性脊柱侧弯成为儿童青少年健康危害的"第三大杀手"（前两者是近视、肥胖），据调查统计某地区青春期女生脊柱侧弯率达到 40%。严重的脊柱侧弯者需要进行长期的矫正治疗，更有甚者需要进行手术治疗，因此诱发的并发症和后遗症将对青少年身心健康带来严重危害，对家庭和青少年本身造成了极大的经济和心理负担。本书的第三章，重点向读者介绍身体姿态的评估，评估的同时提醒读者如何进行正确姿态的纠正练习。

运动康复技术普及的社会意义。"一人失能全家失衡"是我国最常见的现象，无论是创伤后的康复、疾病后的康复，运动康复技术的应用都有着举足轻重的地位。及时有效的运动康复可以使患者身体机能逐渐恢复，功能逐渐得以重建，同时运动康复带给人的希望和正能量可以让人拥有积极乐观的态度面对自己的伤痛。

除了以上意义外，本书的另一贡献在对体育专业本科生、研究生群体技能的培养上。我国专业硕士研究生教育区别学术研究生教育的关键在于专业硕士的实操能力要求相对较高，因此在给体育学领域专业硕士研究生以及本科学生上课时，我会格外注重对他们实操能力的培养，尤其是运动损伤康复的通识技能对他们格外重要。体育学院的学生由于相对频繁的运动锻炼经历，使其运动损伤的概率大大增加，加之高考、比赛时的一些不恰当训练、发力，很多体育专业学生考进大学已经伤痕累累。因此，学习运动康复技术是他们自身的迫切需求。

另外，伴随全民健身与全民健康的深度融合以及"健康中国"战略的持续推进，人们对运动锻炼的需求度加宽，对运动健康促进的效果加强。因此，无论是运动康复的刚性要求还是潜在需求都在持续递增，运动康复服务都处于供不应求的状态。综观市面上流通的数十种运动康复类书籍，大多是专业性较强的范本格式，需要有一定的专业基础才能看得懂、学得会。面对普通民众、系统的运动康复类读物尚不多见。基于此，该书的目标读者不需要有医学、康复医学甚至是运动科学的基础的普通大众，书中尽量使用通俗易懂的语言搭配具体的演示图片来讲解具体技术，同时未了避免读者没有相应道具，使用的相关工具均是日常生活中唾手可得的物品：毛巾、饮料瓶等，确保需要的人可以一看就懂、一练就会、一学就能用。

运动康复科学发展到今天，已经衍生出众多流派。从大众科普的视角审视，相对原则大众更在乎的是效果，因此本书撰写时从现象学出发，以实用为目的，采众家之所长，为读者呈现一本实用的运动康复技术读物。

体态纠正是运动康复实施的基础，也是确保运动康复效果的关键所在。书中《身体姿态评估及矫正》部分重点参考了苟文强老师体态矫正视频中的理念方法，结合多年教学、生活中的观察，整理成相应文字，为方便读者理解拍摄了相关图片。后面的内容，均是在大量的案例分析、文献查阅、图书参考等基础上撰写，在此对参考视频、文字等材料的老师表示感谢！

本书撰写历时两年有余，尤其是大量的图片制作、案例整理工作耗时巨大，在此要感谢赵浩博、夏桐、刘蕊、袁煜闯、柳晓菲、王婧宏、王庆伟、张瑞庆等同学在资料收集、书稿整理中的辛苦付出。重点鸣谢夏桐、刘蕊两位模特的配合，多次牺牲午休、周末时间进行拍摄。此外，赵浩博同学对运动康复技术的钻研是我们撰写该书稿时保持严谨认真的动力和保障，督促我们追求更科学、合理、高效的运动康复技术向读者呈现。书稿在提交出版社之际，我内心依然忐忑不安，一遍遍校稿核对，生怕哪些地方出现错误，将来误导读者。运动康复服务的是鲜活的生命，是为体育锻炼保驾护航的卫士，在技术推敲上再认真都不为过。因此读者在阅读该书时，发现任何问题也请及时与我们联系，对您的意见也将不胜感激！

此书分为上下两篇，上篇是运动康复技术的基础和实践，下篇是十个运动康复案例库的汇集。上篇中将详细向读者呈现运动康复技术的理论与实践，下篇中挑选了日常生活中最为常见的运动损伤案例进行分享，其目的是希望读者有需要时可以自行对照、学习，达到健康促进的目的。

第二章 运动康复的国内外发展情况

第一节 国内运动康复的发展历程

　　文献综述是每位研究者开始相关领域研究前必须完成的工作，文献综述完成的质量决定了研究的高度和深度。本书围绕运动康复、运动康复技术两个领域研究内容的梳理及回顾。近些年随着人们对健康关注的逐年提升，以及健康产业的蓬勃发展，相关研究成果也相当丰硕，截至2021年仅被中国知网收录的文献中运动康复相关研究1.63万篇、运动康复技术相关研究446篇。同时，相关研究呈持续上升趋势。这些文献数量仅仅是中文期刊的成果，还有大量外文文献，对这些海量文献进行梳理、归纳、总结，尤其是对经典文献的反复阅读是进行科学研究的基础。对文献进行计量学统计的方法随着文献的增多也逐渐丰富起来，该方法提高了研究者对整个研究领域优质文献的掌握率，方便研究者站在巨人的肩膀上，了解标志性文献，精准、科学地识别关键学者、重要机构的研究成果。文献计量统计能够有效避免人工检索文献的盲目和缺漏。文献计量学统计是基于文献各种数量特征，运用统计学方法来评价某领域的研究现状同时预测该研究发展趋势，属于图书情报学的分支学科。当下，文献计量分析软件有很多，本书采用的是 Cite Space5.0. R1 版本。可视化软件 Cite Space5.0. R1 是由陈超美博士及团队研发的信息可视化工具。该软件研发是基于托马斯·库恩的科学革命中结构理论、芝加哥大学罗纳德·伯特研究社会网络和社会价值时讲的结构洞理论、Pirolli 提出的最优信息觅食理论的启发进而设计。设计的目的是充分利用学术领域知名学者的学术贡献，以此作为研究者甄别文献价值的依据。为对某领域感兴趣的学者提供了科学信息分析的工具，能够运用计算机进行交互式可视化技术，把研究者从海量文献阅读甄别中解救，使其能够将精力集中在关键、核心信息的分析上，能够进行有效的创造和进一步研究，使该领域的研究者充分了解过去，同时还能够明确未来的发展趋势。

一　运动康复研究热点

我国运动康复起步较晚，因此在中文文献选择上 Cite Space 界面时间为 2011—2021 年，重要探究近 10 年来国内运动康复的发展情况。以关键词"Keywords"为标志进行查阅，由于我国运动康复类文献研究比较分散，因此需要将阈值设置为 Top 50 per slice，方便呈现较为清晰的图谱。同样选择最小生成树（minimum spanning tree）算法精简网络，在我国健康管理研究关键词共现图谱中得到 235 个节点、312 条连线。

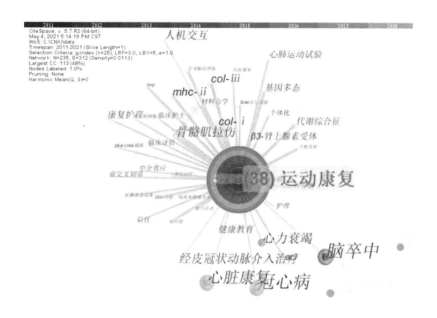

图 2 - 1　我国运动康复研究关键词共现图谱

运动康复研究关键词共现图谱中清晰可知，我国运动康复的发展主要围绕着疾病展开，也高度契合了"体医融合"的时代背景。

二　不同时段国内运动康复关注重点

在关键词共现图的基础上，在 Layout 选择"Timezone"，就形成我国运动康复研究关键词时区图，可从图 2 - 2 中直观看到：近年来围绕运动

表 2 -1　　　　　　　　　　我国运动康复高频关键词

序号	关键词	频次	中心度	序号	关键词	频次	中心度
1	运动康复	37	1.92	11	运动减肥	1	0.00
2	心力衰竭	4	0.01	12	骨折患者	1	0.00
3	脑卒中	3	0.00	13	心理干预	1	0.00
4	国际功能、残疾	2	0.00	14	治疗	1	0.00
5	心功能	2	0.00	15	美国运动	1	0.00
6	护理	2	0.00	16	循证护理	1	0.00
7	骨骼肌拉伤	2	0.00	17	运动训练	1	0.00
8	冠心病	2	0.00	18	青少年	1	0.00
9	康复护理	2	0.00	19	移动医疗	1	0.00
10	综述	2	0.00	20	Mate 分析	1	0.00

康复研究又出现了心肺运动实验、人才培养、移动医疗等新的热点和研究趋势，同时我国运动康复的研究聚焦在慢性疾病的预防和控制上，基于我国人口基数庞大的特点，运动康复发展存在巨大空间。

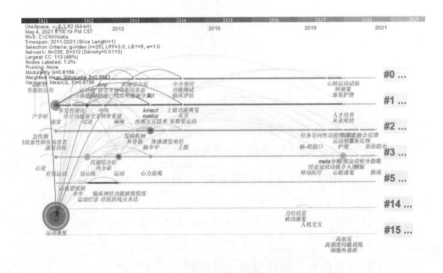

图 2 -2　我国运动康复研究热点时区

三 运动康复领域核心研究者

与我国运动康复研究关键词共现图谱生成时的设置原则一样，最后得到225个节点、1214条连线的作者合作图谱。这些节点形成年轮状，由紫色代表早年研究的作者，橘色表示近年来运动康复领域研究的作者。这些节点形成年轮的厚度与其发表文章的数量成正比。从图2－3可知，我国进行运动康复研究的作者人数较多，但个人呈现的文献量并不够大，尚未出现紫色环包裹的现象，同时作者之间合作程度不够密切，作者之间连线较细。而在文献计量统计Cite Space5.0.R1软件中，我们在Node type中选定"Keywords"是以关键词进行的检索，因此没能检索到。

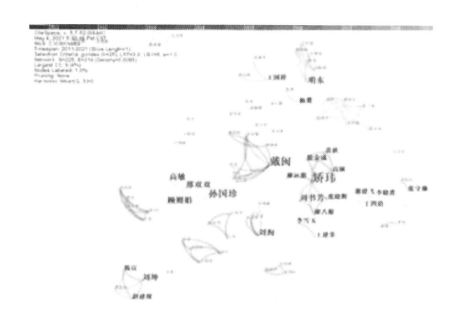

图2－3 我国运动康复研究作者合作

目前我国运动康复的研究发展尚未形成稳定的团队和体系，因此研究者较为分散，以矫玮和戴闽两位学者的文献数量和团队人数较多。

表2－2 我国运动康复研究作者发表文献数量

序号	作者	频次
1	矫玮	6

续表

序号	作者	频次
2	戴闽	5
3	孙国珍	4
4	刘洵	3
5	刘书芳	3
6	刘坤	3
7	顾则娟	3
8	高敏	3
9	邢双双	3
10	明东	3

四　国内运动康复发展的综合分析

通过对图2-1、图2-2、图2-3的分析可知，我国运动康复成为当下卫生健康领域研究的热点。在文献可视化分析时，笔者最初也选择2011—2021年间所发表文献作为分析对象，但由于文献数量太过庞大而不便分析，因此将这些年的文献在不同方面的应用单独分析。

运动康复在脑血管疾病中的应用。由于脑卒中、脑梗死患者的运动功能障碍发生频率较高，恢复患者运动功能成为康复治疗任务首要之选。林强（2015）为了明确运动康复对脑卒中患者认知功能和运动功能的影响，在常规运动康复的基础上，对患者增加注意力训练、记忆力训练、计算力训练和思维推理训练等认知功能训练。研究认为，对患者增加认知功能训练能够有效地改善其认知功能水平。随着运动康复在该领域的成熟应用，在实施的内容上也更丰富，一些用于日常健身的运动项目，如等速肌力训练、太极拳训练、体感游戏等也被应用于患者的康复训练中，并且对患者的康复具有一定的功效。由于脑血管疾病患者在患病后，多伴随有运动、认知、感觉等功能障碍的后遗症，因此运动康复被广泛应用于该类患者的康复治疗中。随着临床实践的丰富，以及医疗技术的成熟，运动康复的作用从早期用于改善患者运动功能，逐渐延伸到促进患者的认知功能；康复手段由患者被动的康复治疗，逐步发展至发挥患者主观能动性，进行主动运动治疗；康复内容在不断丰富扩展的同时，将常规运动疗法与认知功能训练、镜像疗法等相结合。综上所述，运动康复在脑血管疾病患者中的应用已经相对成熟，其产生的功效也被高度认可。

运动康复在其他疾病中的应用。世界卫生组织推荐 27 种慢性病可以通过科学运动锻炼，以运动处方的方式达到直接或辅助治疗的作用，如糖尿病、高血压、高血脂、肥胖症、脑卒中、心脑血管病、癌症、慢阻肺、阿尔茨海默病、骨关节损伤、老年肌少症等慢性病。随着现代社会"体医融合"理念的推广，以及糖尿病、高血压等慢性疾病患者的增多，促使学者对运动康复改善相应问题的机制产生高度关注。由于经常进行运动锻炼可以有效降低心血管疾病的死亡率，因此，运动康复在冠心病和心脏康复中的作用研究被广泛关注。张守琳（2012）将 72 例冠心病患者随机分为对照组和治疗组，治疗组为药物治疗与运动康复方案相结合，对照组仅给予药物治疗，在经过 3 周的试验后，对两组患者半年后心功能和生活质量进行观察，发现治疗组在 NYHA 心功能分级、步行试验和再入院率与对照组均存在显著差异，说明运动康复在改善冠心病慢性心衰患者心功能和生活质量方面效果显著。李淑荣（2014）在对 32 例女性冠心病患者进行 12 周分组对比试验后发现，运动心脏康复程序在提高冠心病患者安静时自主神经的调节功能的同时，对一次急性运动后自主神经均衡性的改善也具有积极作用。2013 年美国胸科学会和欧洲呼吸学会对肺康复进行了重新定义，新的定义在旧定义的基础上，突出了运动训练和健康行为在肺康复中的重要作用。近年来，我国也有大量的实证研究表明，运动康复对慢性阻塞性肺病患者运动耐力、生活质量、肺功能、动脉血气等方面的恢复均能产生促进作用。传统观点认为卧床休养是各类疾病患者的必要措施，进行体力活动将不利于病情的好转。近二十年来，随着运动康复治疗的兴起，人们对运动康复治疗的不断深入了解，"运动是良医"的理念逐渐被推广，运动康复对各类疾病的康复治疗效果被认可，运动康复疗法还被广泛地应用于腰椎间盘突出、肥胖、心理疾病等的中。

运动康复在运动领域的应用。运动损伤的防治是运动队医疗工作的主要内容，运动员和运动队的特殊性质，决定了运动损伤治疗的重点在于"康复"，即通过康复医疗和康复训练让伤者尽早恢复训练，按时参赛等。运动员的康复训练是通过各种有针对性的运动疗法、功能性训练等方式代替传统的专项练习,目的是在促进伤者机体恢复的同时,还能有效地维持、改善运动员运动状态。韧带损伤常见于各类人群的各种运动项目中,韧带重建的术后康复训练也日渐受到重视。许磊(2013)为了探究系统康复训练对 ACL 重建术后运动功能恢复的作用,对 95 例青年患者进行为期 12 周和 52 周的跟踪随访调查,发现在高强度运动为首要致伤原因的患者中,系统康复训练能够较好地帮助患者恢复运动功能,特别对运动员患者的恢复大为有益。余斌佳(2015)将 62 例运动损伤的 ACL 重建术后患者进分组试验,对照组为常规康复训练治疗,观察组在常规康复训练的基础上,增加本体感觉强化锻炼联合运动想象疗法,结果显示,观察组的本体感觉、平衡能力和膝关节功能等均显著优于对照组。此外,康复训练同样适用于踝关节、肩关节等韧带损伤和腰、膝等部位肌肉劳损性损伤的恢复治疗。在众多的研究中,也有针对优秀运动员的个案分析。罗晨(2017)从康复医学、体能训练和运动表现等多学科视角,针对优秀沙排运动员薛晨的肩关节脱臼案例进行术后康复训练并对训练效果进行分析,结果显示,通过 11 周的功能康复训练,消除了其肩关节疼痛症,患侧肩关节内旋、外旋的活动度及相应肌肉的力量得到了有效的提升,下肢反应力量得到了改善,也降低了运动员再次出现运动损伤的风险因素。运动康复训练在运动领域的应用,其作用除了帮助损伤者尽快恢复外,同样适用于健康人群的损伤预防,降低运动中损伤的发生率。

运动康复课程建设与人才培养。1989 年经教育部审定,我国将体育保健康复专业列入"增补高等学校专业目录"中。1998 年经过教育部的再次审定,更名为"运动人体科学"专业,方向为运动康复。随后,全国各大体育院校、医学院校相继开设运动康复专业。

随着我国全民健身的普及和推广,作为体育科学的一个二级学科,运动人体科学越来越显现出它的重要性,其实际应用价值和现实指导意义也日益凸显。运动人体科学专业课程总体分为理论和实验两部分,所设课程包括运动生理学、运动生物力学、体育保健学、运动解剖学、运动生物化学和运动康复医学等学科特色课程及一些基础医学课程,高校特点不同其课程设置也有所区别。运动人体科学本科专业自开设以来,经过了 20 多年的发展,其专业培养体系和课程设置正逐渐趋于完善。实验教学是运动人体科学各门课程的重要组成部分，实验教学促进学生理论联系实际的能力，培养学生的动手和创新能力以及适应社会需求。但在现实实验教学中，我们逐渐面临着实验教学环境以及教学内容陈旧，传统授课模式已不适应创新发展要求的问题。

2020 年各大体育类院校运动人体科学专业本科培养方案的新一轮修订工作已陆续启动，运动人体科学专业作为我校"国家一流本科专业"建设点，其培养方案的修订与课程设置需要在健康中国大背景下，以及在"体医结合"理念引领下进一步寻求突破。体育类院校的运动人体科学专业独具特色，针对本专业在发展过程中所存在的不足，培养方案的修订应充分考虑以需求为导向的人才培养策略，构建一套更加完善齐备的培养体系，确立新时代背景下的指导思想与修订原则，把握契机，推进运动人体科学专业高质量发展。学科建设、专业发展是一项系统而复杂的长期工程，只有不断改革创新，才能为社会输出更优秀的复合型人才。

第十一届全国体育科学大会中有关运动人体科学研究领域的论文总计 968 篇，其中体质与健康（304 篇）、运动生理生化（243 篇）、运动心理学（176 篇）、运动生物力学（141 篇）、运动医学（104 篇）。研究内容共分为 23 个主题，其中以运动表现提升的生理学基础为主题的论文有 106 篇，占据首位。研究对象以大学生最多，相关论文占比为 19.83%；以动物为实验对象的研究论文占比为 17.98%.选用实验法的研究论文比例最高（相关论文占比为 55%），选用问卷调查法（相关论文占比为 20%）的研究论文比例位居第二。采用有氧运动干预方法最多，相关论文有 126 篇。人体实验中研究者大多数选用中等强度运动（相关论文占比为 3.51%），动物实验中多选用力竭运动（相关论文占比为 2.38%），其中 8 周为最常见的运动干预周期。

第二节　国外运动康复的发展现状

一　国外运动康复研究热点

国外健康管理研究选择文献的时间跨度是 2011 年到 2021 年，在 Cite 秒 pace 界面中，时间区间选择 2011—2021 年；本书选择文献主要以关键词为标志进行查阅，因此在 Node type 中选定"Keywords"，为方便识别生成的图谱，将阈值设定为 Top 30 per slice，同时选择最小生成树（Minimum Spanning tree，MST），方便探寻到国外运动康复领域发表文献的"全局最优解"。根据中心度不同形成了各个年轮状光环。其中出现频率最高的关键词分别为心血管疾病、健康、体力活动。

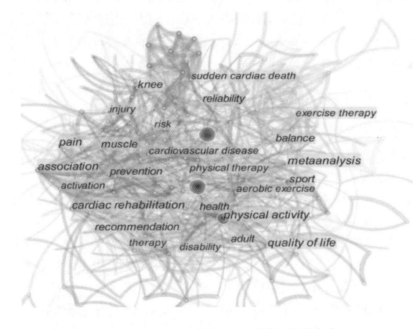

图 2 - 4　国外运动康复研究关键词共现图谱

二　不同时段国外运动康复关注的重点

在关键词共现图的基础上，在 Layout 选择"Timezone"，就形成国外运动康复研究热点（也称为关键词）时区图，可从图 2 - 5 分析得知随着时间的推演，运动康复的研究不断涌现新的热点，例如 exercise training behavior、pattem ellte football strain injury、atrophy inpatient rehabilitation 等都在运动康复研究的基础上形成了新热点和研究趋势，为该领域的研究者研究指明了方向。

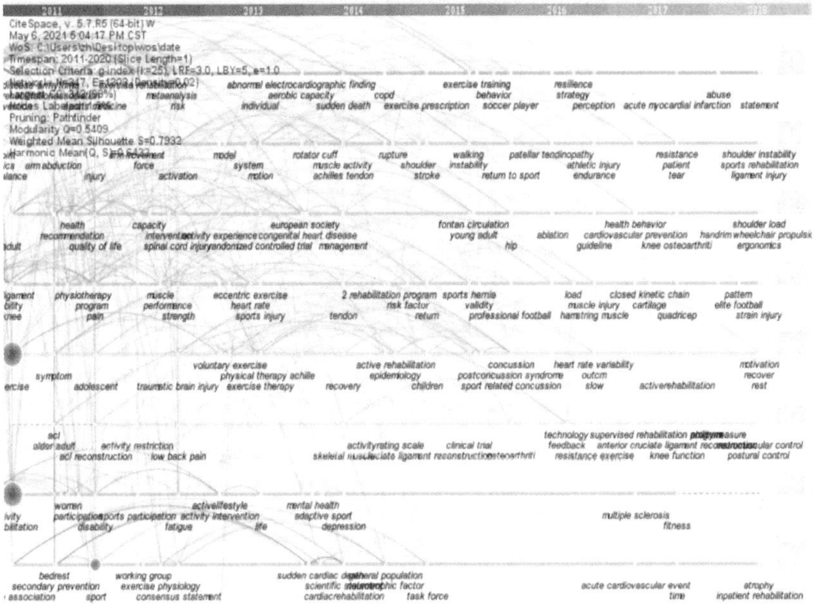

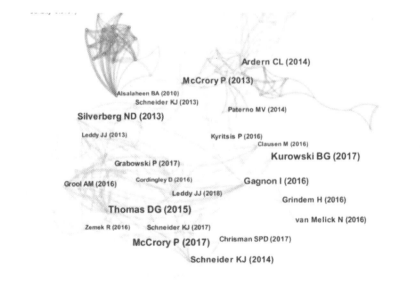

图 2 - 5　国外运动康复研究热点时区

三　国外运动康复研究文献共被引情况

图 2 - 6　国外运动康复文献共被引示意

　　依照"国外健康管理研究关键词"生成图谱的选择原则一样，国外健康管理研究文献共被引图谱中共获得 347 个节点、形成 120 条连线。

表 2 - 3　　　　　　　　　　国外运动康复共被引文献频次

序号	被引文献	频次
1	McCrory P，2013，BRIT J SPORT MED，V47，P250	18
2	Ardern CL，2014，BRIT J SPORT MED，V48，P1543	17
3	Kurowski BG，2017，J HEAD TRAUMA REHAB，V32，P79	16
4	Silverberg ND，2013，J HEAD TRAUMA REHAB，V28，P250	13
5	Thomas DG，2015，PEDIATRICS，V135，P213	13
6	Schneider KJ，2013，BRIT J SPORT MED，V47，P304	11
7	Paterno MV，2014，AM J SPORT MED，V42，P1567	11
8	Alsalaheen BA，2010，J NEUROL PHYS THER，V34，P87	11
9	Ardern CL，2011，AM J SPORT MED，V39，P538	11
10	Feucht MJ，2016，KNEE SURG SPORT TR A，V24，P201	9
11	McCrory P，2017，BRIT J SPORT MED，V51，P838	9
12	chneider KJ，2014，BRIT J SPORT MED，V48，P1294	8
13	Sanders TL，2016，AM J SPORT MED，V44，P1502	8
14	Al Sayegh A，2010，J NEUROL NEUROSUR Ps，V81，P1128	8
15	Gagnon 1，2016，SCAND J MED SCI SPOR，V26，P299	7
16	Grindem H，2016，BRIT J sPORT MED，V50，P804，	7
17	van Melick N，2016，BRIT J SPORT MED，V50，P1506	6
18	Chrisman SPD，2017，NEUROREHABILITATION，V40，P493	6
19	Grabowski P，2017，PHYs THER SPORT，V23，P22，	6
20	Grool AM，2016，JAMA - J AM MED ASSOC，V316，P2504	5

四　国外运动康复发展现状综合分析

　　根据国外运动康复文献的计量分析，明确了研究热点、发展趋势、核心文献等信息，进而对健康发展研究有了清晰明确的印象。文献计量统计中，研究成果多的国家与运动康复发展的国家存在一定的差异性，产生这些差异的缘由是研究者视角和所在国家实际发展不够同步。此外，从运动康复的学科研究中也会产生差异，因此不再赘述。

第三节　"健康中国"战略背景下
运动康复发展机遇

2016 年国务院颁布"健康中国 2030"规划纲要，同时对未来 15 年健康工作做出重要部署，随后"体医融合""健康中国行动（2019—2030）"等相关政策、法规相继出台。人们运动健康意识逐步加强，运动健康行为逐渐增加，这些均为运动康复的发展带来了良好的时代机遇和契机。

2021 年第七次全国人口普查结果显示，全国总人口为 14.12 亿人，从人口年龄分布上看，0—14 岁的占 17.95%，15—59 岁的占 63.35%，60 岁以上的占 18.70%，65 岁以上的占 13.5%。与第六次普查结果相比，十年共增加 7206 万人，增长 5.38%，年平均增长率为 0.53%，继续保持低速增长态势，中国人口约占全球人口的 18%，我国仍是世界第一人口国。据专家预测，到 2030 年时，我国人口老龄化比例将超过 1/4，到 2050 年前后达到顶峰，约占人口的 1/3，那时我国将会有接近 5 亿老年人。

积极应对人口老龄化的现实需求和"健康中国"战略实施下的时代趋势均对运动康复的发展提出了具体要求和任务。国家多次呼吁体育与医疗融合发展。在坚持本土特色的同时注重国外先进经验的借鉴，美国通过政策支持推动"体医"结合发展，2010 年颁布《全民健身计划》，督促国民积极参与体育锻炼，缓解人口老龄化和无法遏制的医疗费用增长。德国政府通过刺激医疗健康产业投资方向，积极倡导全民健身，建立完善养老保险体系，促进国民体质健康。日本是较早进入人口老龄化的国家，又是最早实施健康管理的地区，他们采用逐级管理和上下共治的方式，将医疗、体育、养老、教育等问题有效融合，有效地提升了当地人口体质健康水平，也衍生出良好的运动康复发展趋势。我国"中医治未病"的思想由来已久，但在近代发展中由于经济水平限制和西方文化的侵袭使传统的养生、保健思想逐渐流失，取而代之的是对经济增长的追逐和西方体育的崇拜。因此，新时代的运动康复发展需要融合中国民族传统体育思想和现代体育、医疗技术的融合，为实现"健康中国"

战略目标而做出贡献，为积极应对人口老龄化保驾护航。与此同时迎来运动康复发展的春天，使更多的居民建立预防康复理念，懂得运用运动康复技术来维护自身健康，这也是本书撰写的初衷。

第三章　常见运动损伤的评估与康复原则

第一节　常见运动损伤分类

一　按照组织

（1）皮肤损伤。

（2）肌肉损伤。

（3）肌腱和韧带损伤。

（4）关节损伤。

二　按照损伤的组织是否与外界相通

（1）开放性损伤。

（2）闭合性损伤。

三　按照损伤以后病程

（1）急性损伤。

（2）慢性损伤。

四　按照损伤位置

（1）足部损伤。

（2）踝关节损伤。

（3）膝关节损伤。

（4）小腿损伤。

（5）大腿肌肉损伤。

（6）腰部损伤。

（7）肩关节损伤。

（8）颈部损伤。

（9）肘关节损伤。

（10）腕关节损伤。

（11）背肌损伤。

第二节　运动损伤评估原则

损伤评估是运动损伤实施的第一环节，更是运动康复效果呈现的关键。毫不夸张地讲：没有正确的评估就不可能有科学的运动康复。因此，运动损伤评估需要遵守以下原则。

一　整体性原则

伴随循证医学的普及，人们清晰地意识到人体健康的整体性。"头疼医脚，脚疼医头"成为人们普遍接受的认知。因此，运动损伤评估的首要原则就是整体性原则。单一部位的损伤需要放在人这一整体中去考虑，评估该关节上下以及周围组织的功能。

二　代偿性原则

顺延第一条原则，由于人体的整体性和身体功能的协同性，部分损伤是由于肌肉或者关节长时间的代偿引起的。例如，人们常见的腰疼，很多情况下都是由于臀部肌肉无力导致骨盆稳定性下降。因此评估时，需要充分考虑代偿引起的肌肉紧张、劳损问题。

三　互补性原则

人体是完美的对称结构模型，某一处组织出现损伤时，临近的肌肉、骨骼就会出现功能的互补。损伤评估时需要充分考虑互补组织的功能结构和功能问题。

四　预见性原则

有些损伤的发生是不可逆的，评估时除了关注已经发生的损伤，还要有一定的预见性，考虑有可能带来的损伤，这将有效指导后面的运动康复计划和实践。

第三节　运动康复操作的理论依据

一　肌肉失衡原理

运动损伤的缘由说法不一，有学者认为损伤的根本原因是热身动作不完整、场地存在安全隐患、技术动作错误等。而最新研究认为，损伤最根本的原因是身体肌肉的失衡。该失衡是从宏观概念出发，不仅指协同肌的失衡，还包括筋膜链中的任意一块肌肉的失衡。这些，均会导致其他部位或者关节的损伤。

损伤的初期就是肌肉失衡——关节中相邻的肌肉失衡，影响该关节的排列顺序，不相邻的肌肉失衡会通过筋膜链的传导导致部分关节排列的异常。关节排列的异常，将导致身体运动时运动系统受到的力量不合理，进而诱发其他组织出现代偿。当肌肉超出其代偿能力时，我们称为失代偿，就会引起损伤。这种损伤可以是韧带、肌肉，也可能是其他软组织。

二　整体循证原理

从损伤的根本原因出发，我们常常思考：为什么一些外伤在手术之后会出现更多的问题？手术解决了局部的问题，也可能仅是代偿部位的表面问题。然而，损伤的根本原因并非在受伤的部位，而是在肌肉失衡的位置。在该情况下，损伤后的恢复只是表面现象。虽然受伤部位得以恢复，但是由于肌肉失衡，恢复运动后损伤部位反而承受更大的压力，继而导致再次损伤。这正是一些损伤反复出现的根本原因。

继续沿着肌肉失衡原理思考：肌肉的失衡使骨关节的排列发生异常，进而导致失代偿，出现损伤。相同一个部位的损伤可能由多重原因导致，每个人出现深层损伤的原因也不尽相同。面对该不同，需要专业人士通过科学方法检测、评估、实践。这就造成运动康复技术梳理的难度，倘若把每一种损伤都作为一个技术去整理将不胜枚举，因此，运动损伤处理时分为两部分，一部分是体态的纠正，另一部分是具体技术讲解。

三　耦合驱动设计原理

体态矫正与运动康复技术并重的耦合驱动设计，是运动康复技术建立的基本模式，首先强调正确姿态，继而进行运动康复设计、实践。肌肉失衡导致骨关节排列异常，这种关节的排列异常是通过我们身体表现出来的，集中体现在体态上。例如一个髌骨外移的基本体型，将导致众多问题的出现。究其缘由是内侧大腿肌肉薄弱，外侧大腿肌肉过于紧张，继而导致了髌骨外移。遵循这样的评估思路，将省去复杂的评估过程，却能取得良好效果。

　　因此，运动康复技术实施的首要任务是将常见不良体态进行梳理、呈现，同时，在体态部分也会讲述一些常见的评估方式，以及对应的治疗方法，以供大家参考。第二部分，常见运动损伤的康复主要是以急性期、恢复期和功能期三个角度来讲述的，每个时期都设计有科学、合理的运动方式，方便读者根据喜好进行挑选、学习与练习。

　　在此强调：实施运动康复训练之前，务必先进行身体姿态的评估和矫正，在进行一个周期的运动康复之后，再次进行姿态评估和调整，之后才能进入下一轮运动康复训练。

　　一言以蔽之：运动康复首先要实现组织深层损伤问题的解决，再进行表象损伤的康复。

第四章　姿态的评估及矫正

第一节　身体姿态评估及矫正原则

一　不良体态对人体的影响

（1）影响个人形象；

（2）影响骨骼发育；

（3）增加关节压力；

（4）产生肌筋膜张力；

（5）造成其他软组织出现问题，如淋巴、血管、神经等。

二　造成不良体态的原因

（1）遗传因素；

（2）个人生活习惯、工作、学习中的不良姿势；

（3）受伤及手术导致肌肉和体型变化；

（4）不良情绪导致长期保持含胸等姿势。

三　身体姿态的评估

1. 受试者闭眼原地踏步30秒，保持身体的放松

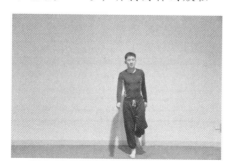

图4-1　闭眼原地踏步示意

2. 受试者前后面观

（1）头部是否处在中立位（有无头颈的旋转）。

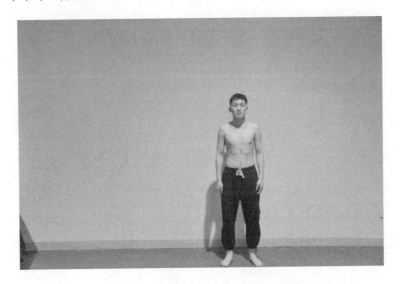

图4-2　头部是否在中立位检查示意

（2）两侧耳垂是否在一条直线上（重点观察：有无一高一低现象）。

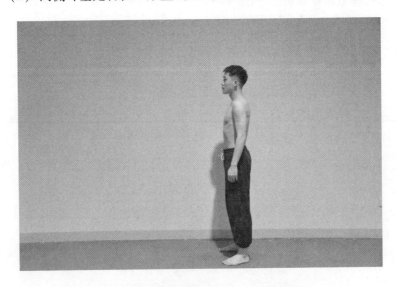

图4-3　检查两侧耳垂是否在一条直线示意

（3）肩胛骨两侧是否对称（重点观察：有无高低肩胛骨）。

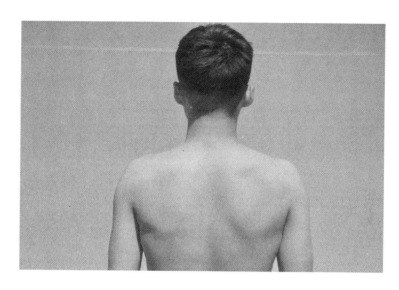

图 4 - 4 检查肩胛骨两侧是否对称示意

（4）两侧骶肌高度是否一致（重点观察：有无一高一低）。

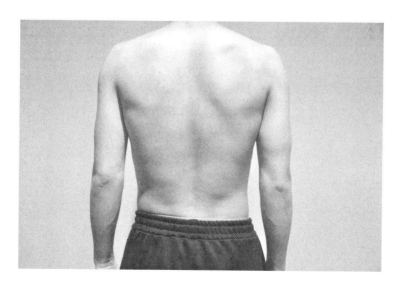

图 4 - 5 检查两侧骶肌高度是否一致示意

（5）脊椎是否处在中立位（重点观察：有无脊柱侧弯）.

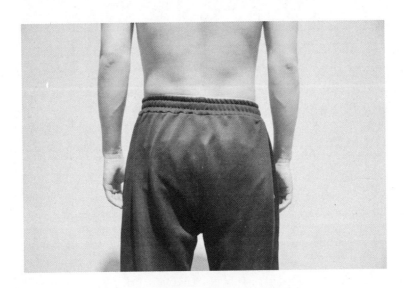

图 4 - 6　检查脊椎是否处在中立位示意

（6）两侧腿是否等长（重点观察：有无长短腿）。

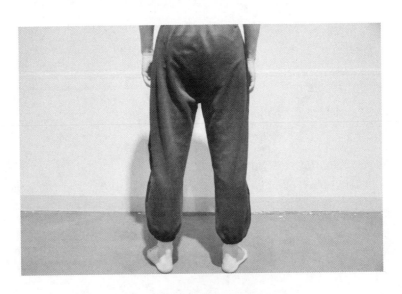

图 4 - 7　检查两侧腿是否等长示意

3. 从受试者侧面观

同侧的耳垂和肩峰、体正中线、股骨大转子、外膝是否在同一条垂直线上。

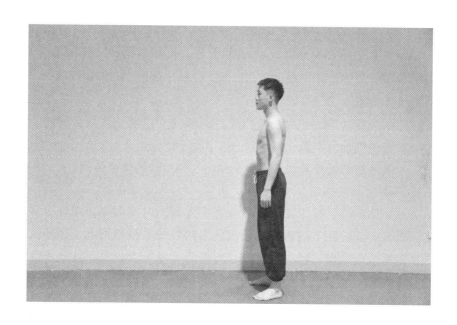

图 4 - 8　受试者侧面观察示意

第二节　不良姿态———头颈旋转

一　头颈旋转的体态评估

受试者闭眼踏步 20 步，检查者在身体后侧观察受试者两边面部对称性，如果可以看到一侧面部则可以定义受试者有头颈旋转的体态；或站在受试者正前方，观察受试者鼻尖的正中线是否在身体的正中线上，若有偏转即可定义为：有头颈旋转的体态。

二　头颈旋转的不良影响

（1）面部不对称；

（2）青少年斜视；

（3）颈椎小面关节开关不一致；

（4）颈椎横突附近疼痛；

（5）影响美观。

三　头颈旋转对肌肉的影响

1. 导致肌肉被动拉长

由于头颈旋转导致被动拉长的肌肉有：双侧斜角肌、同侧斜方肌、胸锁乳突肌、对侧肩胛提肌、头颈夹肌、头颈半棘肌。

2. 导致缩短的肌肉

由于头颈旋转导致缩短的肌肉有：同侧肩胛提肌、头颈半棘肌、头颈夹肌；对侧胸锁乳突肌、斜方肌。

四　头颈旋转的康复训练（以头颈向左侧旋转的体态为例）

1. 颈部两侧肌筋膜释放

受试者仰卧位，操作者位于受试者头左侧同时半握拳，用趾骨从受试者面骨乳突起处往下向内施加压力，手向肩峰处慢慢滑动，该手法重复3次即可。该操作过程中需注意：向内的力量不宜过大，且向下滑动的过程中皮肤不能放松，要持续给予压力。此手法进行3次后，让受试者颈部向对侧转，侧屈幅度稍增大一点（例如侧屈45度），同时在手部滑动的过程中要伴随受试者头部主动向右旋转，也重复3次。之后，进行对侧训练，手法与左侧相同，但要注意此过程中头部依然向右侧旋转，同样重复3次。之后向右旋转幅度增加，再重复3次。手法两边交替，各做2—4组即可。

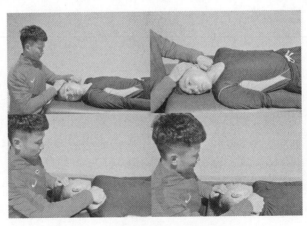

图 4-9　颈部两侧肌筋膜释放示意

2. 肌肉拉伸

需要拉伸的肌肉分别是右侧斜方肌和胸锁乳突肌、双侧斜角肌、左侧肩胛提肌、头半棘肌、颈半棘肌、头夹肌、颈夹肌等。

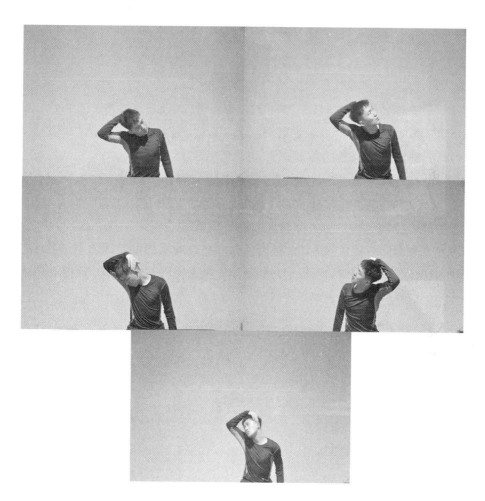

图4-10　肌肉拉伸示意

3. 颈部关节松动

受试者坐姿位，操作者左手大拇指定位横突，右手大拇指定位棘突，在让受试者颈部自主向右旋转的同时左侧大拇指向前发力推横突，右侧大拇指向内发力推棘突，帮助受试者的这节椎体增大向右旋转能力，此手法每节椎体做三次。操作者注意手部其余四指只负责固定，不能对颈部产生无谓的压力，否则容易造成受试者头晕恶心等不适症状。

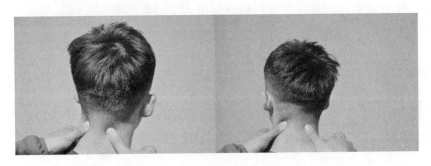

图 4-11　颈部关节松动示意

4. 颈部关节摆动

受试者仰卧后在头颈部下方垫一条毛巾，同时操作者在受试者身体上方轻轻拉动毛巾，使头部转向右侧，随后在右侧末端轻轻摆动颈部，使整个颈部向右旋转的活动的幅度变大一些，此手法可以持续 2—3 分钟的时间。注意关节摆动应轻柔，到末端的幅度不宜过大。此处强调一点：毛巾的位置应能够完全拖住头部。

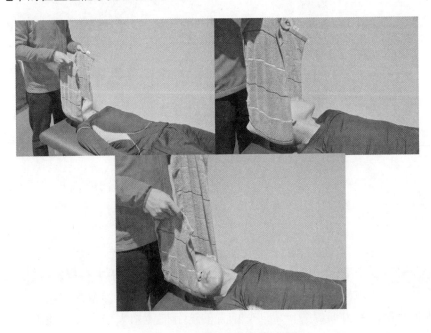

图 4-12　颈部关节摆动示意

5. 颈部关节 MET 拉伸

受试者仰卧，向左旋转颈部，找到第一组力点静态保持 6 秒，让颈部与固定头部的手产生对抗，之后放松 6 秒。之后加大颈部右侧旋转幅度（15—20 度），在静止状态下进行对抗 6 秒，完成后放松保持在原来的位置，静止 6 秒，然后继续增大向右旋转的幅度，静态拉伸保持对抗 6 秒，再放松 6 秒。注意在此过程中，操作者用手控制住受试者肩部，防治受试者做耸肩代偿。经过不断的对抗、拉伸、放松，直至颈部活动角度可向右旋转 80 度即可。

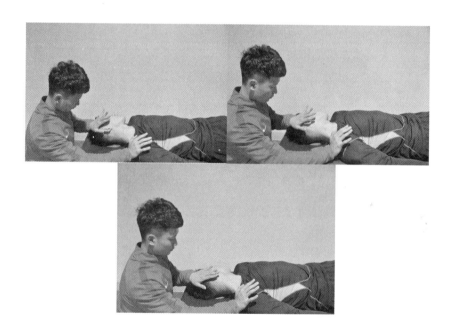

图 4 - 13　颈部关节 MET 拉伸示意

第三节　不良姿态二——头前伸

一　头前伸的体态评估

受试者闭眼原地踏步 20 步，在身体完全放松的状态下，检查者从侧面观察受试者身体，耳垂相对于身体水平面的垂线恰好位于肩峰的位置，为完美体态；而耳垂相对于身体水平面的垂线恰好位于肩峰前侧，则定义为头前伸体态。

二　导致头前伸的主要因素

（1）疼痛（避痛）；

（2）颈椎稳定度下降；

（3）长期伏案工作；

（4）电脑或椅子的高度不合适；

（5）长期低头看手机；

（6）不良坐姿；

（7）其他不良的生活习惯或工作习惯。

三　头前伸造成的不良影响

（1）睡眠质量差；

（2）记忆力下降；

（3）头痛；

（4）颈部酸痛；

（5）颈椎间盘突出；

（6）手臂麻痛；

（7）X光片显示颈椎生理曲度变直或反弓；

（8）小面关节打开；

（9）深层屈肌力量减弱；

（10）颈部失稳；

（11）斜角肌痉挛导致胸廓出口综合征。

四　头前伸的康复治疗

1. 枕骨下肌群松解

受试者俯卧位，操作者位于受试者身体一侧，屈髋屈膝保持身体中立位后，用食指的指节从受试者枕骨下方（c1、c2的位置），左右、上下方向进行肌群松解，时间控制在5分钟内。

2. 斜角肌拉伸

受试者保持坐姿，身体放松，保持着中立位，操作者位于受试者后侧，用小臂固定受试者肩部1/2位置，小臂悬拳滞后，将受试者头部向对侧侧屈，此时注意延展，时长控制在30秒内。也可让受试者颈部向同侧旋转，拉伸前部的斜角肌，两边交替拉伸6—8组。

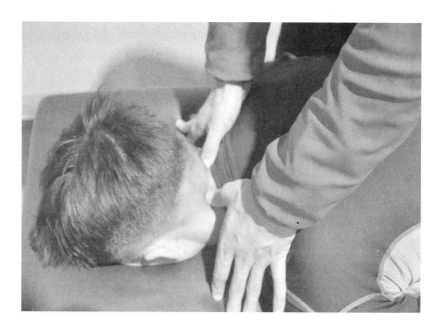

图 4 - 14 枕骨下肌群松解示意

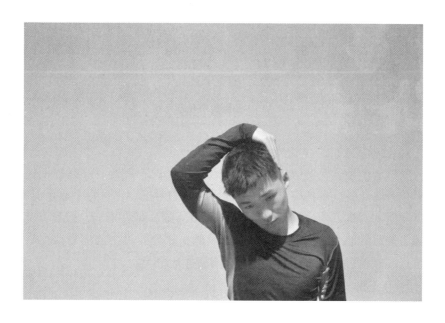

图 4 - 15 斜角肌拉伸示意

3. 颈部关节松动（闭合）

受试者处于坐姿位置，身体放松靠在椅子上，操作者在受试者后侧，大拇指定位棘突并向前上方发力推动，同时可要求受试者自主仰头 30 次。大拇指向上定位中端颈椎棘突向前上方推动，并伴随后仰动作，大拇指再往上，进行上段颈椎同样的关节松动。

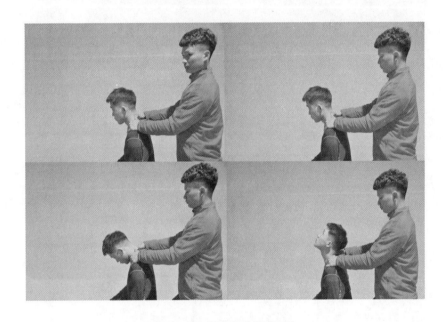

图 4 - 16　颈部关节松动示意

4. 坐姿颈屈肌、颈拉伸等长训练

受试者坐姿、保持中立位，操作者位于受试者后侧，一只手抵住受试者枕骨，让受试者在中立位与手进行向后的对抗，也可将手放至前侧，进行屈肌的对抗，两边交替各对抗 6—8 组。随后难度增加，拉弹力带进行屈肌伸肌的伸展，双侧同时拉动或单侧拉，分向可由前向后或由后向前拉。注意弹力带阻力不断变化，双侧交替 6—8 组。

5. 日常生活建议

（1）避免睡高枕头；

（2）开车时，注意身体状态，保持颈部中立位；

（3）使用电脑时，可以保持颈部中立；

（4）日常走路提醒自己，保持颈部中立位。

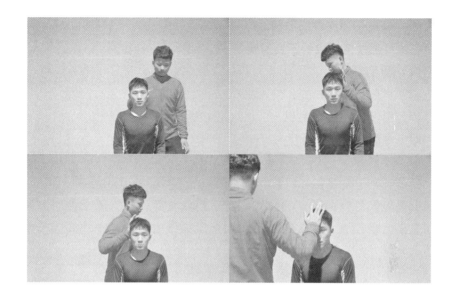

图4－17　坐姿颈屈肌、颈拉伸等长训练示意

第四节　不良姿态三——颈部前突

一　颈部前突的体态评估

正确的体态：颈部正常的生理曲线即耳垂的正下方是肩峰。

颈椎前突增大的体态：头前伸耳垂的正下方位于肩峰的前侧，颈部褶皱较多。

二　颈部前突导致因素

（1）颈部酸痛；

（2）牵涉性头疼；

（3）牵涉性面部头疼；

（4）椎间盘后侧压力变大；

（5）后纵韧带被挤压、前纵韧带拉长；

（6）小面关节闭合；

（7）限制静脉、动脉和淋巴进入骨松质；

（8）浅层颈屈肌过度激活；

（9）深层颈屈肌功能抑制。

三　颈部前突造成的不良影响

（1）记忆力减退；

（2）睡眠质量差；

（3）脖子短粗影响美观

四　颈部前突康复治疗

1. 颈部松解

受试者处于侧卧姿态屈髋屈膝，检查者在手上抹上凡士林；将受试者头部抬起保持颈部中立的位置，右手拖住头部，使头部慢慢向前屈，左手呈拳握状，从上颈段到下颈段顺着肌纤维的方向，做颈部的松解。两手同时发力，左右重复三组每组6—8次。

注意事项：颈部保持中立位，不要弯腰。

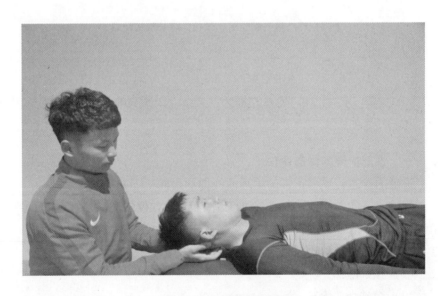

图 4 - 18　颈部松解示意

2. 颈部两侧筋膜松解

受试者仰卧位，操作者在头侧左手拳握后放在颞骨乳突的下方，将拳慢慢向下去滑动，直到滑动到肩膀的 1/2 处。使斜角肌的筋膜放松。然后配合颈部向对侧侧屈，角度慢慢加大。两侧各做 3 组，每组做 3—8 次。

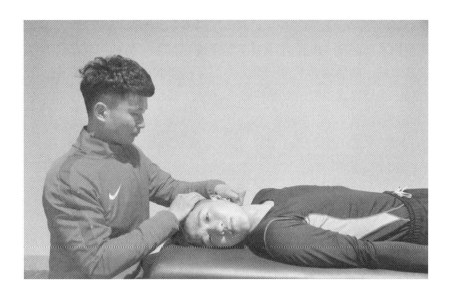

图 4-19 颈部两侧的筋膜松解示意

3. 拉伸训练

斜方肌拉伸，斜方肌对侧侧屈同侧旋转低头，肩胛提肌斜角肌拉伸。每次拉伸 4—6 组，每组静态拉伸 30 秒，单块肌肉不超过 1 分钟避免出现肌肉的痉挛。

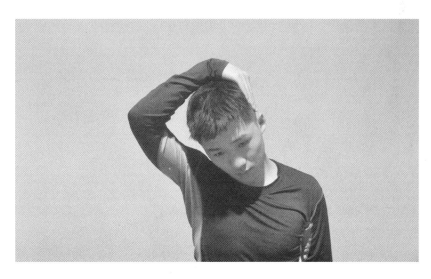

图 4-20 拉伸训练示意

4. 颈部牵引

受试者仰卧位，操作者一只手在上颈段下方，另外一只手推住其肩膀。推肩膀一侧的手向下推，另外一只手向上拉，过程中引导受试者身体放松，采用腹式呼吸，双侧各做4—6组，每组到末端牵引10次。

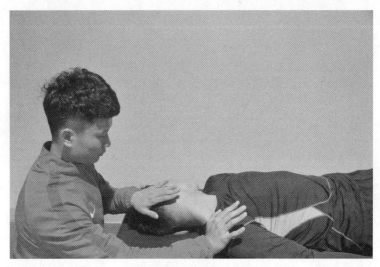

图4-21　颈部牵引示意

5. 毛巾牵引

受试者仰卧位，借用毛巾、围巾等进行牵引。

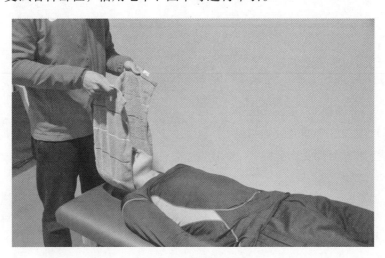

图4-22　颈部牵拉示意

6. 颈屈肌训练

仰卧位收下颚，颈部抬离床面，静态保持直至力竭；整个过程中，头部向上延展，手臂向下延展。同时采用腹式呼吸，该动作重复6—8组。

7. 日常生活的姿态调整

（1）开车、使用电脑、站立时调整颈部的位置，找到头部向上延长的感觉；

（2）放松肩膀和手臂，增加肩膀和头部的距离。

第五节 不良姿态四——胸椎后凸增大/驼背

一 胸椎后凸增大的体态评估

颈椎向前突、胸椎向后凸，腰椎向前突、骶椎向后凸，这是人体正常生理曲度。然而，胸椎向后凸起增大，则被定义为：胸椎减少的姿态，即通称人们谈到的驼背。借用影像技术 X 光片时，观察者侧面查看；胸椎生理曲线呈 C 字形，胸椎后凸明显增大。

二 导致胸椎后凸增大原因

（1）长期心情低落；

（2）部分疾病导致；

（3）生活中身体姿态和工作习惯。

三 胸椎后凸增大导致不良影响

1. 不美观，导致疾病

（1）颈椎劳损；

（2）胸痛；

（3）增大腰椎间盘突出风险；

（4）增大肩部受伤风险。

2. 造成部分肌肉紧张

（1）腹直肌；

（2）胸大肌；

（3）胸小肌。

四 胸椎后凸增大的康复治疗

1. 胸大肌、胸小肌拉伸

受试者躺在床上，毛巾卷放在脊柱后侧（一般放在胸椎段），受试者双手放在头后部，肘关节外翻平放在床上；操作者双手向下按压肘关节，受试者吸气时肘关节向上顶，该动作连续做6组，每组30秒。

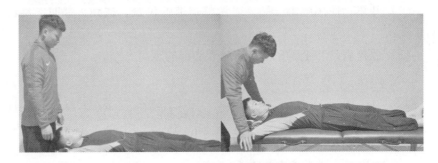

图4-23 胸大肌和胸小肌拉伸示意

2. 胸椎关节松动

仰卧在泡沫轴上，将胸椎段置于泡沫轴上进行身体伸展3次，左右侧屈各3次，吸气准备呼气向侧屈旋转，泡沫轴继续向上做伸展各3组。

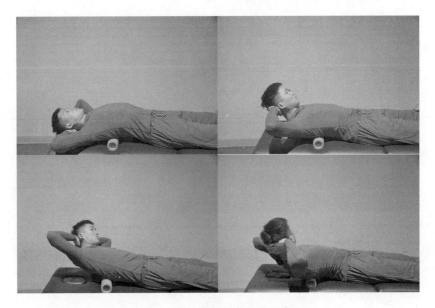

图4-24 胸椎关节松动示意

3. 拉伸俯卧位

小臂支撑肘关节位于肩关节下端，呼气时，抬头胸椎伸展，这个动作中髂前上棘不要离开地面，重复15次，做6组。

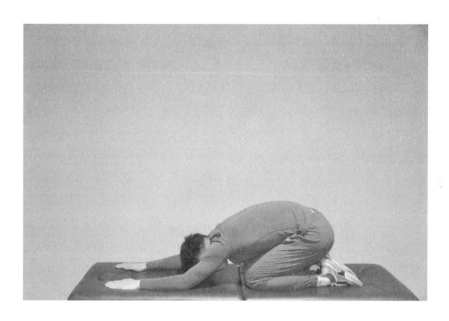

图 4 – 25 拉伸俯卧位示意

4. 贴扎术

运动损伤防护和康复时，肌内效贴是便捷实用又有效的工具，该技术被称为贴扎术，在本书中被多次运用。使用肌内效贴可以有效地维持训练的效果。

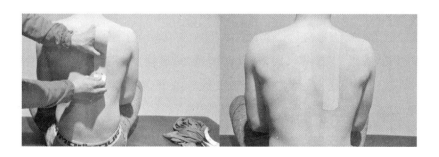

图 4 – 26 贴扎示意

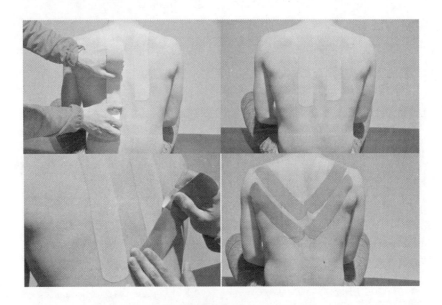

图 4 - 26　贴扎示意（续）

5. 日常生活姿态调整

（1）站立、行走、端坐时不要含胸驼背；

（2）睡觉的床不能太软；

（3）增加体育锻炼，增强脊柱两侧肌肉力量。

第六节　不良姿态五——胸椎后凸减少/平背

一　胸椎后凸减少的体态评估

　　人体正常生理曲度情况：颈椎向前突、胸椎向后凸，腰椎向前突，骶椎向后凸。若胸椎向后凸起减小，整个背部明显更挺直，这种情况被称为胸椎后凸减少，即我们俗称的平背。借助 X 光片观察者从侧面看，会明显发现患者胸椎生理曲线变直，胸椎后凸减小。

二　胸椎后凸减少造成不良影响

（1）不美观；

（2）背痛；

（3）颈痛；

（4）增大腰椎间盘突出风险。

三　胸椎后凸减少康复治疗

1. 手法纠正

操作者手部涂凡士林，受试者维持坐姿位；操作者手握拳之后放在胸椎后凸减小阶段，受试者吸气时，身体尽量向后顶操作者的手，操作者的手在后凸减小阶段缓缓向下滑，以上动作重复 3 次。

注意事项：操作者手定位的位置是胸椎段后凸减小的阶段，向下滑动时受试者吸气向后顶，脊柱慢慢向前屈。

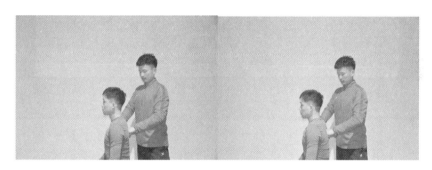

图 4 - 27　手法纠正示意

2. 胸椎段的关节松动

操作者手定位在脊突的两旁，向一侧推去；用手掌轻轻地推，每次定位两到三节的脊突，把受试者胸椎段后凸减小的位置从左向右去推，增大关节的灵活性。

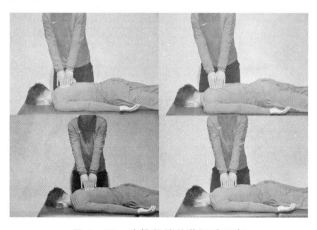

图 4 - 28　胸椎段的关节松动示意

3. 跪姿脊柱屈曲

受试者胸椎前放一个毛巾，脊柱屈曲，头部在下方垫一个瑜伽砖或者几本书，同时手臂置于身体两侧并充分放松，吸气时向后顶，该动作持续 5 分钟。

伴随练习时间的增加，可以将头部下方垫的物体高度降低，增加动作难度。

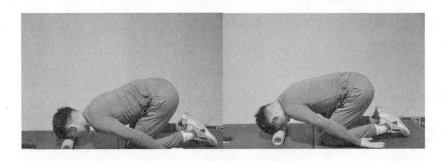

图 4 – 29　跪姿脊柱屈曲示意

4. 猫势训练

膝在髋的正下方，手在肩的正下方，关节不要锁死，同时吸气时后胸向后顶，不要低头过多，颈部保持中立位重复训练 5—8 分钟。

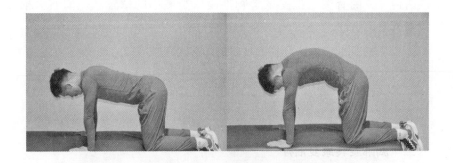

图 4 – 30　猫势训练示意

5. 滚动训练

保持坐姿在瑜伽垫来回滚动，以上操作完成 4 组，每组 10 次。

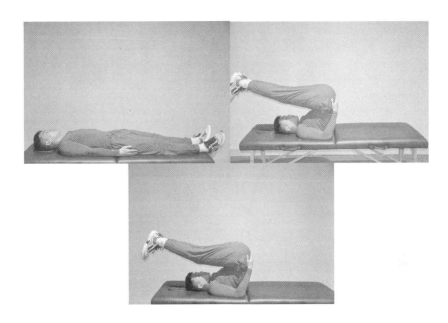

图 4 – 31　滚动训练示意

第七节　不良姿态六——胸廓旋转

一　胸廓旋转的体态评估

胸廓在水平面发生的旋转，顺时针或逆时针，向右旋转而骨盆以下没有变化，这样称为胸廓旋转。

二　胸廓旋转不良影响

（1）不美观；

（2）脊柱侧弯。

三　胸廓旋转康复治疗

1. 手法纠正

检查者手部涂上凡士林，以人体向左旋转为例，以左侧髂骨翼前侧定位，双手叠加在受试者腹部上蹭起来一点，慢慢向前向上，一直到肋骨位置，衔接到右侧的前锯肌，跟着软组织慢慢滑动做 6 次。

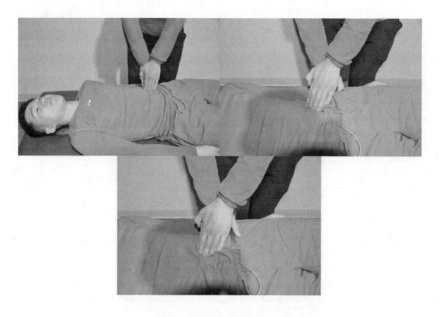

图 4 – 32 手法纠正示意

2. 拉伸

受试者保持坐姿，拉伸软组织和关节灵活性；骨盆固定，检查者位于受试者后侧，受试者双手置于胸前环抱，向右拉伸，感到有拉伸感时受试者进行对抗，拉伸 6 秒对抗 6 秒，逐渐增加幅度 3—6 组。

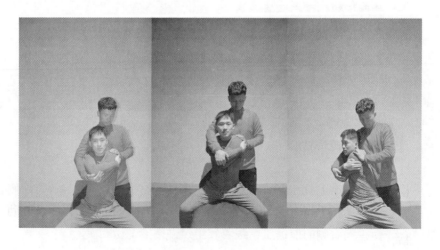

图 4 – 33 拉伸示意

3. 侧卧位翻书形态

受试者屈髋屈膝 90 度，吸气准备；呼气时大臂向外侧旋转，头颈部跟着手动，感受拉伸感逐渐增加幅度。以上练习单组做 10 次，练习 4 组即可。

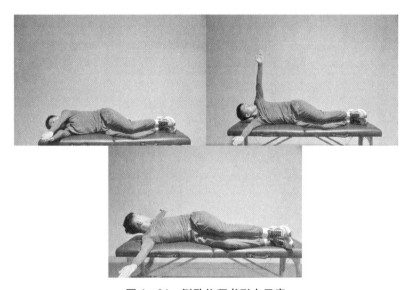

图 4 − 34　侧卧位翻书形态示意

4. 仰卧体位扭转

肩关节外展 90 度双臂置于垫面上，髋关节膝关节屈 90 度，髋和膝向左旋转到可控制范围，然后回位重复吸气呼气向对侧继续旋转，重复 3 组，每组 6 次。

站姿训练，双脚分开与髋同宽；脚尖冲前保持骨盆稳定，拉弹力带两手间屈 90 度向右旋转，做离心运动；回拉弹力带做向心运动，重复 3 组，每组 10 次。

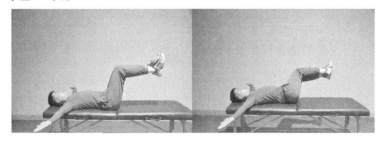

图 4 − 35　仰卧体位扭转示意

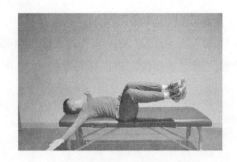

图 4 - 35　仰卧体位扭转示意（续）

第八节　不良姿态七——肩胛前移

一　肩胛前移的体态评估

肩胛前伸，也称含胸。从人体背侧观察，肩胛骨贴于胸廓上，正常位置是肩胛骨内侧缘，离身体正中线（脊柱、棘突）距离为本人的 3 指半到 4 指（除去大拇指）。而肩胛骨沿胸廓向前外侧旋转，旋转后肩胛骨内侧缘离脊柱中线的距离变大，大于本人 4 指的距离即可定义为肩胛前伸，此时身体呈含胸姿态。

二　肩胛前移不良影响

（1）影响美观；

（2）影响肩关节功能；

（3）增加乳腺疾病风险。

三　肩胛前移康复治疗

1. 对胸小肌进行手法松解

受试者处于仰卧位，大臂举过头顶外展大约 120 度，四指叠加向内推胸大肌，同时让受试者配合做大臂内旋的动作，手法进行松解 3 分钟。

2. 对前屈肌进行泡沫轴的松解

受试者侧卧在泡沫轴上，让泡沫轴放在肋骨（胸廓侧面），从下往上地用自己的体重进行松解，过程中维持身体中立位的同时，注意控制力度逐渐增大。训练时长约 3 分钟。

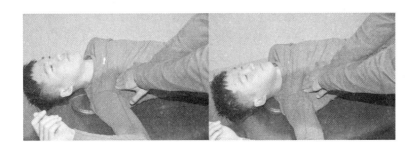

图 4 - 36 胸小肌手法松解示意

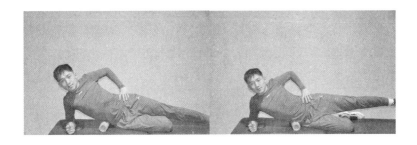

图 4 - 37 前屈肌泡沫轴松解示意

3. TYW 训练

T：受试者俯卧在瑜伽球上，脚尖支撑，同时保持脊柱中立位，大臂水平外展至跟冠状面平行，该动作重复 5 次。

Y：大臂向前方伸展，在复合面做小范围运动较为适宜，该动作重复 5 次。

W：在 Y 动作完成的体位下，大臂在冠状面慢慢伸出随后返回，重复运动 5 次。动作每组 15 次，做 3 组。在该过程中注意不要耸肩，身体保持中立位。

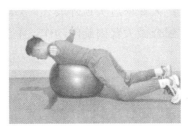

图 4 - 38 TYW 训练示意

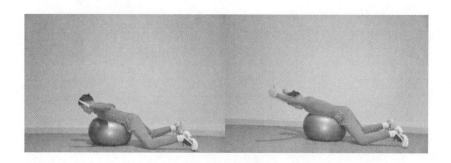

图 4 – 38 TYW 训练示意（续）

4. 贴扎

在棘突旁贴扎至肩胛骨外侧，将肩胛骨往回拉。

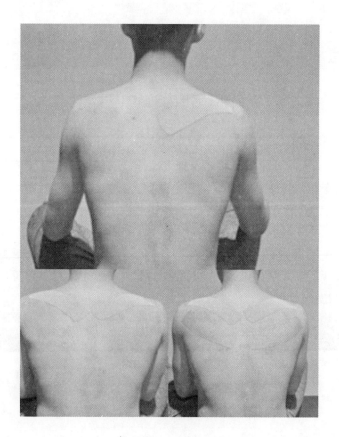

图 4 – 39 贴扎示意

平时日常生活中，要有肩胛骨回缩的意识，保持良好的身体姿态。

第九节　不良姿态八——肩胛回缩

一　肩胛回缩的体态评估

在正常体态下，从后侧观察，肩胛骨的内侧缘中间的位置，与身体脊柱正中线棘突的距离，应该是本人的 3 指半到 4 指的距离（除去大拇指）。如距离小于本人的 3 指半则定义为肩胛回缩，即肩胛骨向回、向后缩。人体姿态呈现出过度挺胸现象，带给人很不自然的视觉印象。

二　肩胛回缩不良影响

（1）影响美观；

（2）脊柱侧弯；

（3）上背痛。

三　肩胛回缩康复治疗

1. 对粘连肌群和缩短肌群进行手法治疗

受试者俯卧在治疗床上，一侧大臂下垂，肩胛骨前伸以拉长这些组织，检查者四指叠加，慢慢地往肩胛骨内侧缘滑动，将肩胛骨内侧缘的软组织进行筋膜手法的舒展，松解时间共 6 分钟左右，每侧维持在 3 分钟左右。

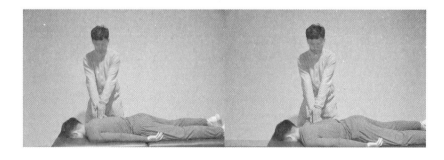

图 4-40　粘连肌群和缩短肌群手法治疗示意

2. 肩胛前伸的训练

受试者处于仰卧位，脊柱保持中立位，屈髋屈膝，肩关节屈曲 90

度,两手掌心相对,头部向上延展准备吸气,呼气时双手向天花板方向伸出,伸出时带动肩胛骨做前伸的动作。该动作每次做3组,每组20次。

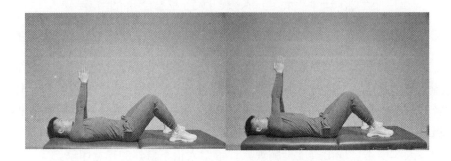

图4-41 肩胛前伸的训练示意

3. 四足位肩带俯卧撑

受试者四足支撑,维持脊柱在中立位,同时,髋关节正下方是膝关节,肩关节正下方是肘关节和腕关节,肘关节微屈准备吸气,呼气时肩胛骨往前伸,同时把背部向后顶。这个动作一组15次,做3组;进阶训练时先做吸气准备,呼气时肩带前伸,随后把另外一只手也向前伸出。以上动作两侧交替完成,每侧10次/组,共做3组。

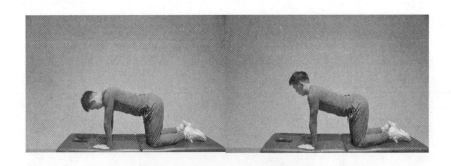

图4-42 四足位肩带俯卧撑示意

4. 滚动训练

起始姿势处于仰卧,屈髋屈膝,维持身体脊柱中立位,同时屈肩90度,肘关节微屈,双手相对,吸气准备,呼气时身体向一侧旋转滚动,过程中要保持脊柱中立位。滚动到一侧后,用同侧的小臂和大腿的外侧做支撑。注意：不要用手支撑，通过调动肩关节周围更多的稳定肌来维持姿势。该动作两边各滚动 6 次为一组，做 3 组。

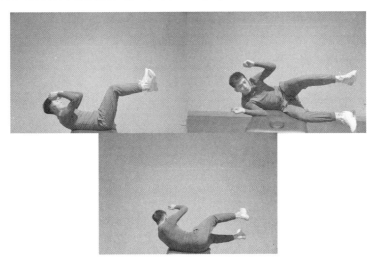

图 4-43　滚动训练示意

5. 爬行训练激活前屈肌

屈髋屈膝后向前慢慢爬行到最远，在最远处保持一下，再原路返回，爬行过程中努力让肩胛骨做前伸前引的动作，爬行结束后身体保持在一条直线上，爬行 3 组，每组爬行 6 次。

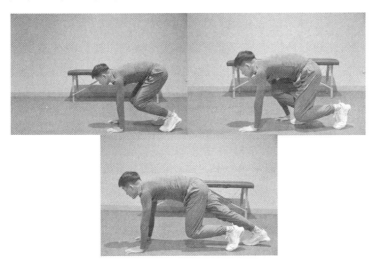

图 4-44　爬行训练激活前屈肌示意

第十节 不良姿态九——肩胛上移

一 肩胛上移的体态评估

肩胛骨在正常情况下是附着在人体胸廓背后侧，肩胛上移是指肩胛骨相对正常位置来讲往上抬了，称为肩胛上移。从人体正中观察肩胛上移体态的肩膀较平，脖子看起来较短。

二 肩胛上移不良影响

1. 影响美观度

颈部缩短，整个人出现耸肩现象，非常不美观。

2. 肩颈劳损

肩膀上抬后，控制肩胛上移的肌肉，比如肩胛提肌、斜方肌的上部纤维、菱形肌，这些肌肉均缩短并持续发力，它们长期处在一种紧张挛缩的状态，日积月累引起肌肉疲劳，进而导致肩颈劳损。

三 肩胛上移康复治疗

1. 肩下沉训练

受试者坐在平台或凳子上，双臂自然下垂，保持脊柱中立位。吸气准备，呼气时两边肩膀下沉，延展胳膊向下伸勾。该动作一组10次，重复4组。以上动作完成时可以利用自身体重实现负重练习，该操作可以激活更多导致肩胛下沉的肌肉，具体操作：把手放在椅子上，同时吸气准备，呼气时将身体推起来，重复做3次；该动作操作时配合颈部动作：头颈部向左下方看，同时吸气准备，呼气时将身体向上推，以上练习重复3次；完成后头颈部朝右下方、左上方、右上方做相同动作，各重复3次，共做3组。

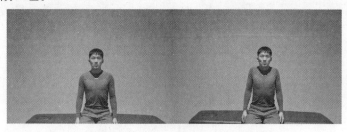

图4-45 肩下沉训练示意

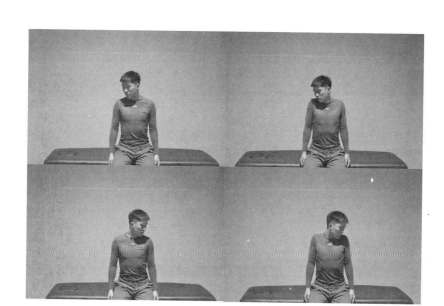

图 4 - 45　肩下沉训练示意（续）

2. 俯卧在瑜伽垫上训练

在受试者胸口前垫一个毛巾或者枕头，目的是将胸椎曲度向后垫起。受试者自己双手合十位于颈部后侧，此时注意头部力量往后；随后吸气准备，首先呼气时肩胛骨下沉，其次将肘关节抬起来顶向天花板，还原呼气，下沉，再抬起来，以上动作做 3 组，每组 6 次。如果发现受试者是单侧肩胛骨上移，呈现高低肩姿态，在训练中需要对高的一侧进行训练。

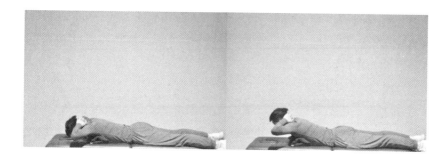

图 4 - 46　俯卧示意

第十一节 不良姿态十——溜肩

一 溜肩的体态评估

肩胛骨在正常的位置上下降了或下沉了，把这种姿态就称为溜肩姿态。观察人体时，在正常情况下，锁骨微微上翘，与水平面呈 15 度夹角，肩膀较宽；溜肩姿态时，肩膀下沉，锁骨变平，肩膀较窄。

二 溜肩不良影响

1. 影响美观

2. 影响肩带稳定性

（1）肩胛骨下沉时一般会伴随着下回旋，与肱骨的接触面积变小，同时分担大臂向下重力的能力变弱，一般溜肩姿态，肩的活动度会变大，容易造成肩峰撞击或者脱臼。

（2）肩的稳定性是由斜方肌和前屈肌提供，如果有溜肩的状态，斜方肌的上部纤维会比较薄弱，需要进行训练。

三 溜肩康复治疗

1. 弹力带耸肩

该训练目的是上斜方肌的训练和激活。受试者将弹力带踩到脚下，两手缠绕握紧，之后吸气准备，呼气将肩膀耸起，同时停留 2 秒，下放，重复 3 组，每组 10 次。

2. 弹力带站姿推肩

受试者将弹力带踩在脚下，双脚分开与肩同宽，保持大臂外展，吸气准备，呼气将弹力带推起，在做的过程中要始终维持脊柱的稳定。重复 3 组，每组 10 次。

3. 坐姿哑铃大飞鸟

受试者坐下后，手握两个小哑铃（在家可用矿泉水瓶替代），保持脊柱中立位，吸气准备，呼气先将肩膀耸起，然后两手环绕到头顶上方再慢慢下放。重复 3 组，每组 6 次。

4. 坐姿弹力带推肩

保持坐姿，将弹力带踩到脚下，同时两手握住另外一头，将大臂在水平面内收 30 度到 35 度，这样可以激活前屈肌，吸气准备，呼气的时候推起，吸气下放。重复3组，每组6次。

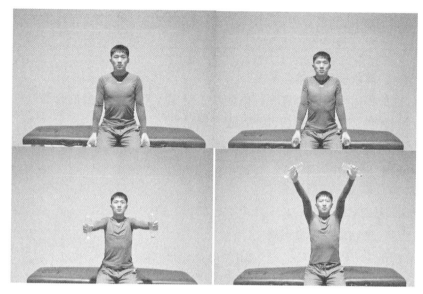

图 4 – 47 坐姿哑铃大飞鸟示意

5. 贴扎

贴扎的目的是使训练效果维持更久，同时能够在静态过程中维持肩胛骨的稳定性。

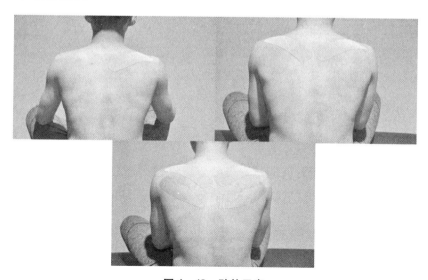

图 4 – 48 贴扎示意

第十二节　不良姿态十一——翼状肩胛

一　翼状肩胛的体态评估

在放松的情况下，肩胛骨内侧缘不能完全和胸廓贴合的姿势，称为翼状肩胛骨，简称"翼状肩胛"或"翼状肩"。

二　头前伸导致因素

（1）前屈肌无力；

（2）胸叉神经受损；

（3）前屈肌瘫痪。

三　翼状肩胛不良影响

（1）影响美观；

（2）可能会出现肩峰撞击，导致肩部疼痛。

四　翼状肩胛康复治疗

1. 仰卧位的前屈肌激活

仰卧位，保持脊柱在中立位，屈髋屈膝，两手间屈 90 度，手指指向天花板，同时吸气准备，呼气将两手向前（天花板位置）伸勾，吸气下放，呼气再向前。重复 4 组，每组 10 次。

2. 四足位的前屈肌训练

四足位，保持脊柱在中立位，髋关节屈 90 度，膝关节屈 90 度，两膝距离与肩同宽，肘关节不要锁死，五指分开撑地，吸气准备，呼气时将背推起，吸气略微向下放，这时肩胛骨做前伸动作，在前伸动作中，同样可以将前屈肌完全调动起来。在撑起来的基础上，吸气准备，呼气撑起后一只手向前伸出做伸勾。重复 4 组，每组 10 次。

3. 调动肩胛骨的上回旋进行贴合

坐姿，将弹力带踩在脚底，另外一边进行手握，肩关节、肘关节屈 90 度，进行屈坐训练，训练时大臂向水平位内收 30 度至 35 度，保证肩胛骨更好贴合，保持脊柱在中立位后，吸气准备，呼气将弹力带推起，吸气下放。重复 4 组，每组 10 次。

跪姿，两手在滑轮盘上，维持脊柱在中立位，吸气准备，呼气将滑轮盘向前推出，吸气拉回。做完后，如果肩胛骨还能贴合，可增大难度，顺时针旋转 3 次，在旋转过程中，保证肩胛骨贴合，再逆时针旋转 3 次为一组，重复 4 组。

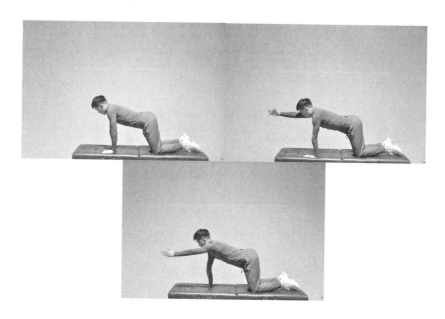

图 4 – 49　四足位的前屈肌训练示意

第十三节　不良姿态十二——肱骨内旋

一　肱骨内旋的体态评估

人体保持站姿，身体放松时，肱骨处于内旋位置，称为肱骨内旋。肱骨内旋转通常会引起肩胛骨的前伸或上移，该姿态称为圆肩姿态。肱骨内旋属于圆肩姿态下的一种现象。一般情况下圆肩和含胸驼背相伴而生，同时会伴随头前伸。在评估中主要看两点：一是身体放松时，掌心朝后是肱骨内旋；二是肘窝向内为肱骨内旋。

二　肱骨内旋不良影响

1. 影响美观

2. 肩部功能

（1）肱骨内旋后会引起肩部功能受限；

（2）可能会引起肩峰撞击，造成肩部疼痛或者损伤。

三 肱骨内旋康复治疗

1. 将内旋肌松解

受试者肩屈 90 度，大臂上抬，四指弯曲定位到肩胛下肌，向下进行松解，或者让受试者肘关节屈曲，四指定位到肩胛下肌，操作者帮助受试者大臂来回旋转，松解时间控制在 3—5 分钟。

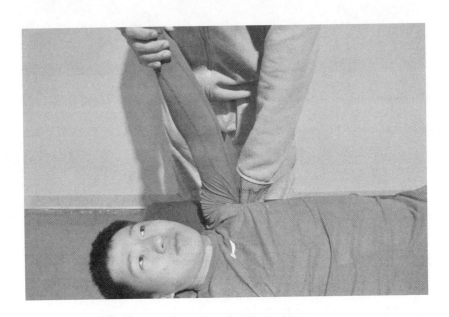

图 4-50 内旋肌松解示意

2. 做外旋拉伸

仰卧位后，受试者大臂外展 90 度，肘关节屈 90 度，向外旋转到末端静止 30 秒，休息 30 秒后再重复拉伸，活动幅度逐渐变大，注意在拉伸过程中要在无痛的范围内进行重复，重复 6—8 组。

3. 拉伸和训练内旋肌

仰卧位后，屈髋屈膝，保证脊柱在中立位，起始动作为肩外展 90 度，肘关节屈 90 度，小臂和地面呈垂直，吸气准备，呼气慢慢往下放，下放到小臂和水平面平行后返回再下放，进行重复，每组 10 次，重复 4 组。以上动作完成时，为了使受试者有更好的本体感受，可以双手握两个装水的矿泉水瓶作为负重。

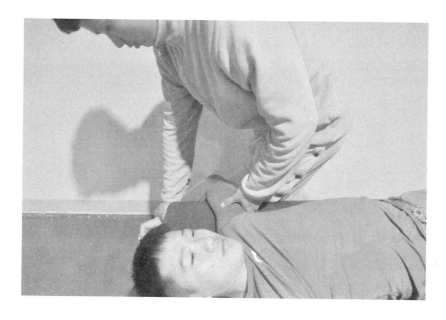

图 4 - 51 外旋拉伸示意

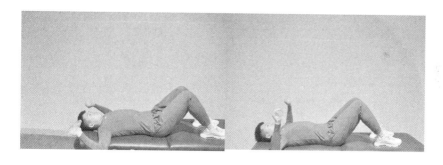

图 4 - 52 拉伸和训练内旋肌示意

4. 外旋肌训练

外旋肌训练的第一步是向心收缩训练：受试者站立，手持一根弹力带；肘关节屈 90 度为起始动作；小臂朝前，吸气准备；呼气慢慢向外旋转到末端，完成后返回起始状态。每组 10 次，每次训练重复 4 组。

外旋肌训练的第二步是超等长收缩训练：在上一步结束动作的基础上，双手向内旋转。动作轨迹与第一步相同，从肘关节屈 90 度、小臂朝前的位置开始，慢慢向外旋转离心，再向内旋转向心，每组 10 次，重复

4 组。

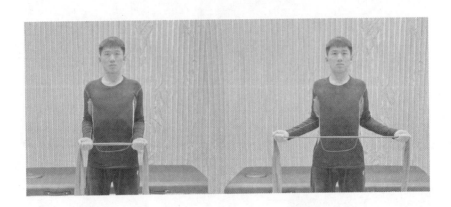

图 4 – 53　外旋肌训练示意

5. 贴扎

从肱骨位置向后贴扎，两条肌效贴贴在肱骨体上端到肩胛骨的位置。

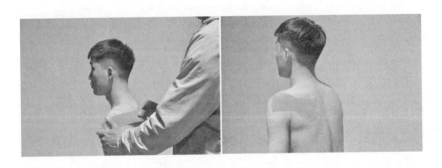

图 4 – 54　贴扎示意

第十四节　不良姿态十三——肘屈曲

一　肘屈曲的体态评估

肘屈曲，即肘关节无法完全伸直到 180 度。静态下肩、肘、腕不在一条直线上，让受试者主动伸直时出现卡压疼痛现象被称为肘屈曲姿态。

二 肘屈曲不良影响

（1）关节受限，拿、抱东西时，肘关节会出现卡压、疼痛、无力现象；

（2）当肘关节灵活性不足时，腕关节和肩关节容易产生无效的代偿，可能导致肩关节或者腕关节出现损伤或疼痛。

三 肘屈曲康复治疗

1. 肱二头肌松解

操作者两手拇指叠加，将受试者肱二头肌由上到下松解 2 分钟，随后找到受试者尺骨粗隆与桡骨粗隆，顺时针或逆时针按压松解 1 分钟。

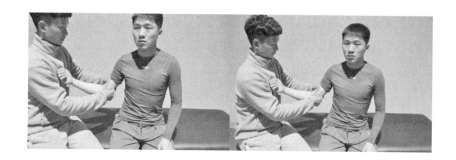

图 4－55 肱二头肌松解示意

2. 肘屈肌群弹性训练

受试者手臂伸直，手握重物（矿泉水瓶或圆柱体物品），小范围（30度左右）不断地做屈肘与伸肘训练，该动作可以有效增加肌肉弹性。每次训练做 4 组，每组 20 次。

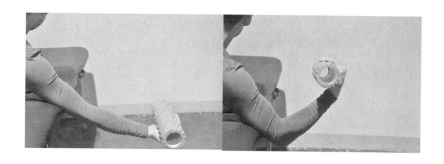

图 4－56 肘屈肌群弹性训练示意

第十五节 不良姿态十四——肘超伸

一 肘超伸的体态评估

肘超伸，即手臂平展时，打开角度超过180度。人体完成上肢支撑动作时，肩、肘、腕关节应该基本在一条直线上（偶尔肘关节可以微屈一点），而肘超伸时尺骨鹰嘴和肱骨滑车位置承受的压力较大。

二 肘超伸康复治疗

1. 肘关节周围的肌力训练

受试者坐姿，哑铃（矿泉水瓶）弯举，目的是增加肘屈肌力量。注意完成该训练时：坐姿，维持脊柱稳定，双脚与髋同宽，髋膝踝在同一个平面内。每次训练完成4组，每组20次。

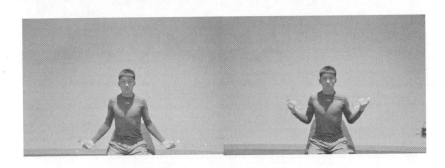

图4-57 肘关节周围的肌力训练示意

2. 支撑训练

受试者四足位做支撑，将注意力放在两个肘上，保证肘关节中立位，同时抬起一个胳膊，由四点支撑变为三点支撑，此时将注意力放在支撑胳膊上，两手交替完成动作算一次，每组20次，每次训练完成4组。

3. 贴扎

在肘关节前侧贴"X"型肌效贴。

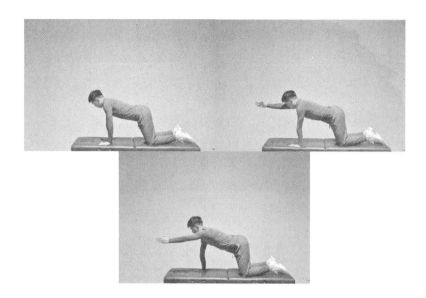

图 4 – 58　支撑训练示意

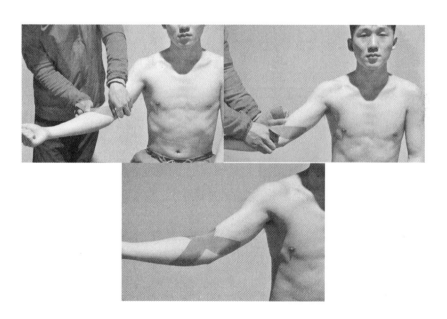

图 4 – 59　贴扎示意

第十六节　不良姿态十五——骨盆前倾

一　骨盆前倾的体态评估

人体正常体态应该是髂前上棘与耻骨连接线垂直于地面，当骨盆整体向前旋转，髂前上棘相比较耻骨将更靠前些，该姿态被定义为骨盆前倾，而此时人的身体会呈现出臀部向后翘、肚子向前顶的体态。

二　骨盆前倾不良影响

（1）影响美观；

（2）腰肌劳损；

（3）腰椎关节压力大。

三　骨盆前倾康复治疗

1. 对使骨盆往前旋转的肌肉进行松解

第一步：对髂腰肌中的腰大肌进行松解，在肚脐旁开约四指位置，向后、内按压松紧，单侧松解 2—3 分钟；第二步：对髂肌进行松解，在髂骨前侧，把手指抠进去对其肌肉进行松解，松解时长约 1 分钟。

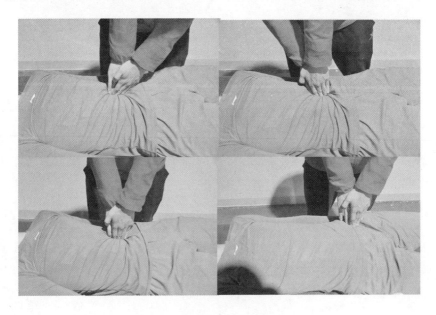

图 4-60　腰大肌松解示意

　　针对缩短的下背部竖脊肌，用筋膜的轻手法在下胸椎段到第五腰椎及第一骶椎位置，用手指颈端指节定位，从患者下胸椎段定位往下慢慢松解。此时，让受试者配合做脊柱训练，这样可以对此段软组织进行松解，操作者在此过程中可以加一些压力，筋膜也将变得舒展。此手法重复做 6 次即可。

　　2. 运动训练

　　受试者平躺在瑜伽垫上，屈髋屈膝，配合呼吸。吸气准备，呼气时将尾骨、腰椎依次慢慢离开垫面，直至下胸椎段时为止，完成后原路返回，再重复此动作，每组 12 次，共做 4 组。

　　熟练以上操作后增加训练难度：把手放至大腿前侧，让腹部肌群进行收缩。该练习一方面可改善身型，另一方面可增加腹部肌群力量。该训练完成 4 组，每组 12 次。

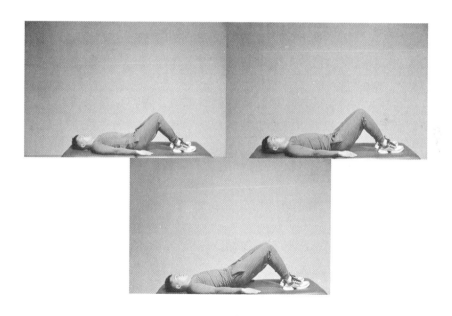

图 4 - 61　运动训练示意

　　3. 骨盆卷动形成的肩桥

　　受试者将骶骨微微卷动抬起，腰椎随之一节节抬起，直至整个骨盆完全抬起。使髋、膝、肩关节位于同一条直线后停止，再缓缓下放。每次训练完成 4 组，每组 12 次。

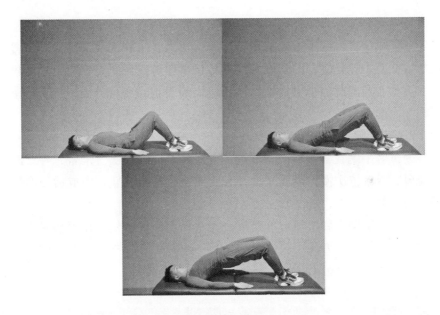

图 4 - 62　骨盆卷动形成的肩桥示意

4. 动态拉伸

以左腿为例：受试者左手放在左侧臀部上，臀部始终保持收紧。保持该姿态下右腿前跨半步，整个身体做下蹲动作，做的过程中注意臀部要收紧，前侧腿膝关节不超过脚尖。该动作目的是拉伸髂腰肌和股直肌，同时促使稳定肌的收缩，维持骨盆正常位置。每次训练做 4 组，每次单侧完成 10 次。

第十七节　不良姿态十六——骨盆后倾

一　骨盆后倾的体态评估

骨盆后倾，是指骨盆向后病态地偏移，由此造成腰椎不正常的生理后凸。髂前上棘和耻骨在一条直线上，垂直于人体的水平面，当骨盆后倾时整个骨盆相对股骨向后做了旋转，体态异于常人，显著特征是上臀部扁平。由于脊柱和骨盆对位不正，生活、运动中容易受伤。其体态的主要特征之一是臀部平坦，臀部曲线不明显。侧面观察时骨盆前面高于后面，在该现象下需要考虑骨盆后倾的可能。

二 骨盆后倾不良影响

（1）影响体态美观；

（2）导致尾骨疼痛；

（3）腰椎压力变大，加速腰椎老化，容易引起腰椎间盘突出。

三 骨盆后倾康复治疗

1. 腘绳肌放松

将泡沫轴放在受试者大腿下方腘绳肌位置，双手直臂身后支撑；从膝关节后侧膝窝位置不断向大腿上方滚动，单次时间保持 3—5 分钟。

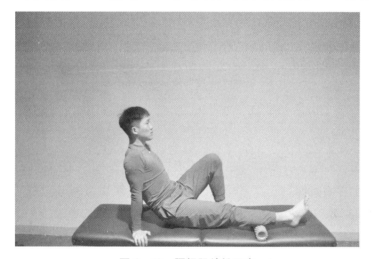

图 4 - 63 腘绳肌放松示意

2. 腹部肌群拉伸

受试者俯卧并双肘位于肩正下方，同时慢慢抬头将身体带起，腹部有拉伸感后返回，20 次为 1 组，做 4 组。受试者感觉强度不够时，可将身体推高些。

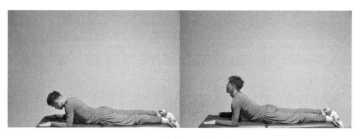

图 4 - 64 腹部肌群拉伸示意

3. 下背部的肌群强化

用竖脊肌练习来保持身体的姿态。受试者俯卧位，保持髋关节不动，双手置于前额，竖脊肌发力将身体微微抬起，每组15次，每次训练做4组。

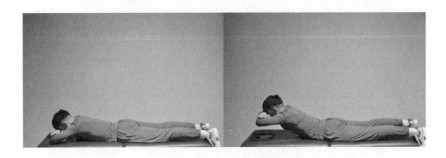

图 4 – 65　下背部的肌群强化示意

4. 髋伸训练

身体处于俯卧位，受试者双手置于前额保持上半身不动，注意体会髋关节稳定时双腿上抬的动作。最初练习可以单腿、小幅度完成动作，大腿刚离开床面即可，逐渐增加训练难度，从单脚过渡到双腿。每组动作完成15次，共做4组。

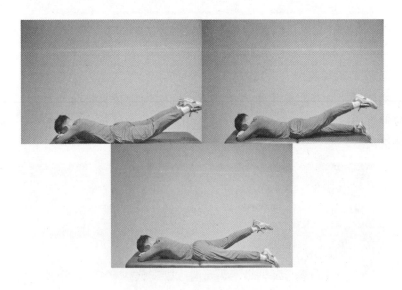

图 4 – 66　俯卧位的髋伸示意

5. 髋屈肌群训练

受试者身体仰卧位，一条腿屈髋、屈膝踩在垫面上，上半身保持正直，将另一条腿缓缓抬起至60—70度，随后将其慢慢放下。注意：放下时需要刻意控制，不能使其自由落地。每组20次，做4组。

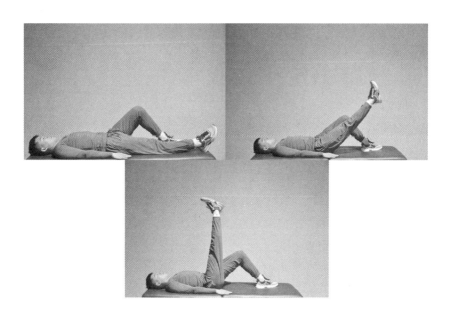

图4-67 髋屈肌群训练示意

第十八节　不良姿态十七——骨盆旋转

一　骨盆旋转的体态评估

骨盆旋转，指骨盆在水平面发生向左或向右的旋转，一般把向左的旋转称为逆时针旋转，反之则称为顺时针旋转。以骨盆向左的旋转为例，受试者站立位，双脚脚尖向前，身体放松，观察发现受试者骨盆向他本人左侧或逆时针发生旋转；同时，受试者右侧的髂前上棘前移，左侧髂前上棘后移，该情况可定义为骨盆旋转。

二　骨盆旋转不良影响

（1）影响美观；

（2）侧足旋前；

（3）脊柱侧弯。

三　骨盆旋转康复治疗

1. 髋关节拉伸

首先使左侧髋关节外旋拉伸，受试者俯卧位后，一只手摁住左侧髂后上棘，另一只手将受试者膝关节屈曲后，进行脚向内、髋外旋的拉伸，受试者体会到拉伸感后停止 6 秒，之后对抗 6 秒。下一轮操作则应增加幅度，继续 6 秒拉伸和 6 秒对抗，以上操作进行 2—3 组。然后再进行另一侧右腿的内旋拉伸，一只手按住左侧的髂后上棘，另一只手同样进行拉伸，拉伸 6 秒，对抗 6 秒，放松后再重复，操作 2—3 组。

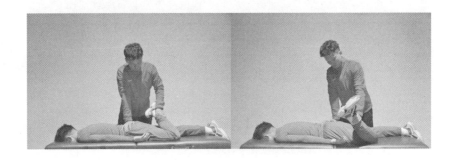

图 4 - 68　髋关节拉伸示意

2. 蚌式训练

受试者侧卧位，左侧在上进行外旋肌的蚌式训练，只进行左边单侧训练，一组 10 次，做 3 组。

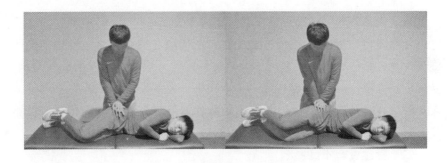

图 4 - 69　蚌式训练示意

3. 反蚌式训练

训练右腿内旋的功能。受试者侧卧中立位后，右腿做内旋，动作重复 3 组，每组 10 次。

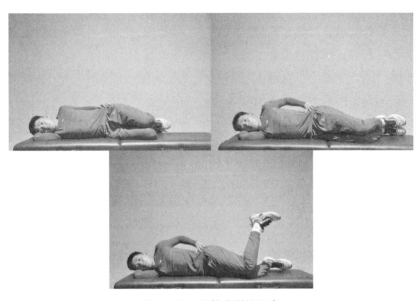

图 4 - 70　反蚌式训练示意

4. 单腿肩桥训练

做单腿肩桥训练时，以骨盆左旋转为例，做训练时骨盆应向右旋转。受试者将两只手放在髂前上棘的位置，感知到右手低左手高，此时骨盆就是向右旋转。做反向训练可以增加稳定肌记忆，训练结束后骨盆会向对侧旋转。之后换另一条腿做肩桥，此时依然骨盆向右旋转，右手始终低于左手。该组动作单侧腿重复 10 次，做 3 组。

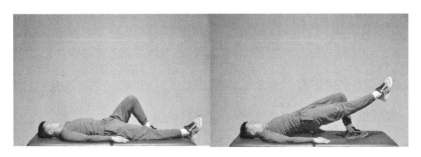

图 4 - 71　单腿肩桥训练示意

第十九节　不良姿态十八——骨盆前移

一　骨盆前移的体态评估

骨盆前移，指骨盆沿着水平面向前平移的情况。正常人体侧面看时：肩、髋、膝、踝在一条直线上。而发生骨盆前移的情况下，人体站姿位其骨盆没有在肩关节和踝关节的连线上，而是往前平移。

二　骨盆前移不良影响

（1）影响美观；

（2）腰痛；

（3）姿势代偿。

三　骨盆前移康复治疗

1. 股四头肌力量恢复

受试者利用弹力带做腿屈伸运动，每组 15 次，做 4 组。

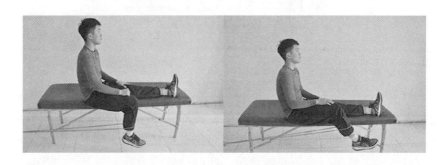

图 4-72　股四头肌肌肉力量恢复示意

2. 股四头肌静力训练

静力训练的目的是增加股四头肌耐力，同时做这个动作时髋关节是屈曲的，这样可以让髋关节、整个骨盆向后移动并且增加这些肌肉的肌耐力。受试者可选择 1/4 或 1/2 静蹲位，静蹲时间控制在 3 分钟内。

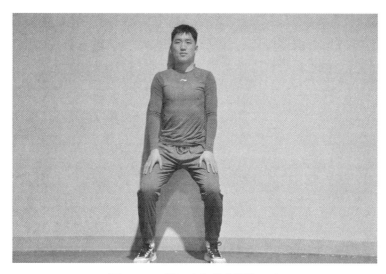

图 4 - 73　股四头肌静力训练示意

3. 螃蟹步

受试者绑一个五磅弹力带向侧面行走，保持脊柱在中立位，髋关节屈曲后，身体整体向一侧平移，做力竭组，时长在 5 分钟以内。该动作可以刺激到股四头肌、臀部外侧肌群、下背部肌群。

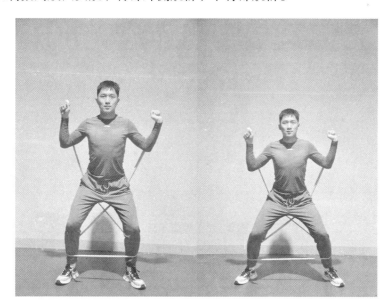

图 4 - 74　螃蟹步示意

4. 对屈髋肌以及腹部前侧肌群的训练

受试者坐立位或仰卧位，调整到中立位后一条腿屈髋屈膝，保持骨盆以上的身体稳定，再将一条腿伸直，脚尖绷直往上抬，抬起的角度掌握在 60 度以内。此组动作单侧做 20 次，做 3 组。

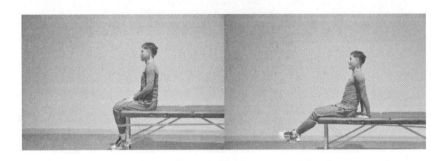

图 4 - 75　屈髋肌以及腹部前侧肌群的训练示意

5. 卷腹

受试者仰卧位，屈髋屈膝，保持身体在中立位，两手放在大腿前侧，同时吸气准备，呼气时腹部收缩，将胸部抬起到肩胛骨稍离开垫面即可，之后吸气返回下放，呼气再起。卷腹的目的是增加腹部前侧肌群稳定性和肌力。该组动作重复 15 次，做 4 组。

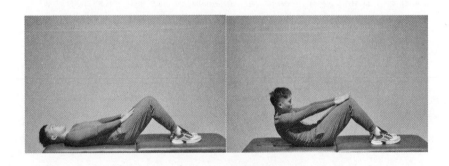

图 4 - 76　卷腹示意

第二十节　不良姿态十九——X型腿

一　X型腿的体态评估

X型腿，指当受试者站姿位且身体放松的情况下，若膝关节和踝关节都能够并拢，则定义为正常腿型；若膝关节可以并拢，踝关节无法并拢，就定义为X型腿。X型腿又分为结构型X型腿和功能型X型腿。结构型X型腿是指骨骼在生长发育过程中是畸形的，是不可以改善的。结构型X型腿是指髋、踝关节，也就是膝关节相邻的几个关节出现了功能上的改变，比如常见的股骨内旋内收、髋关节内旋内收、足踝产生旋前的动作、足弓塌陷等问题，引发膝关节从形态上发生变化，从形态上来看腿会出现不直的情况，就属于X型腿。

如何去判断X型腿是否可以改善，可以试着让受试者臀部收紧，两腿并拢，如果可以并拢，就可以改善；如果不能并拢，就无法改善；如果可以并拢一些，但不能完全并拢，改善的空间就是比较小的。

二　X型腿导致的不良影响

1. 增加膝关节损伤概率

X型腿，外侧的半月板压力会增大，内侧的副韧带会被拉长，在这种情况下，从事一些相关的运动，例如跑跳、球类运动等，很容易导致外侧的半月板损伤和内侧的副韧带损伤。

2. 加速膝关节退化

膝关节的退化一般发生在年龄比较大的人群中，但是如果腿型不在正常的位置上，可能在很年轻的时候膝关节就容易发生退化。比如在正常站姿时，膝关节的压力是分散在内外两个腔室的，但是X型腿，膝关节重心压力就会向外侧移动，同时关节之间的接触面积会减小，压力会增大，那么进而就会影响到步态和下肢的稳定性，进而导致膝关节的关节寿命减少。

3. 导致膝关节疼痛

X型腿会导致髌骨在股骨上的生物力线发生改变，会增大髌骨关节的压力，本来髌骨在生物力线上受到向外的一个合力，但如果是X型腿，向外的合力会增大，同时又会影响到髌骨关节之间的压力，也会使膝关节的屈伸功能受到影响，最终会导致膝关节疼痛。

4. 引起膝关节上下连锁反应

X 型腿通常会伴随足部的扁平足、骨盆位置发生的一些改变。比如骨盆前倾等一些体态问题。

三 X 型腿康复治疗

1. 外侧肌筋膜释放

受试者侧卧位，操作者位于侧上，在两膝之间放一个抱枕，减少膝关节的压力，在小臂上涂凡士林，在膝关节外侧用两小臂从膝关节开始向上向下两个方向相向地进行筋膜松紧，这样可以使该部分缩短的组织变得更加延展，从膝关节开始，一侧手臂向上滑动，一侧手臂向下滑动，同时注意力量不易过大，不能够激发无谓的疼痛，上端松到大软子位置，下端到小腿一半的位置，重复做 3 次。之后再从大软子的位置做固定之后，把软组织向下延展，用左侧小臂固定大软子，从大软子向下滑动到膝关节外侧偏下的位置重复 3 次。注意事项：滑动应该缓慢，操作者应该保持腰背挺直。

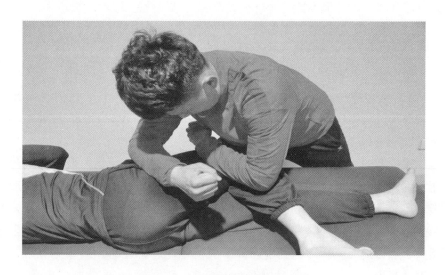

图 4-77 外侧肌筋膜释放示意

2. 外旋功能增强

X 型腿肱骨内旋时需充分拉伸，其目的是需增强其外旋灵活性。具体操作：受试者俯卧后，将膝关节屈曲，以小腿为杠杆向内侧走势，髋关节展呈外旋进行拉伸，另一只手固定在受试者的髂后上棘，静态拉伸30秒，两侧交替，做6—8组。

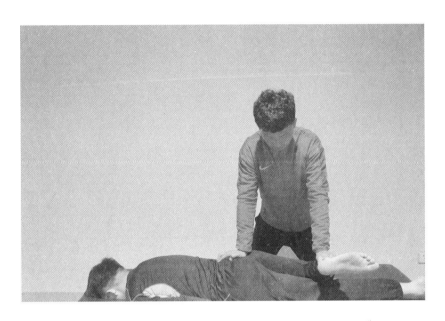

图4-78　外旋功能拉伸示意

3. 肌力强化

受试者身上髋关节外展和外旋肌群需要做强化，因此让受试者侧支撑，以小臂和下侧的足外侧做支撑，上侧腿屈膝90度，后足跟可以放到支撑腿小腿上，然后髋关节进行外旋训练，此时，操作者可以拉一根弹力带在受试者骨盆外侧进行辅助，进行辅助时，需要注意如果难度对受试者来说还是太大，可以将支撑面不断地升高；如果对受试者来说难度较小，可以在平地上做训练，逐渐让支撑面降低，单侧做力竭，两侧交替，做6—8组。

4. 下蹲

在受试者两膝之间放一条弹力圈，用弹力带将两膝绑起来后，两足之间与髋同宽，做正常下蹲动作，侧面看下蹲动作要求幅度不宜过大，大腿和水平面平齐，每组20次，做4组。

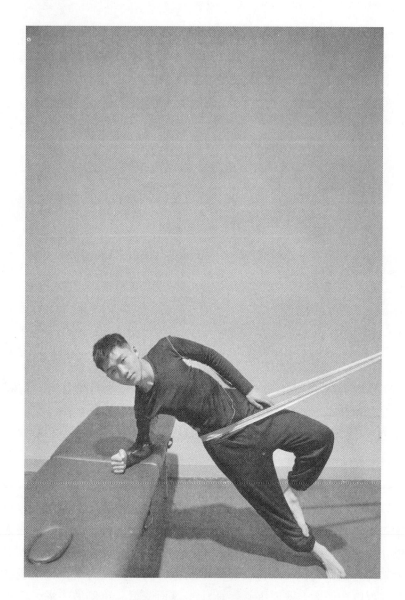

图 4 – 79　肌力强化示意

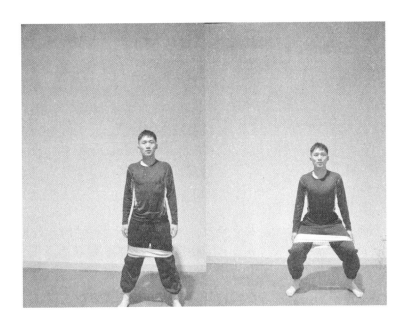

图 4 - 80　下蹲示意

5. 贴扎

对膝关节外侧进行贴扎，让受试者侧卧位，患侧在下，贴一个 X 形状后，方可保证内侧高张力组织得以休息，才能维持较好的训练效果。

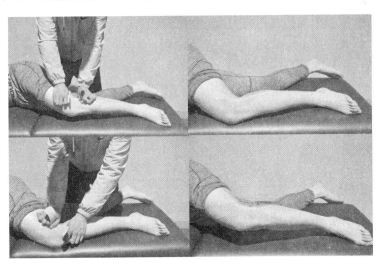

图 4 - 81　贴扎示意

6. 日常生活姿势调整

（1）避免单侧腿支撑；

（2）避免膝关节压力过大；

（3）避免青蛙趴姿态。

第二十一节 不良姿态二十——O 型腿

一 O 型腿的体态评估

O 型腿，指受试者赤足站立且身体放松情况下做评估时，若发现受试者两脚可以并拢，两膝无法并拢的情况下，就定义为 O 型腿。O 型腿分为结构型和功能型。结构型 O 型腿是指肱骨或胫骨产生了较大的弯曲而导致的，一般是生长发育的时候营养供给不足或者身体承受了过大的垂直引力；功能型的 O 型腿是指髋关节不对位或者踝关节做了太多的旋前而导致的膝关节无法并拢的情况。

二 O 型腿的不良影响

（1）影响美观。

（2）膝关节疼痛，腿型变成 O 型腿之后，足踝部膝关节的受力非常不均匀。

（3）膝关节外侧张力增大，内侧压力增大。

（4）膝关节外侧副韧带拉长，稳定性下降。

（5）内侧半月板压力增大，膝关节损伤概率变大。

O 型腿，如果做大量的相关运动，很容易造成外侧的韧带损伤和内侧的半月板损伤；踝关节也会做更多的代偿，常见的代偿方式是足部的旋前膝关节出现了体态的问题之后，一般要把踝关节、膝关节、髋关节一起做相应的调整。

（6）容易导致膝关节病变。

膝关节如果关节不对位的话，髌骨关节和胫骨关节的压力都会增大，同时也会影响髌骨关节的滑动和胫骨关节的滚动；在这种情况下，会导致膝关节提前发生退行性变；或者年龄比较大的人群，他们的膝关节的骨关节炎都会和腿型有密切的关系。

（7）影响膝关节运动功能、引发上下关节连锁反应。

不对位的膝关节除了影响自身的功能之外，也会引发上下的连锁反应，比如说足踝部分的功能、骨盆的位置以及部分的慢性腰痛。

三　O型腿康复治疗

1. 膝关节内侧肌筋膜释放

让受试者侧卧，患侧在下，操作者在手和小臂的位置涂一些凡士林，定位在膝关节的上下两侧，用小臂定位，同时小臂向下发力，上下同时滑动，重复3—5次，这样可以有效地将膝关节内侧的软组织进行筋膜释放，将粘连的一些筋膜给松开，更有利于做康复训练。注意事项：操作者在做筋膜释放的过程中，背挺直，不弯腰，向外的力量也不要太大，可以用两只手往两侧推膝关节内侧和大腿内侧的软组织。

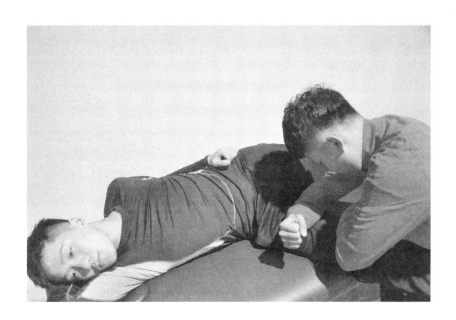

图4-82　膝关节内侧肌筋膜释放示意

2. 内旋功能拉伸

通过拉伸可以改善髋关节灵活性受限，让受试者俯卧之后，操作者一手定位髂骨后上方，一手将小腿屈曲向外侧偏，这样可以有效地增强髋关节的内旋功能，拉伸之后，静态单侧拉伸30秒，重复4—6组，随后髋关节的旋转功能会逐渐正常，膝关节的对位也会逐渐正常。

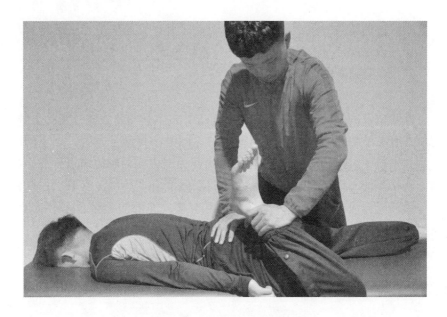

图4-83 外旋功能拉伸示意

3. 内旋肌训练

受试者坐姿，膝关节屈曲，手臂自然放于身体两侧，身体保持在中立位上，拉一根弹力带，向内侧拉，同时让髋关节产生内旋，足踝向外，单侧一组训练20次，双侧交替，重复4—6组。

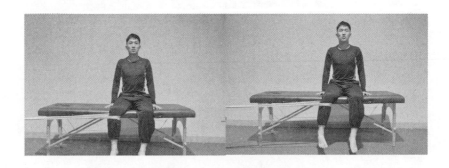

图4-84 内旋肌训练示意

4. 内收肌训练

受试者仰卧位，激活一侧腿伸直，另一侧屈髋屈膝，操作者取一条弹力带在一侧并缠再伸直腿，分别在不同的高度下进行抗阻内收动作。交替做4—6组，都为力竭组，逐渐可以将床面放得更低一些，甚至可以做侧支撑的训练。

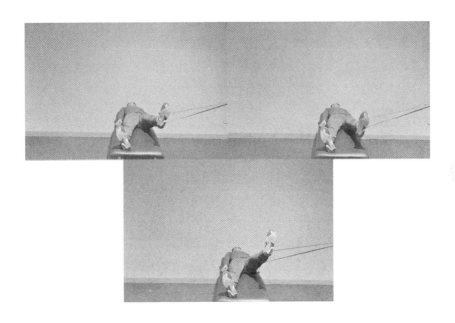

图 4 – 85　内收肌训练示意

5. 下蹲

受试者站姿，两膝之间夹一个网球，同时两膝内收肌发力后下蹲，下蹲的过程中，内收肌发力，拉动髋关节回到正常位置，当髋关节回到正常位置之后，膝关节的对位可以更准确一些，每组做 20—30 次，做4—6组。注意事项：受试者双脚分开与肩同宽，在下蹲的过程中，保持上半身脊柱和小腿是平行的，同时保持正常呼吸，脊柱保持直立，下蹲的幅度不宜过大。

6. 贴扎

受试者侧卧，患侧在上，操作者将肌效贴从正中间撕开，撕开之后，注意手不要碰到有黏性的一面，以免影响黏度，用单条先贴一个大的 C 型，再用另外一条肌效贴，从相反的方向再贴一个 C 型，这样两端会把膝关节外侧的组织贴住，贴住之后可以让高张力的软组织得以休息，更有利于膝关节恢复到正常的位置。

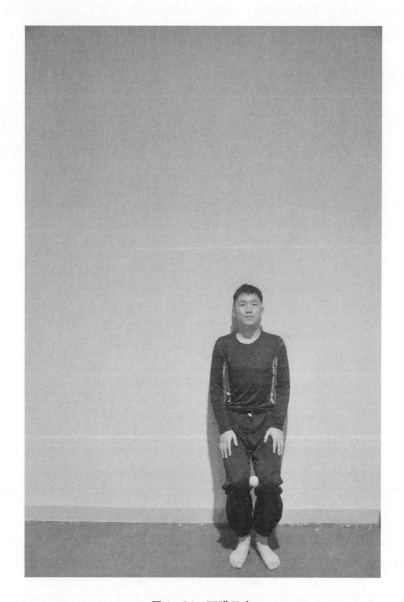

图 4 – 86　下蹲示意

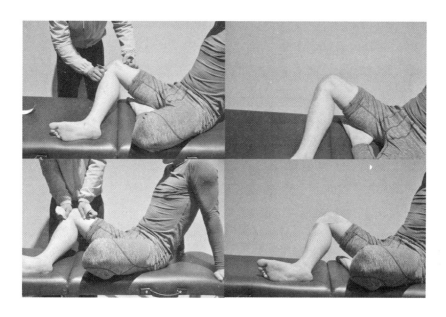

图 4 - 87 贴扎示意

7. 日常生活姿势调整

（1）避免二郎腿：跷二郎腿时，髋关节不是在正常的位置，骶骨、髂骨都会有偏位，长期的跷二郎腿就会导致腿型发生变化；

（2）避免盘腿坐：当盘腿坐时，髋关节始终处于外旋的位置，久而久之，会形成髋关节的关节不对位，从而导致腿型发生变化；

（3）单腿支撑：单腿支撑时，单侧的髋、膝、踝的压力都会过大，骨盆会发生倾斜，此时髋关节是不对位的，由上往下也会引起膝关节的变化，从而导致膝关节姿态变化。

第二十二节 不良姿态二十一——髌骨外移

一 髌骨外移的体态评估

1. 正确的体态

髌骨膝关节前侧的子骨，子骨一般位于股骨的外侧科和内侧科的中间位置。髌骨外移主要由疾病、运动损伤和不正确的体态引起的，长期下来会导致髌骨向外侧移动，这就称为髌骨外移。

2．评估方法

（1）推髌骨外侧向内进行评估，向内的灵活性低，向外的灵活性高。

（2）从外部观察膝前侧髌骨明显外移。

二　髌骨外移导致因素

（1）髌骨外侧韧带的挛缩；

（2）股骨滑车发育不良；

（3）膝关节外翻角度增大。

三　髌骨外移不良影响

（1）影响骨性结构；

（2）改变下肢的骨骼力线；

（3）导致肌力控制不平衡；

（4）导致髌骨周围韧带张力不平衡。

四　髌骨外移康复治疗

1．筋膜枪对股外和膝关节软组织的松解

操作者对受试者来回上下松解，时间3—5分钟。

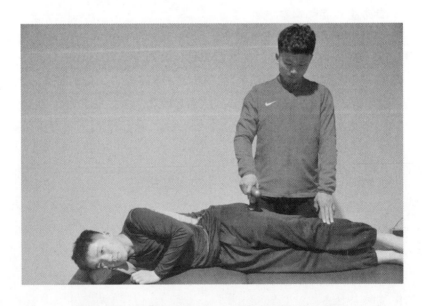

图4-88　筋膜枪对股外和膝关节软组织的松解示意

2. 坐姿对大腿内侧的软组织训练

调整适合重量，受试者每组做 20 次，做 4—6 组。

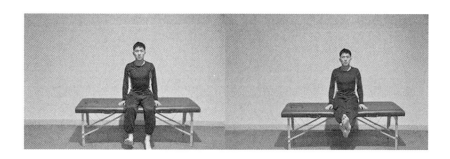

图 4 – 89　坐姿对大腿内侧的软组织训练示意

3. 上台阶的训练

受试者外侧腿踩在踏板上；尽量髋膝踝保持在一个直线上，双脚保持直立。每组 20 次，做 4—6 组。

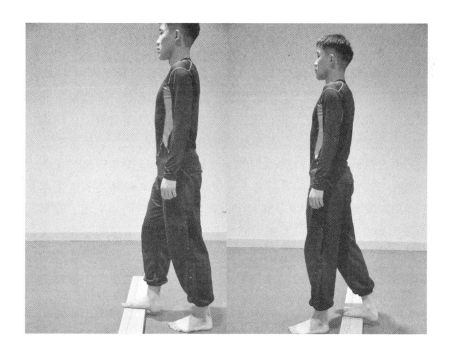

图 4 – 90　上台阶的训练示意

4. 下蹲练习

下蹲练习主要增加股内侧头、股内斜肌以及外侧腿的内收肌的肌力。受试者下蹲的训练从 1/4 蹲到 1/2 蹲，蹲的同时用一条弹力带拉住外侧腿。每组 20 次，做 4 组。

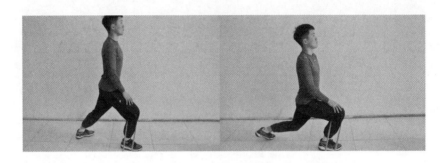

图 4 - 91　下蹲练习示意

第二十三节　不良姿态二十二——膝超伸

一　膝超伸的体态评估

膝超伸，指在正常中立位站姿时，膝关节应处于一个放松、非锁死的状态，从侧面看，髋、膝、踝三个关节基本在一条直线上。然而，当膝盖向后顶死时，髋关节前移至膝关节相对位置的前方，足部着力点移至前脚掌，这种状态一般被称为膝关节超伸。就是膝关节超过了伸直的极限范围。髋关节和膝关节连接起来之后，膝关节和踝关节连接起来之后，形成的夹角大于 15 度。膝超伸从侧面看，小腿向后突出，显得比较粗，从正面看有些 "O" 型腿的特征。膝超伸主要是膝关节稳定性的问题，由于超过极限的活动范围，需要做一系列稳定性的训练。膝超伸本是膝关节正常的活动度，但是从站立方面来看，膝超伸是一种错误的承重方式。

二　导致膝超伸的因素

（1）韧带松弛：有些人可能先天韧带比较松，身体比较 "软"，因而更容易出现膝超伸的现象；

（2）关节活动度较大（任何关节活动度都异于常人），或天生韧带、肌肉张力，导致其关节活动度更大，从而容易出现膝超伸的情况。

三　膝超伸不良影响

（1）影响美观；

（2）膝关节松弛，造成膝关节疾病；

（3）沉重模式改变，引起连锁反应：例如当下肢关节排列不在正常位置的时候，会引起上肢关节排列也不在正常位置，影响上肢姿态的问题，这就是连锁反应。

四　膝超伸康复治疗

1. 股四头肌训练

受试者坐姿腿屈伸训练，调整适当的重量之后，每组 15—20 次，做 4 组。

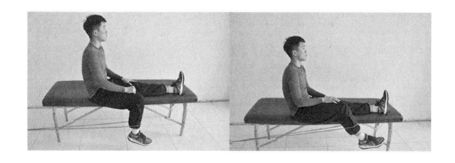

图 4 – 92　股四头肌训练示意

2. 股四头肌肌耐力训练

受试者 1/4 或者 1/2 静蹲做到力竭，3—5 分钟内，可以根据自身条件进行时间上的调整。

3. 下肢平衡稳定训练

受试者单腿支撑，另外一侧的腿屈髋屈膝 90 度做支撑。注意髋、膝关节保持在一条直线上。两侧交替做 5 分钟。

4. 投掷动作和接球动作训练

在下肢平衡稳定性训练中做投掷动作或接球动作，目的是为了使训练者无意识地稳定自己的关节。每次做 3—5 分钟。

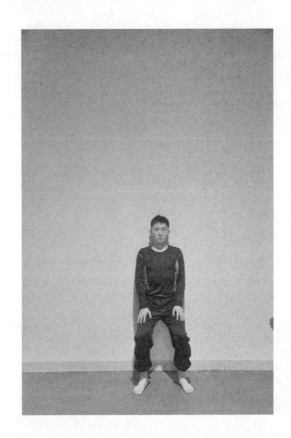

图 4 – 93 股四头肌肌耐力训练示意

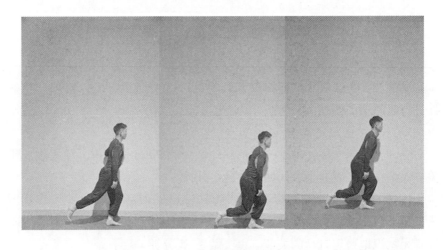

图 4 – 94 下肢平衡稳定训练示意

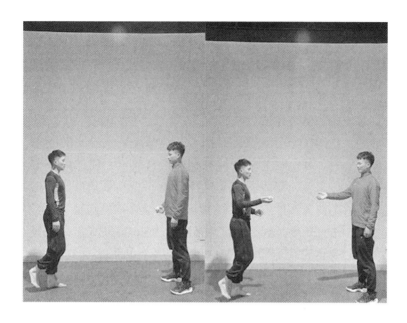

图 4 - 95　投掷动作和接球动作示意

5. 扎贴

通过贴扎肌内贴辅助姿势尽快恢复正常，此处胶带需贴成"X"型。

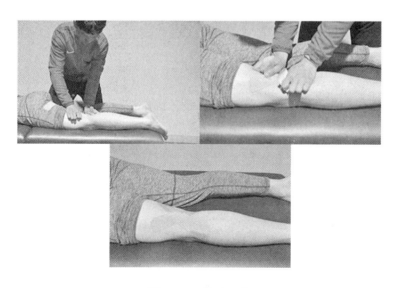

图 4 - 96　扎贴示意

第二十四节　不良姿态二十三——膝屈曲

一　膝屈曲的体态评估

膝屈曲，指膝关节处于微屈，髋、踝关节呈一条直线的姿态。而正常的人体姿态髋、膝、踝关节应保持在一条直线上，腿保持正直。膝屈曲的特点：一般来说，屈曲灵活性不少于60度，在平坦道路上正常步行基本无影响；屈曲灵活性不少于90度，穿脱鞋袜及慢跑基本无影响；屈曲灵活性不少于110度，对上下正常高度台阶基本无影响；屈曲灵活性不少于120度，蹲便基本无影响。屈曲角度的各个水平阶段，对日常生活有着不同程度的影响。

二　膝屈曲不良影响

（1）从美观角度看，显腿短。

（2）足踝前侧压力增大：膝关节屈曲之后，人体为了维持正常平衡，会把重心前移，脚趾抓地力量更强，长时间发力会导致脚趾蜷缩像鹰爪一样。

（3）股四头肌劳损：膝屈曲的状态下，股四头肌需要去维持人体平衡姿态，大多数力量都来自股四头肌，容易出现股四头肌劳损，导致膝盖疼痛。

三　膝屈曲康复治疗

1. 关节松动

受试者仰卧位，操作者一手在胫骨粗隆的位置向后按压，另一只手在小腿跟腱处向上抬。每组10—15次，做2—3组，切勿过量。

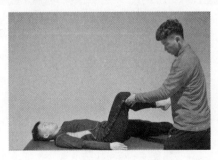

图4－97　关节松动示意

2. 肌肉松解

对受试者小腿肌肉进行放松：单侧腿做 3—5 分钟，主要足始终保持背曲状态。

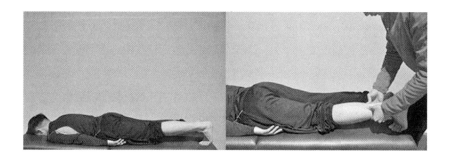

图 4 - 98　肌肉松解示意

3. 膝关节动态伸直训练

需要床或者凳子，受试者双手扶辅助物，维持身体稳定，重心在前侧腿上，后侧腿微屈微微伸展，单侧腿每组做 20 次，做 4 组。注意在训练中要保持身体稳定，身体呈一条直线。

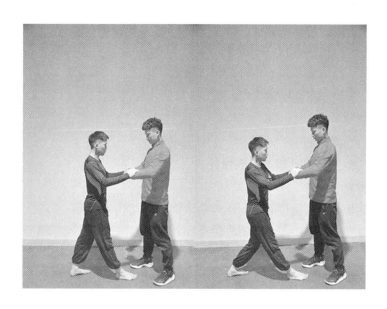

图 4 - 99　膝关节动态伸直训练示意

4. 膝关节伸展训练

受试者坐立位，将腿伸直之后使脚踝微屈到极限，保持腰背挺直双手放在大腿前侧，将膝关节从屈曲位静力伸展到伸直位，做 10 次。随后身体略向前倾，将动作重复 10 次，单侧腿保持 3—5 分钟。

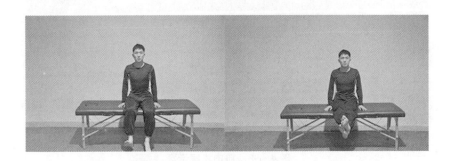

图 4 - 100　膝关节伸展训练示意

第二十五节　不良姿态二十四——足内翻

一　足内翻的体态评估

足内翻，指当受试者保持站立位，足踝承重时，从后侧观察，内踝比外踝高，踝关节与跟骨中点的连线垂直于地面，这种姿态称为足内翻。

二　足内翻不良影响

1. 影响美观

（1）走路时腿呈"O"型，影响美观；

（2）鞋子后跟外侧边缘磨损较快。

2. 脚踝扭伤

足踝形态在内翻位时，运动容易增加足踝扭伤的风险。

3. 诱发足跟疾病

（1）跟骨外侧受力过大，易造成足跟痛；

（2）跟腱炎、滑囊炎、足底筋膜炎都与足踝的功能和形态有很大关系，形态影响到功能，进而增加疾病的风险。

三 足内翻康复治疗

1. 对小腿后侧肌群进行松解

受试者准备一个泡沫轴，将小腿放上，轻抬臀部使身体和泡沫轴的接触压力逐渐增大，控制在自己承受疼痛范围之内，进行来回滚动。动作要领：注意屈起脚背，泡沫轴肌肉松解时间持续在5—8分钟。

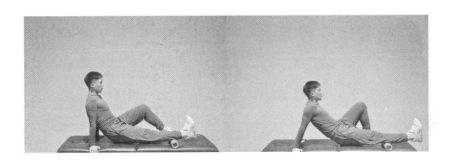

图4-101 小腿后侧肌群松解示意

2. 外翻肌群的训练

受试者在足踝位置拉一个弹力带，弹力带向内侧方向拉，同时用手扶住小腿，让受试者用脚做外翻动作，每组20次，重复4组。

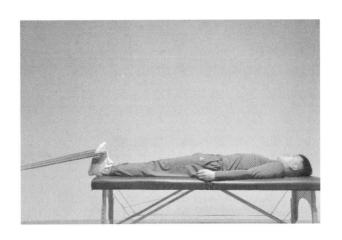

图4-102 外翻肌群训练示意

3. 坐姿外翻

受试者保持坐姿并在两膝之间夹着一个瑜伽砖，保持两小腿垂直于地面，试着让足踝做外翻动作，每组 20 次，重复 4 组。

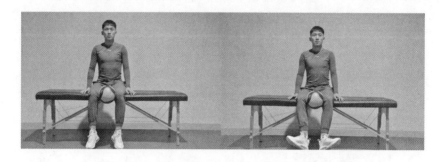

图 4 – 103 坐姿外翻示意

4. 肌贴

受试者使用肌贴从足踝的内侧起贴到外侧，给腓骨一侧的肌群增加被动支撑，有助于足踝部足跟的位置向外翻。

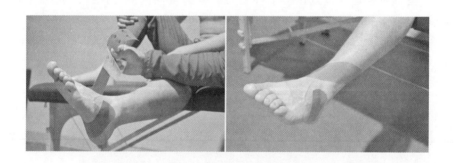

图 4 – 104 肌贴示意

第二十六节 不良姿态二十五——足外翻

一 足外翻的体态评估

足外翻，指从后侧观察，内踝高度比外踝高，踝关节和根骨中线的连线呈现倾斜状态，并没有垂直于地面，受试者两只脚向外翻时，跟腱会形成"八"字。

二　足外翻不良影响

1. 影响美观

（1）足外翻后，走路时脚抬不起来；

（2）对于个人而言，鞋子内侧边缘磨损特别严重。

2. 增加踝关节疾病的风险

跟骨向外翻时，内侧受力增大，跟骨和地面接触面积减小，导致后期会出现足底筋膜炎、根骨滑囊炎、跟腱炎等问题，进而增加足底、足跟周围疾病发生的概率。

3. 增加膝关节疾病风险

足外翻时，易引起足踝部旋前，导致足弓塌陷、筋骨和肱骨之间的相对旋转；足外翻人群容易引起膝内扣、X型腿、骨盆迁移等问题，引起连锁反应，例如：膝内扣、半月板损伤等。

4. 影响骨盆姿态

足外翻受试者，会引起骨盆前倾或骨盆前移。

三　足外翻康复治疗

1. 外翻肌群手法松解

操作者采用筋膜手法，四指在腓骨体外侧位置进行松解，由上端缓慢向下滑，该动作操作需重复4次。

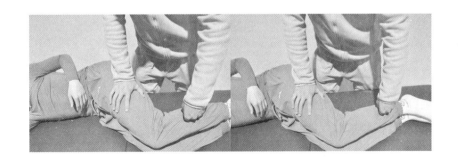

图4-105　外翻肌群手法松解示意

2. 内翻肌训练

受试者在足外侧固定弹力带，用手将腿固定，足踝做内翻动作。每组20次，做4组。

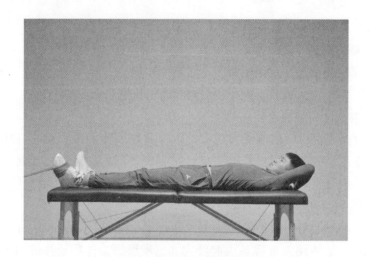

图4-106 内翻肌训练示意

3. 内翻步训练

受试者保持站姿后将足踝外侧接触地面，慢慢向前行进，向前走10步，后退10步为1组，做6—8组。

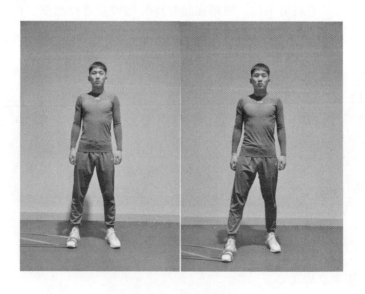

图4-107 内翻步训练示意

4. 贴扎

贴扎时操作者使用两个长胶带或者短胶带在足背位置由外侧向内贴，将足弓撑起，增加内翻能力。

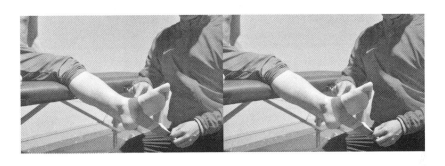

图 4-108　贴扎示意

第二十七节　不良姿态二十六——外八字脚

一　外八字脚的体态评估

外八字脚，指第二脚趾中线的延长线，与脚跟向前方的延长线夹角大于6.75度，称为"外八字脚"。超过20度，脚会外旋幅度很大，不美观。

二　导致外八字脚的因素

（1）先天遗传因素；

（2）没有掌握正确的跑步姿势和髋关节外旋等因素。

三　外八字脚康复治疗

1. 髋关节的外旋肌群松解

受试者使用泡沫轴对臀部后侧的肌肉进行松解（包括臀大肌、臀中肌以及臀小肌后侧）单侧时间控制在5分钟以内。

2. 内旋肌群训练

受试者侧卧位之后，保持脊柱在中立的位置，双膝之间夹瑜伽砖，脚向外抬，单侧保持动作，每组15次，做4组。

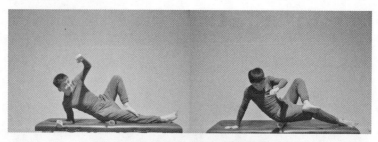

图4-109　髋关节的外旋肌群松解示意

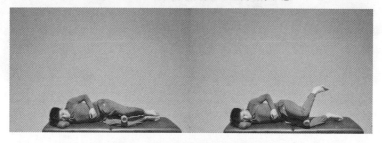

图4-110　内旋肌群训练示意

3. 步态练习

受试者在脚外侧固定一根弹力带，脚尖向前冲，向前走一步再回来，单侧每组20次，做4组。

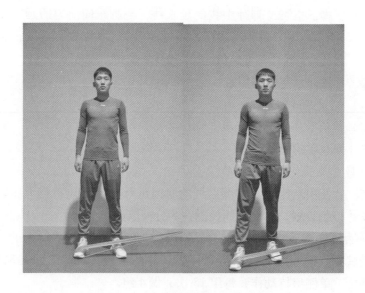

4-111　步态练习示意

第二十八节　不良姿态二十七——内八字脚

一　内八字脚的体态评估

内八字脚，指第二脚趾中线的延长线，与脚跟朝前方的延长线的夹角，称为足外偏角，正常为 6.75 度，小于 6.75 度，称为"内八字脚"。

二　内八字脚导致因素

髋关节内旋是造成内八字脚的常见原因。

三　内八字脚的不良影响

（1）导致步态异常；

（2）诱发关节损伤或关节疼痛。

四　内八字脚康复治疗

1. 股骨外侧松解

患者用泡沫轴对股骨外侧软组织进行松解，松解 5 分钟。

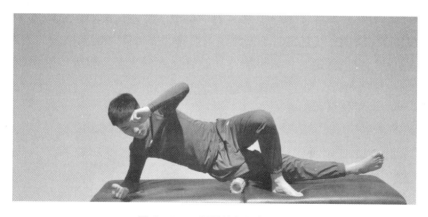

图 4 – 112　股骨外侧松解示意

2. 股骨外旋

患者侧卧位，保持脊柱中立位，双脚并拢两膝慢慢打开，保持平稳，单侧每组 15 次，做 4 组。

3. 内八字脚的训练

患者足踝前足位置拉上弹力带，弹力带拉向身体的内侧，同时保证微微外八的角度前后重复迈步。每组 20 次，两侧各 4 组。

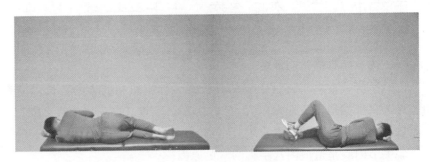

图 4 - 113　股骨外旋示意

第二十九节　不良姿态二十八——低足弓

一　低足弓的体态评估

操作者取受试者食指第一指节大小相仿的物体做参照，受试者保持站姿，身体放松，在足舟骨下端放入参照物，如果能将物体刚好放进去，则说明足弓为正常足弓；如果物体只能放进去一半或者很少，则说明足弓比正常足弓偏低，也称为低足弓。

二　低足弓导致因素

（1）遗传因素；

（2）肢体性疾病。

三　低足弓不良影响

1. 足踝部缓冲变差

足底疼痛受压变大，会产生足底筋膜炎、跟腱炎等情况。

2. 下肢平衡稳定性变差

低足弓导致肌肉弹性发生变化，长度与张力发生变化，关节位置发生变化。本体感知能力不强，导致下肢平衡性变差。

3. 足踝以及下背部疼痛

四　低足弓康复治疗

低足弓分为结构性与功能性两种，结构性可能为遗传或疾病导致，是无法改善的。判定方法：医院 X 光片，检查骨骼形态是否发生变化。如果结构性低足弓问题严重，则可通过手术来解决。

1. 足弓支撑气垫

物理支撑，会使关节长时间处于制动状态，有助于关节软组织回到正常的位置上。

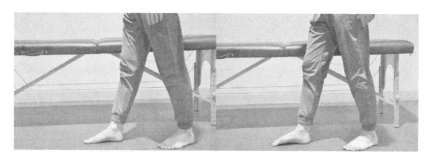

图 4－114　足弓支撑气垫示意

2. 胫骨前肌训练

受试者保持仰卧位，在脚上固定弹力带，在脚的下方的外侧拉，同时脚要做背曲内翻的动作，来训练胫骨前肌肉，每组 10 次，做 4 组。

3. 胫骨后肌训练

在受试者脚上固定弹力带，向脚的上外侧拉，同时受试者做脚趾曲内翻的动作，每组 10 次，做 4 组。

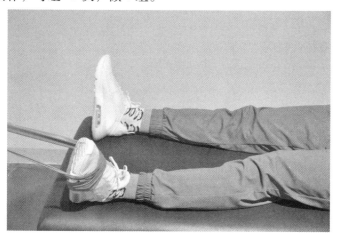

图 4－115　胫骨后肌训练示意

4. 本体感知训练

受试者站姿位，感受到足踝的沉重，同时尝试用第一趾骨去压地板。随后，使足弓撑起，提拉足弓增加本体的平衡、稳定性，每组 40 次，做 3 组。

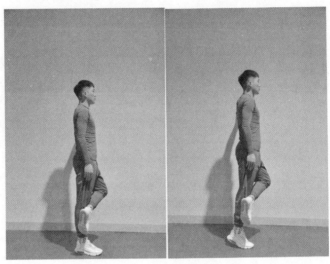

图 4-116　本体感知训练示意

5. 贴扎

操作者从足踝内侧作为起始点进行贴扎，绕过足底到内踝的前侧，一直缠到小腿的位置进行固定。

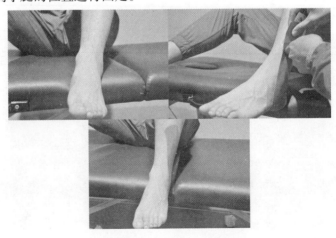

图 4-117　贴扎示意

第三十节　不良姿态二十九——高足弓

一　高足弓的体态评估

操作者取受试者食指第一指节大小相仿的物体做参照，使受试者身体站立放松，此时在足舟骨下端放入参照物体。倘若物体恰好能放进去，则说明足弓为正常足弓；假如参照物放入后剩余空间很大，则说明受试者足弓比正常足弓要高，被称为高足弓。

二　高足弓导致因素

（1）遗传因素；

（2）机体对运动的适应性改变。

三　高足弓不良影响

（1）足跟疼痛；

（2）脚踝扭伤；

（3）跗骨关节炎，高足弓导致关节压力增大，从而导致跗骨关节炎的病变概率增加。

四　高足弓康复治疗

1. 泡沫轴针对小腿肌群做筋膜放松

受试者将泡沫轴置于小腿后侧，用自身体重撑起，臀部离开地面，保证足踝部始终处于背曲状态，来回滚动，松解 5 分钟。

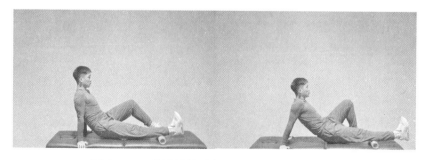

图 4 - 118　泡沫轴针对小腿肌群做筋膜放松示意

2. 脚底松解

受试者准备高尔夫球或网球在脚底，来回慢慢滚动，放松脚底肌肉，时间控制在 5 分钟以内。

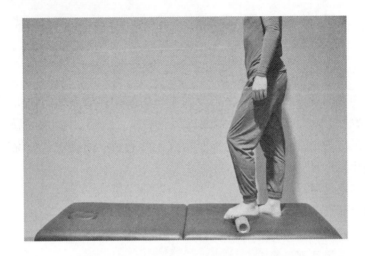

图 4 – 119 脚底松解示意

3. 外翻贴扎

操作者从中足的背侧贴起，绕过内踝从内侧绕过足底，到外踝位置，缠绕到小腿上。需要用较长的肌效贴。

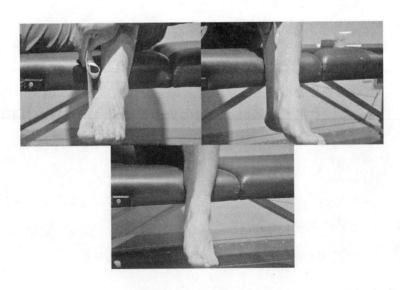

图 4 – 120 外翻贴扎示意

第五章 上肢常见运动损伤的处理

第一节 颈椎关节慢性不稳

一 颈椎关节慢性不稳的定义

颈椎关节慢性不稳，指颈椎在生理载荷下不能维持椎体间的正常解剖位置而出现异常或者过度活动，是临床上常见的疾病，主要表现为颈椎向前、向后或者向侧方发生滑移。颈椎不稳根据发生的部位不同可分为上颈椎不稳和下颈椎不稳两大类，前者主要表现为侧方不稳和轴向旋转不稳，而后者则以前屈、后伸不稳较为常见。

二 颈椎关节慢性不稳的原因

1. 颈椎退变

（1）颈椎间盘退变、关节囊及韧带松弛，导致颈椎活动阶段刚性下降、活动度增大，以致在生理载荷下即可产生过度活动或异常活动。

（2）睡眠姿势的不良主要原因就是枕头过高或过低。长期的不良睡姿可以导致椎间盘退变。同时也会引起进一步肌肉及韧带的受力不均，加速老化。

2. 颈部外伤

3. 慢性劳损

（1）日常的不良生活习惯。长时间的低头玩手机、打麻将、打扑克、看电视都会导致颈椎长时间处于屈曲状态，引起颈后肌肉韧带的超负荷，最终引起劳损。

（2）平时工作不良姿势。主要是指伏案工作者、写作者、雕刻、刺绣等需要长期低头工作的人群。因为长期低头，也必然引起椎间盘的压力过大，加速椎间盘和颈部肌肉韧带的老化。

三　颈椎关节慢性不稳的症状

（1）心慌、胸闷、心前区疼痛；

（2）血压不稳；

（3）头晕、头沉、失眠；

（4）视力下降，眼胀痛、怕光、爱流泪；

（5）耳鸣及听力减退；

（6）吞咽困难、恶心、呕吐、声音嘶哑、干咳；

（7）手麻、肌肉萎缩；

（8）脚软无力、不能走直线、有踩棉花感。

四　颈椎关节慢性不稳的康复治疗

1. 急性期

（1）仰头望掌。

受试者双手上举过头，掌心向上，头尽量往后仰，仰视手背。注意事项：手臂尽量伸直向上，否则达不到效果。目的是舒缓肩颈部肌肉，促进血液循环。

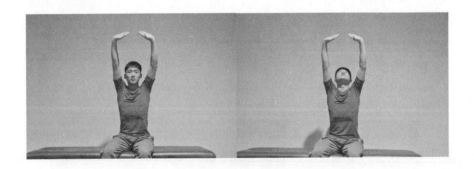

图 5 - 1　仰头望掌示意

（2）旋肩疏颈。

受试者双手手心向下搭肩，由后往前旋转，再由前往后，各 30 次。注意事项：运动时颈部肌肉一定要放松，舒适为度。目的是活动颈椎关节和肩关节，保持关节的灵活度，缓解肌肉痉挛和疼痛。

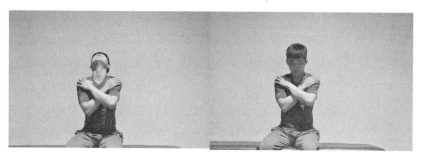

图 5 - 2　旋肩疏颈示意

（3）头颈相抗。

受试者两手交叉贴于颈部，头向后仰，手向前使力，形成相抗效果。注意事项：动作宜缓慢协调，切勿盲目追求速度与力度。目的是增强肌肉韧性，使颈后肌肉力量得到加强。

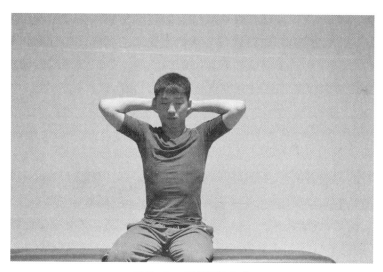

图 5 - 3　头颈相抗示意

（4）左右伸展。

受试者头部缓缓向左肩倾斜 5 秒，返回中位，再向右肩倾斜 5 秒，返回中位。注意事项：双肩、颈部要尽量放松，动作以慢而稳为佳，切忌用力过猛。目的是促进颈椎血液循环、恢复关节、肌肉弹性。

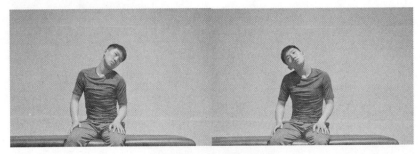

图5-4　左右伸展示意

（5）前俯后仰。

受试者双手叉腰，先低头使下颌向前胸靠近，后抬头后仰。注意事项：动作宜缓慢协调，不可盲目追求速度与力度。目的是增强颈肌肌力，维系颈部软组织的自然弹性。

（6）颈深屈肌的激活。

颈深屈肌是由颈长肌、头长肌、头前直肌和头外侧直肌所组成。它与颈椎稳定至关重要，如果损伤会导致上交叉的姿势，还会引起头部的定向能力。受试者站姿靠墙后缩头，略微点头，类似双下巴的动作，可以向后抵抗墙面。每次保持6秒，每组6个，做3组。

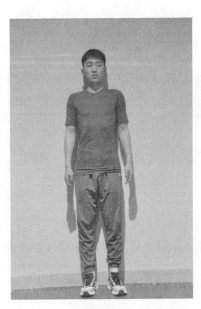

图5-5　颈深屈肌的激活示意

（7）颈伸肌激活。

受试者采取跪姿，以给颈椎流出足够的活动空间。分别以上和下颈椎为轴，做颈部向后的伸展动作。每组做 10 次，动作缓慢，做 3 组。

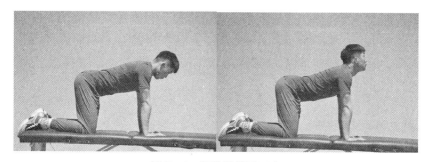

图 5－6　颈伸肌激活示意

2. 恢复期

（1）抗阻训练。

受试者双手交叉放置前额向后用力，头向前相对用力，做静力对抗运动，头保持在中立位，坚持 20 秒放松，反复做 10—20 次；双手交叉放置头后面向前用力，头向后相对用力，做对抗运动，头保持在中立位，坚持 20 秒放松，反复做 10—20 次。

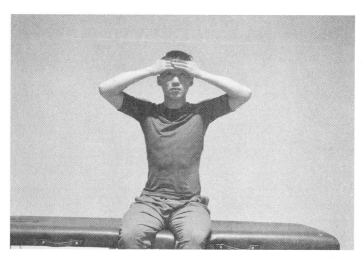

图 5－7　抗阻训练示意

受试者单手放置头的一侧用力推，头相对用力做对抗运动，头保持在中立位，坚持 20 秒放松，反复做 10—20 次。

（2）伸缩下巴。

正常情况下，人体颈椎处的生理前倾角度为 30—40 度，如果坐姿不正，头部会慢慢前伸，造成颈部不适，诱发慢性头痛、肩痛等。受试者取站姿或坐姿，挺胸抬头，目视前方，尽量使后脑勺和肩膀在同一个水平面上；用右手托住下巴，轻轻将头部向后推；推几次后可以适当放松，并慢慢做上下点头的动作。

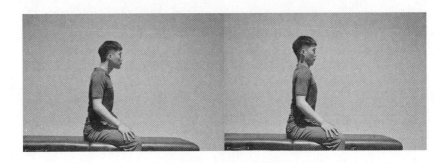

图 5 - 8　伸缩下巴示意

（3）扩胸运动。

受试者坐立时耸肩弓背对腰部产生的压力很大，易诱发腰痛。可以每隔 30 分钟做一次扩胸运动，能有效缓解腰部疲劳。直视前方，后背挺直，两手在背后交叉；然后将两臂向后伸直，慢慢向上抬起，同时胸部用力向前顶，腰部向后弯曲。

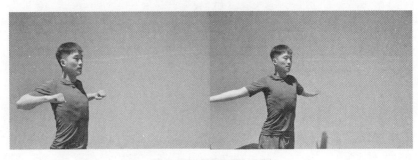

图 5 - 9　扩胸运动示意

（4）猫背运动。

受试者坐姿位，身体前倾，两手握住脚踝；然后将两腿尽量前伸，有意识地去拉伸背部，可以缓解背部的僵硬酸痛。

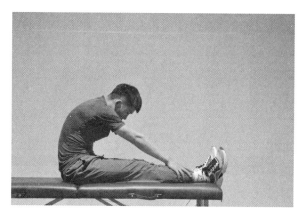

图 5 – 10　猫背运动示意

3. 功能期

（1）弹力带抗阻静态练习。

弹力带静态抗阻分别练习颈椎后侧、颈椎左右两侧的肌力。每次保持 3—6 秒，每组 6—10 次，练习 2—3 组，组间休息 30 秒至 1 分钟。

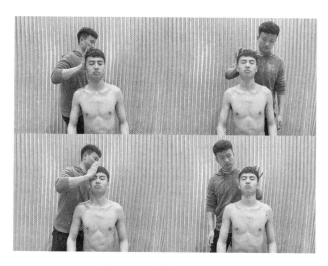

图 5 – 11　静态练习示意

（2）颈椎伸展夹背练习。

在站姿下，后伸胳膊用力夹背，同时缓慢仰头到极限。会感觉到颈椎后侧和两侧肩胛骨向中间有明显挤压的感觉。保持3—5秒，每组6次，做2—3组。

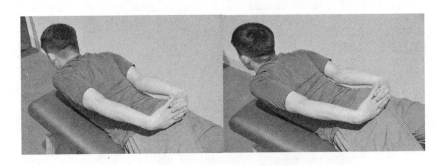

图 5 - 12　颈椎伸展夹背练习示意

（3）动态练习颈椎。

动态练习颈椎有六个动作模式：仰头、低头、左右侧屈、左右旋转。

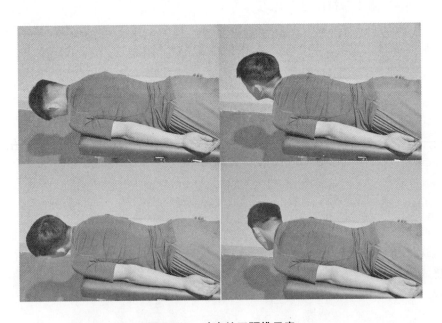

图 5 - 13　动态练习颈椎示意

第二节　颈椎肌肉劳损

一　颈椎肌肉劳损的定义

颈椎肌肉劳损，指长期不良姿势所引起的颈椎紊乱压迫神经，长时间保持一个姿势不变所引起的颈椎肌肉劳损和椎关节紊乱。姿态挺拔时，椎骨之间是面与面的接触，受力得到分散，不易损伤；而脊柱弯曲时，椎骨间的接触面变小，受力趋于集中，甚至集中到一个点，压力迅速增大，这样很容易损伤椎骨。而高跟鞋使人的重心过度前移，必然造成骨盆前倾，脊柱弯曲增大，腰椎和颈椎受力集中，容易形成损伤，这种损伤的积累最终将导致颈椎病的发生。

二　颈椎肌肉劳损的原因

（1）脊柱的弯曲过大，因为脊柱是由多个椎骨连接而成的，两个椎骨的接触面近乎为平面。

（2）长时间保持一个姿势不变所引起。该症状的出现主要是由于劳动或工作时姿势不正确，使肌肉韧带、关节囊等软组织长期处于紧张状态。长期的超负荷搬、提、扛、抬等活动，还可能与个体解剖结构上的差异、体质、内分泌等因素有关，少数人由于肩部、颈部软组织急性损伤后，未能彻底治愈而出现缓发症状。

三　颈椎肌肉劳损的症状

（1）早期主要表现有颈、肩、背麻木、胀痛及沉重感，活动欠灵活，休息后减轻，劳累时加重，少数与气候冷热变化有关，极易与骨质增生病混淆。

（2）颈项部或上背部有疼痛，僵硬，紧缩感。

（3）通常在 X 线片中轻中度的颈椎劳损，受试者一般没有什么特别的改变，只有中重度颈椎劳损的受试者拍片后才会有异常。正常的颈椎前凸可能消失，同时颈椎变直甚至反曲，侧位片能够很好地显示正常椎体解剖排列形态的异常，严重的颈部畸形可以引起颈椎侧向一方进行偏斜。损伤的肌肉多位于斜方肌的上部，肩胛提肌、大小菱形肌、颈长肌等，多数受试者为双侧起病。

四 颈椎肌肉劳损的康复治疗

1. 急性期

（1）热敷。

热敷能促进局部血液循环，缓解局部肌肉痉挛，对颈痛、颈肌痉挛、颈后肌痉挛、颈后肌群松弛等均有一定疗效。但热敷不能根治，可配合其他疗法治疗。

（2）斜角肌拉伸。

拉伸侧手握住同侧板凳；对侧手越过头部放于患侧耳朵前后，将头颈向对侧侧屈（中斜角肌）/将头颈向对侧侧屈、后伸、同侧旋转（前斜角肌）/将头颈向对侧侧屈、前屈、对侧旋转（后斜角肌）；呼气时拉伸，力度适中，力度方向朝向对侧侧上方，每次3组，每组10—15秒。

（3）枕后肌群放松。

受试者仰卧位或者站立位，放置于颈后一个筋膜球进行来回滚压进行放松。

2. 康复期

（1）颈部操：颈部画"米"字操、"潘斯特颈部放松操""其他颈部放松操"等，通过不同角度和反向的运动、按摩和牵拉来达到减轻症状的效果。

（2）颈部肌肉松解：

a. 手法松解：受试者利用自己的手掌手指使用提捏、按压等方式松解颈部肌肉群，达到减轻症状的效果，每次20分钟，每天一次。

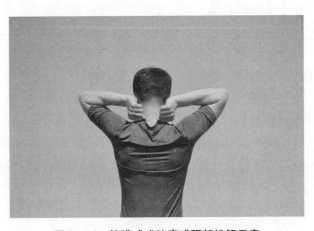

图5-14 筋膜球或按摩球颈部松解示意

　　b. 筋膜球或按摩球颈部松解：受试者站立位或者仰卧位，将筋膜球或按摩球或网球置于颈后肌肉处，通过自身头部负荷的力量进行按压和滚动，每天3—5次，每次持续30秒。

　　（3）颈部肌肉拉伸。

　　a. 颈部肌群一般拉伸：受试者根据颈椎的活动方向前屈、后伸、侧屈、旋转分别做颈部肌肉拉伸，每个动作要保持20—30秒，每次1—2组，组间休息20—30秒，每天1—2次。

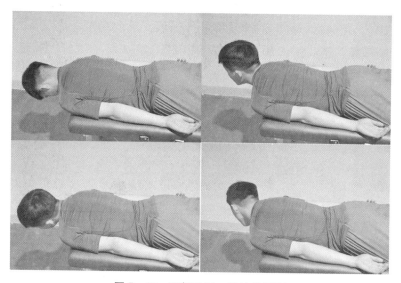

图5-15　颈部肌群一般拉伸示意

　　b. 颈部肌群精准拉伸：受试者根据颈部肌肉群的分部情况，分别牵拉肩胛提肌、斜方肌、头夹肌等肌肉拉伸，每个动作拉伸至终末端要保持20—30秒，每次1—2组，组间休息30秒—1分钟，每天做1—2次。

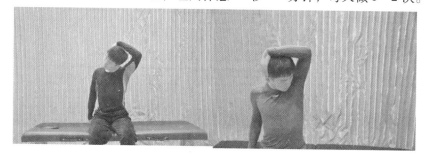

图5-16　颈部肌群精准拉伸示意

3. 功能期

（1）颈部肌肉训练。

a. 颈部深层肌肉激活：受试者使用自我负重、小瑜伽球或 SET 悬吊技术等激活颈部的深层肌肉群，激活被代偿肌肉，提高受试者颈椎的深层肌群稳定性，每个动作要保持 15—20 秒，每次 3—5 组，组间休息 1 分钟，每天 2—3 次。

b. 颈部肌肉力量及稳定性训练：受试者针对颈部薄弱肌肉群和深层肌肉群进行自我抗阻（也可用弹力带施加阻力或 SET 悬吊训练），做颈屈伸、旋转、颈侧屈等抗阻训练及稳定性训练，每个动作维持 10—15 秒，每次 1—2 组，组间休息 30 秒—1 分钟，每天 1—2 次。

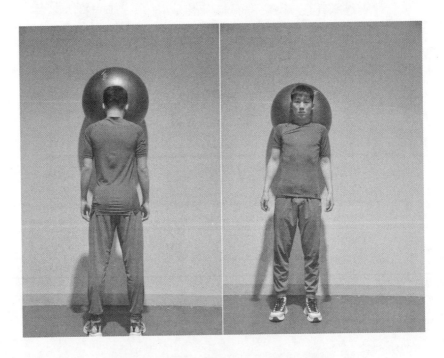

图 5-17　颈部肌肉力量及稳定性训练示意

（2）靠墙站立训练。

受试者后背、后脑勺以及臀部都靠到墙上去，同时脚后跟，距离墙壁是 5—10 厘米；面部是垂直于地面的，下巴保持平行地面，同时两个肩胛骨的后面，去找贴墙的感觉，脑海中想象有一根绳子在头顶往上拉。

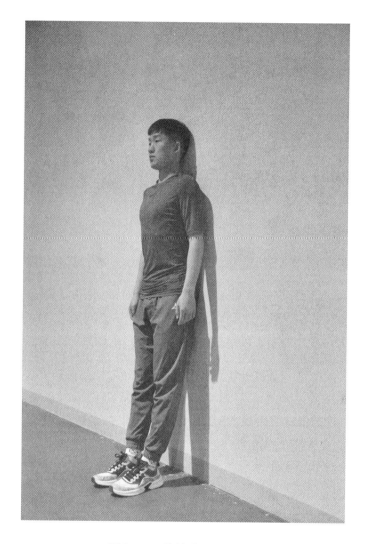

图 5 - 18　靠墙站立训练示意

（3）眼球训练。

受试者在与眼睛同高的墙壁上，画一个实心的圆点，大小和拇指粗细不多。眼睛距离这个圆点，是 1 米的距离；左右来回转动头部，同时眼睛盯着这个圆点不离开；向左向右转动的幅度不能超过 30 度。一定记住是水平方向的转动，不是随便地转，每天做 3 次，每次做 2—3 分钟。

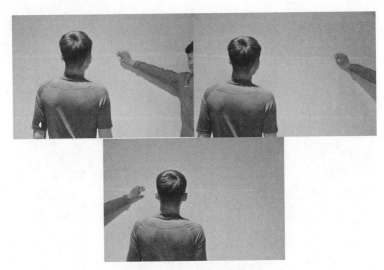

图 5 – 19　眼球训练示意

第三节　肩关节常见损伤评估

一　0 度外展抗阻实验

体位：自然站立。

方法：受试者双上肢自然垂于体侧，操作者握住受试者的手腕，令其完成0—15度的外展，操作者同时给予一个阻力，出现疼痛则为冈上肌损伤。

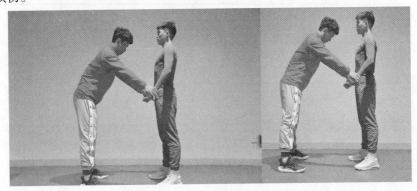

图 5 – 20　0 度外展抗阻实验示意

注意：无须过多抬肩，排除肩峰下撞击引起的疼痛。

二　落臂试验

操作者将受试者肩关节外展至 90 度以上，令受试者保持姿态，患肩不能保持位置，出现无力坠落为阳性。该试验对诊断冈上肌损伤具有高度的特异性，但阳性率不高，多见于冈上肌完全撕裂情况。

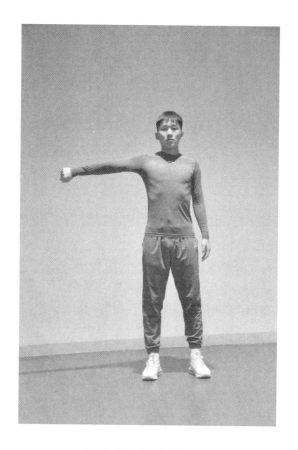

图 5 - 21　落臂试验示意

三　冈下肌小圆肌损伤评估

体位：站立位。

方法：受试者肩臂部处于中立位，令其肩关节外旋 45 度，同时操作者对受试者手背施加压力，命令受试者对抗，疼痛或力量减弱为阳性。

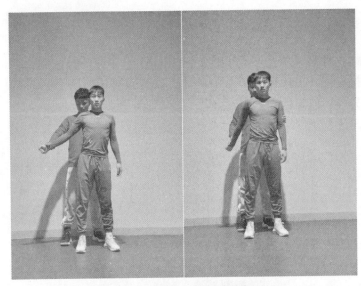

图 5 – 22　冈下肌小圆肌损伤评估示意

四　肩胛下肌损伤评估

体位：站位或坐位。

方法：操作者将受试者手放于背后，掌心向后上，令其将手臂远离背部。必要时可适当给予阻力，不能远离或撤去外力后无法维持此位置，而贴于躯干的，提示肩胛下肌损伤。

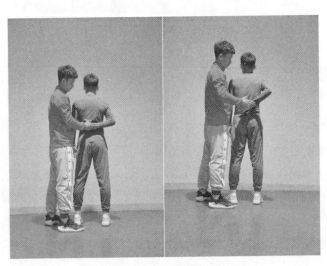

图 5 – 23　肩胛下肌损伤评估示意

五　内尔（Neer）实验

体位：站立位或坐位。

方法：令受试者肩关节极度内旋，肩胛骨平面前屈举，当出现疼痛时，将肩外旋继续上抬，疼痛减轻或消失。

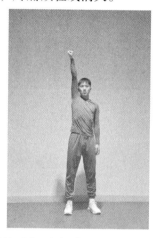

图5－24　内尔（Neer）实验示意

提示：肩峰撞击、肩袖撕裂、肱二头肌长头病变。

六　锁下关节撞击

体位：坐位或站立位。

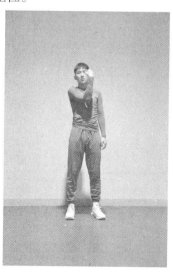

图5－25　锁下关节撞击示意

方法：受试者上肢前屈90度，肘关节屈，肩关节内收，小臂相对侧肩，如有疼痛则有可能属于肩锁下关节撞击。

七 盂唇损伤评估

体位：站立位。

方法：受试者肩关节外展90度，肘关节屈曲90度，操作者一只手固定上臂，另一只手在肘关节近端施以轴向挤压力，此时若能感觉到撕裂的上方盂唇出现弹响或引出肩关节的疼痛则为阳性。

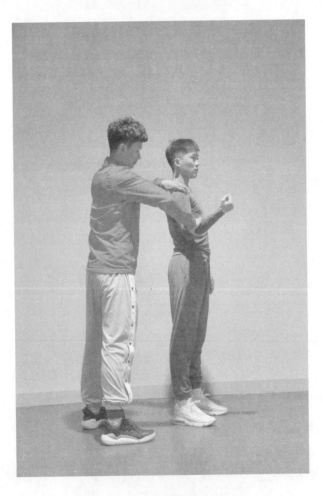

图5-26 盂唇损伤评估示意

第四节　冻结肩

一　冻结肩的定义

冻结肩，指肩部逐渐产生疼痛并逐渐加重，肩关节活动功能受限而且日益加重的肩关节囊及其周围韧带、肌腱和滑囊的慢性特异性炎症，即老百姓常说的肩周炎，主要表现为不明原因的肩痛和活动障碍；根据美国肩肘外科医师学会的定义，该病是一类引起盂肱关节僵硬的粘连性关节囊炎，表现为肩关节周围疼痛，夜间加重，肩关节各个方向主动和被动活动度降低，且进行性加重，造成肩关节活动受限。

二　引发冻结肩的原因

（1）长期过度活动、姿势不良等所产生的慢性损伤；

（2）上肢外伤后肩部固定过久，肩周组织继发萎缩、粘连；

（3）肩部急性挫伤、牵拉伤后治疗不当、肩部关节手术等；

（4）颈椎病及心、肺、胆道疾病发生的肩部牵涉痛；

（5）长期不愈会导致肩部肌持续性痉挛、缺血；

（6）长期缺乏活动导致关节僵硬，因天气变化受凉，经常提拉重物，患糖尿病、甲状腺疾病、脑卒中该病常见诱发因素。

三　冻结肩症状

一般可分为急性期、慢性期和恢复（缓解）期三个阶段。冻结肩起病急，疼痛剧烈，肩部肌肉保护性痉挛，致肩关节活动受限。急性期一般持续2—3周之后进入慢性期。但多数患炎症、粘连等病变逐渐吸收，疼痛逐渐减退，活动功能逐渐恢复，病程一般要持续1—2年。

四　冻结肩的康复治疗

1. 急性期

（1）伸指、握拳练习：患者用力张开手掌保持2秒，然后以最大的力量握拳，保持2秒，放松后重复，每小时练5—10分钟。

（2）腕关节的主动屈伸练习：每组30次，每天3—4组。

（3）肱三头肌等长收缩练习：每组30次，每天3—4组。

（4）耸肩练习：患者耸肩至可耐受的最大力量，保持2秒，放松后重复，每组30次，每天3—4组。

2. 恢复期

（1）爬墙运动。

患者面对墙壁，用双手或单手沿墙壁缓慢向上爬动，使上肢尽量高举，然后再缓缓向下回到原处，反复 10 次为 1 组，共做 4 组。

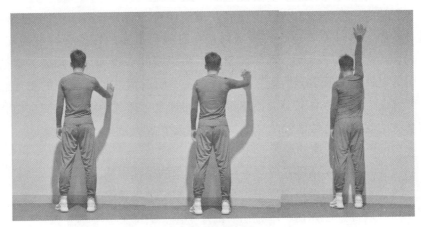

图 5 - 27　爬墙运动示意

（2）跪姿拉伸。

患者双手双膝跪在地上或瑜伽垫上，膝关节弯曲使臀部贴近脚后跟，双手位置保持不变，使肩关节在躯干带动下尽量前屈上举，该动作重复 5—10 次，共做 4 组。

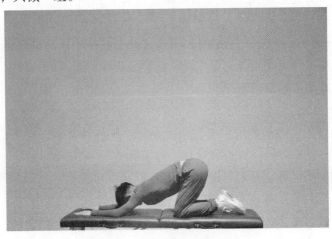

图 5 - 28　跪姿拉伸示意

（3）仰卧抬臂。

患者仰卧位，平躺在瑜伽垫上；双手十指扣紧用力向上抬起超过头顶，注意背不能弓起，一组20次，共4组。

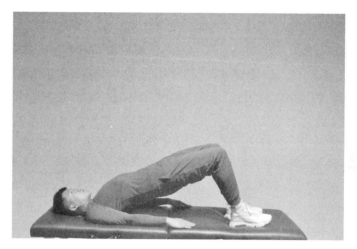

图 5 − 29　仰卧抬臂示意

（4）手臂对侧拉伸。

将患侧手臂尽量搭在对侧的肩膀上，然后用对侧的手扶住患侧的肘部，帮助推向对侧肩膀一组为30秒，做4组。

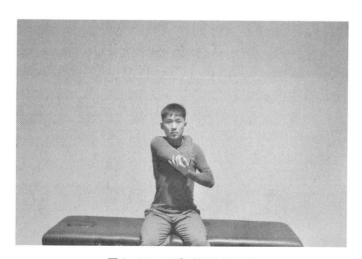

图 5 − 30　手臂对侧拉伸示意

（5）弹力带牵拉练习。

患者站立位，将弹力带绑在器械上，患者手心朝内，手掌握住弹力带做内收牵拉练习一组20次，共3组。或者患者握住弹力带，另外一个人向外牵拉进行练习。

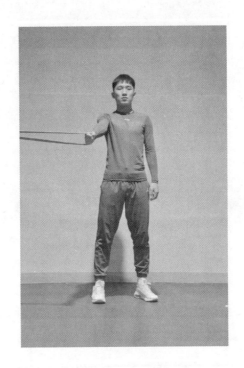

图 5 – 31　牵拉弹力带练习示意

3. 功能期

（1）颈后臂屈伸。

选择合适配重的哑铃，患者身体端正坐在椅子上，保持腰背挺直，双手在脑袋后侧托住哑铃，使肱三头肌发力将哑铃向上抬起，注意不要将胳膊完全伸直。哑铃从小重量5千克开始，每组10次，做3组。

（2）俯身收肩。

患者三角肌发力带动手臂将哑铃提至手臂与肩同高，大臂与肩成一条直线，感受顶峰收缩，然后缓缓下落至起始位置，注意全程身体不要摇晃。从5千克哑铃开始，每组10次，做3组。

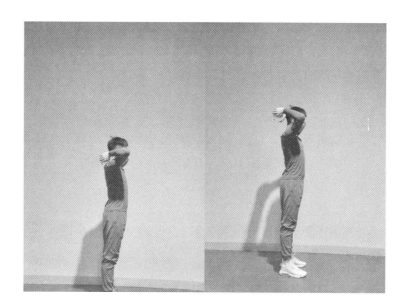

图 5 – 32　颈后臂屈伸示意

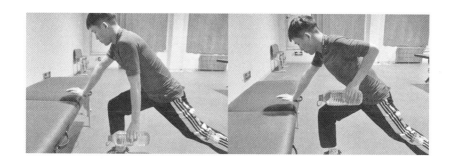

图 5 – 33　俯身收肩

（3）冈下肌和小圆肌的训练。

患者肘关节贴紧躯干（很重要，否则练不到），做肩关节的外旋，每组 15—20 个，做 3 组。注意要保持身体的固定，不要用躯干的旋转。另外阻力不宜过大，否则会出现代偿现象。

（4）冈上肌训练。

患者站姿，弹力带放在脚下，两侧手握住弹力带，掌心朝下，手臂慢慢外举到肩部高度，移动手臂位置到不同角度找到舒适的区域。

（5）肩胛下肌训练。

患者肘关节贴紧躯干（很重要，否则练不到目标肌肉），做肩关节的内旋，每组 15—20 个，做 3 组。注意要保持身体的固定，避免躯干的旋转。另外阻力不宜过大，否则会出现代偿。

（6）前锯肌训练。

前锯肌是拉着肩胛骨紧贴胸廓的唯一肌肉，其稳定肩胛骨的内侧缘和下角，防止肩胛骨内收（翼状肩胛）和前倾。患者将弹力带放到肩胛骨后方，用肩胛骨的前伸带动上肢。每组 15 个，做 3 组。另外阻力不宜过大，否则会出现代偿。

（7）YWTL 训练。

激活背部的菱形肌、斜方肌等肌群，可以与前锯肌协同保持肩胛骨的稳定性。

第五节　肩峰下撞击

一　肩峰下撞击的定义

肩峰下撞击综合征，指肩部前屈、外展时，肱骨大结节与喙肩弓反复撞击，导致肩峰下滑囊炎症、肩袖组织退变，甚至撕裂，引起肩部疼痛、活动障碍，是对单独的或混合多样因素引起的肩前方或前外上方疼痛的总称。

二　引发肩峰下撞击的原因

（1）结构性改变：就比如说正常人肩峰下有 1 厘米的距离，由于先天性骨骼生长的原因，他的肩峰比较"矮"，可能只有 0.6 厘米的空隙。或者是形成骨赘，或者是肩峰下的软组织肿胀，这些都可以通过影像学去诊断，保守治疗的效果较差。

（2）功能性改变：有的肌肉力量过大，有的小肌群平时忽视训练，导致力量过小。有的肌肉柔韧性好，有的肌肉柔韧性差，就会影响正常的活动轨迹。这些功能性改变是可以通过训练自己调整的。

三　肩峰下撞击症状

其主要表现为肩部疼痛和活动受限，疼痛通常以肩峰周围为主，有时可放射至三角肌止点区域，尤其是在肩关节外展到 60—120 度时疼痛最明显，部分受试者会出现夜间痛，侧卧压迫患肩时疼痛加重的情况。

四 肩峰下撞击的康复治疗

1. 急性期

（1）对抗肩内旋（休息/中立位）。

从靠近腹部的地方开始，患者牵伸弹力带远离腹部，然后缓慢返回原位。也可以在腋下放置毛巾（保持舒适并防止关节外展），从外旋位开始向腹部移动，然后缓慢复位，在腋下放置毛巾保持舒适并防止关节外展。

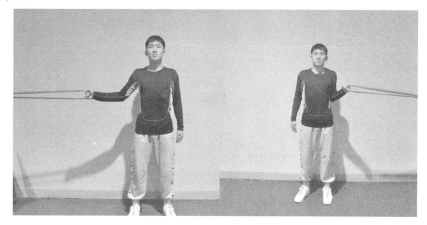

图 5-34 对抗肩内旋（休息/中立位）示意

（2）对抗肩外旋（休息/中立位）。

从靠近腹部的地方开始，患者牵伸弹力带远离腹部，然后缓慢返回原位。可以在腋下放置毛巾（保持舒适并防止关节外展），从外旋位开始向腹部移动，然后缓慢复位。

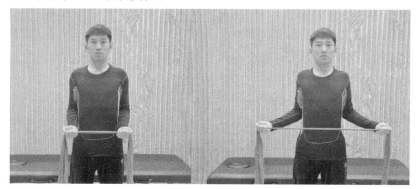

图 5-35 对抗肩外旋（休息/中立位）示意

（3）对抗肩后伸训练。

患者上臂前屈 45 度左右开始，握紧弹力带后伸，并保持肘关节的屈曲。

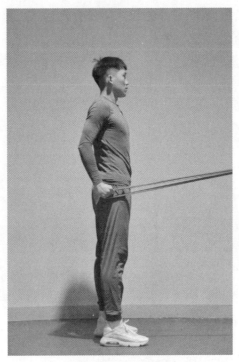

图 5 - 36　对抗肩后伸训练示意

2. 恢复期

（1）肩外展肩胛平面（0—90 度）。

患者站立位，脚踩弹力带一端，同侧手握弹力带另一端，拇指朝上，前举到肩膀水平 90 度。注意保持在肩胛平面，介于正前和身体侧方，至水平面外展约 30 度，缓慢回位后重复。

（2）肩前屈（0—90 度）。

患者站立位，脚踩弹力带一端，同侧手握弹力带另一端，拇指朝上前举到肩膀水平 90 度，注意保持向正前方，缓慢回位后重复。

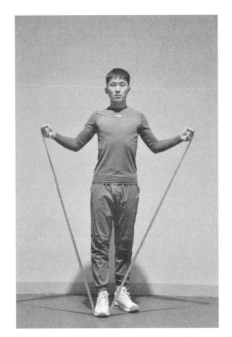

图 5 – 37　肩外展肩胛平面（0—90 度）示意

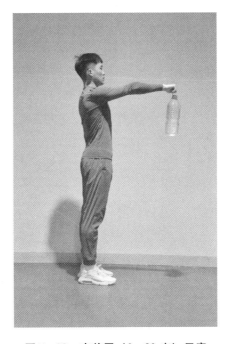

图 5 – 38　肩前屈（0—90 度）示意

（3）外展位肩外旋训练（45—90度）。

患者站立位，上臂置于水平面同肩高度或略低位，保持肘关节屈90度。手握弹力带外旋45—90度，缓慢回位并重复。

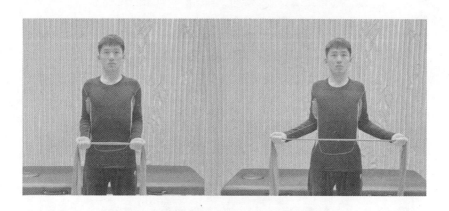

图5-39　外展位肩外旋训练（45—90度）示意

（4）肩内旋训练（45—90度）。

患者站立位，上臂置于水平面同肩高度或略低位，保持肘关节屈90度。手握弹力带内旋45—90度，缓慢回位并重复。

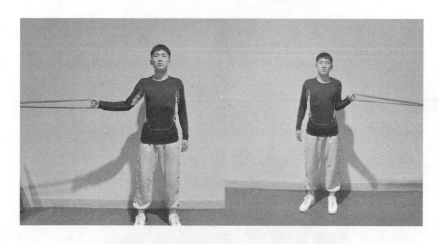

图5-40　肩内旋训练（45度—90度）示意

3. 功能期

（1）肩袖肌群训练（YTWL）。

患者双脚分开，自然开立，膝关节微曲，并且控制膝关节的位置不要前移。大幅度屈髋，身体前倾，前倾的角度因人而异。全程保持挺胸，收腹，立腰。

Y：身体正直，两手臂呈 Y 型打开。

T：将手臂放在身体两侧，双手放直，然后收缩肩胛骨，带动背部肌肉向中间夹紧，手抬离地面，在尽量往上抬的同时要保持肩胛完全收紧。

W：这个动作可以增强肩袖肌群的力量。将双手放置在与肩同高的位置，先收紧肩胛骨，然后再把手向后抬，尽量抬高。

L：保持手肘尽量夹紧身体，肩胛骨向内夹紧，再努力将大拇指往后抬高，感受到肩外旋肌群的燃烧。

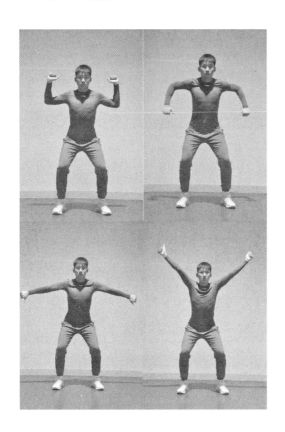

图 5 - 41　肩袖肌群训练（YTWL）示意

（2）前锯肌训练：俯卧撑的末端撑起。

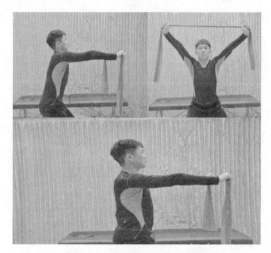

图 5 –42 前锯肌训练示意

（3）肩关节自我松动。

患者拿弹力带抓在手上，肩部放松由弹力带的拉力自然下拉，打开肩峰下间隙，保持 1 分钟，切勿暴力。

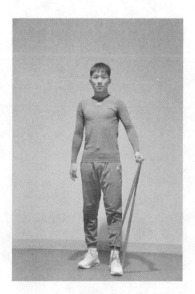

图 5 –43 肩关节自我松动示意

第六节　肩关节不稳

一　肩关节不稳的定义

肩关节不稳：肩关节属球窝关节，其特点是活动范围大且稳定性差，因此容易脱位，其概率约占全身四大关节脱位的40%。第一次脱位可能遭受强外力的外拉，也可能受到一个极端的旋转力将关节（肱骨头）拽出。肩关节在第一次脱位时可能出现局部错位，俗称肩关节半脱位。半脱位带给人的感觉像是脱出关节窝后没有彻底复位，但彻底脱位的危害更大。此外，肩关节一旦脱位，这种现象很可能在日后反复出现，演变成肩关节习惯性脱位。肩关节习惯性脱位又被称为肩关节慢性不稳。

二　造成肩关节不稳的原因

1. 肩关节稳定性差

肩关节稳定机制主要是靠肩部关节囊、肩关节韧带、肩部肌肉协作完成，当其中一个环节出现问题，其他机制便会产生代偿。而每种代偿都有其自身限度，当超过这种限度时机体便容易产生损伤，此外，韧带、关节囊损伤具有不可逆性。当稳定肩关节周围肌肉力量过差，同时自身又对肩关节使用频繁，很容易导致肩关节韧带和关节囊损伤。韧带和关节囊是机体稳定关节的重要组织，需要得到格外保护，当肩部肌肉力量差时会使肩关节韧带、关节囊的保护机制丧失，同时启动过度代偿模式，继而产生劳损，导致肩关节稳定性下降，活动时容易出现肩关节脱位现象。

2. 肩胛骨和肱骨位置异常

正常肩胛骨结构存在5度下回旋，当下回旋角度增加时会破坏肩胛骨关节盂与肱骨头关节面的匹配性，也会导致盂肱关节节律失常。肩胛骨关节盂与肱骨头关节面的匹配性，盂肱关节节律对肩关节稳定有着重要支撑作用。现代人由于久坐少动从而导致翼状肩现象出现，其直接后果是周围肌肉失衡，从而使正常肩胛骨的角度变直，甚至出现上回旋，更有甚者还会出现肩部内扣和前旋等问题。以上现象会使肱骨出现类似"半脱位"状态，从而导致肩胛骨稳定性严重下降。这也是为什么现代人十分容易出现肩关节的脱位的原因之一。

三　肩关节不稳的症状

肩关节不稳的临床表现为肩部钝痛，在运动或负重时会加重。并且伴有关节失稳及弹响，常在上举或外展到某一角度时出现失稳感，在负重时症状则更明显。约半数以上患者有疲劳、乏力感，不能长时间提举重物；约1/3患者有肩周围麻木感。此外还会出现肌肉萎缩、关节活动受限等症状。

四　肩关节不稳的康复治疗

1. 急性期

（1）康复目标：

a. 疼痛管理。

b. 保持活动。

c. 保持神经肌肉的控制。

d. 防止肌肉萎缩。

（2）康复内容：

a. 伸指、握拳练习：患者用力张开手掌保持2秒，然后以最大力量握拳，保持2秒，放松后重复。每组30次，每次3组。

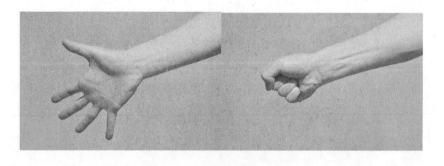

图5-44　伸掌、握拳练习示意

b. 腕关节主动屈伸练习：患者腕关节在屈曲位置保持2秒，在伸直位置保持2秒，放松后重复。每组30次，每次3组。

c. 肱三头肌等长收缩练习：等长收缩训练即保持肌肉长度不变的情况下进行发力。患者每次发力保持3秒，放松后重复。每组30次，每次3组。

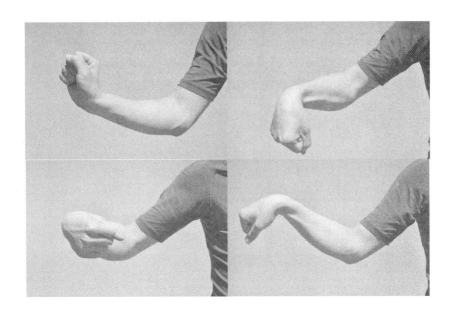

图 5 - 45 腕关节主动屈伸练习示意

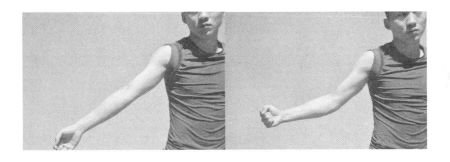

图 5 - 46 肱三头肌等长收缩练习示意

d. 耸肩练习：患者耸肩至可耐受的最大力量，保持 2 秒，放松后重复。每组 20 次，每次 3 组。

e. 后缩肩胛骨练习：后缩肩胛骨到可耐受的最大力量，保持 2 秒，放松后重复。每组 20 次，每次 3 组。

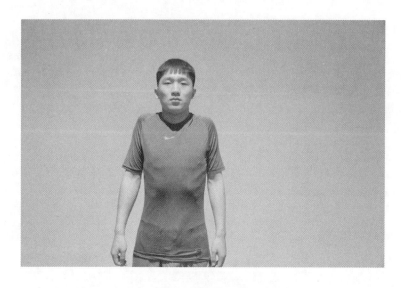

图 5 – 47 耸肩练习示意

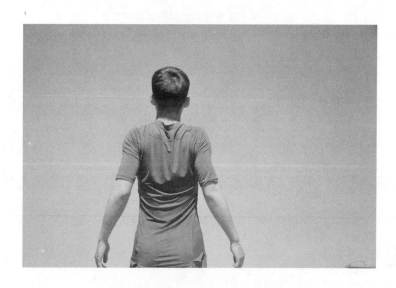

图 5 – 48 后缩肩胛骨练习示意

　　f. 肩关节摆动练习：患者身体前屈位，摆动手臂。先前后方向，再左右侧向，最后绕环（画圈）动作，并逐渐增加活动范围，每个方向每组 20—30 次，每次 2 组。

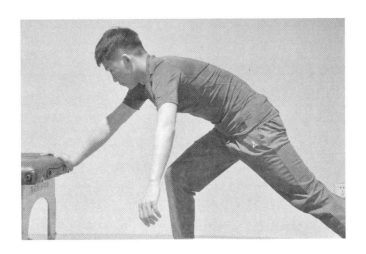

图 5 - 49　肩关节摆动练习示意

g. 单臂爬墙训练：患者面对墙壁，手指慢慢沿墙向上移动到可承受的最大高度，然后回到起始姿势。每 30 次，每次 2 组。

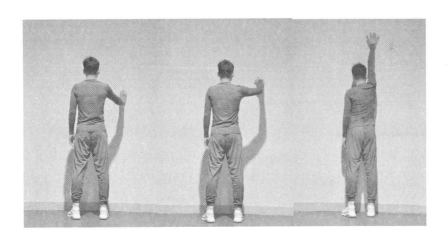

图 5 - 50　单臂爬墙训练示意

（3）训练强度：该阶段训练简单，强度较低，患者可以每隔 2 个小时就进行一次锻炼。

2. 恢复期

（1）进阶标准（从急性期进入恢复期）：

a. 疼痛得到控制。

b. 组织愈合。

c. 接近正常关节活动度。

d. 提升力量训练耐受性。

（2）康复目标：

a. 避免进一步损伤和疼痛。

b. 恢复上肢力量和肌肉的平衡、稳定。

c. 提升肩关节灵活性。

d. 提高神经肌肉控制和协调能力。

e. 促进本体感觉。

（3）康复内容：

a. 胸椎灵活性训练：患者一手在肩关节正下方，另一手放腰上，骨盆坐在脚后跟，吸气时不动，呼气时转头再转动胸廓。每组 15 次，做 3 组。

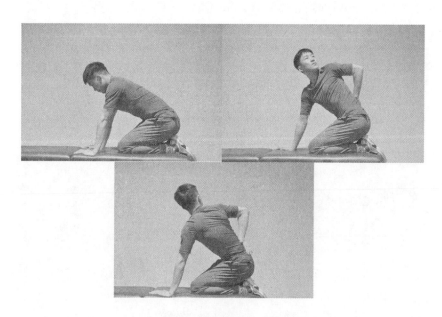

图 5 - 51　胸椎灵活性训练示意

b. 胸椎伸展性训练：患者站立位，前臂始终贴在墙上，鼻尖贴近墙壁，缓慢向下蹲。每组 10 次，做 3 组。

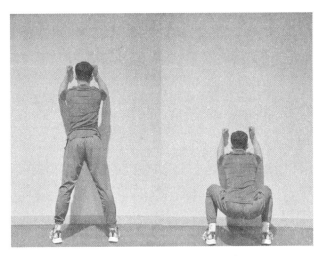

图 5 − 52　胸椎伸展性训练示意

c. 墙上天使训练：背部靠墙，稍蹲或不蹲，让手肘靠近墙壁，做上下伸展运动。动作完成过程中强调核心稳定。每组 15 次，做 3 组。

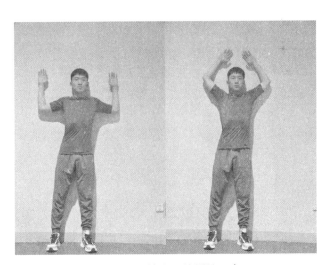

图 5 − 53　墙上天使训练示意

d. 双肘撑墙过顶伸展（前锯肌训练）：面向墙壁，在墙和手臂之间放一个物体，用肩部力量将其在上下空间移动。进阶版可在双手之间用弹力带增加阻力。每组 15 次，每次 3 组。

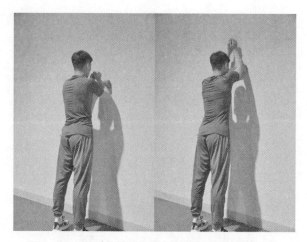

图5-54　双肘撑墙过顶伸展（前锯肌训练）示意

e. 肩关节 YWTY 训练：每个动作 20 次，做 3 组。

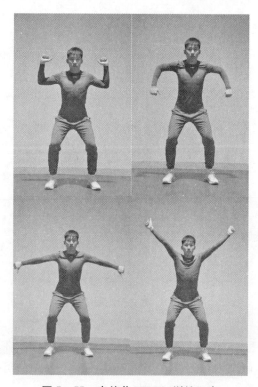

图5-55　肩关节 YWTY 训练示意

f. 肩关节弹力带抗阻耸肩和后缩肩胛骨训练：取坐姿或者站姿，将弹力带绑在肩部作为阻力，另一侧在抗阻下进行耸肩和后缩肩胛骨训练。每组25次，做3组。

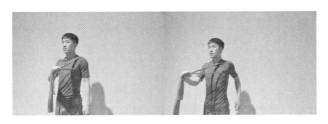

图5-56　肩关节弹力带抗阻耸肩和后缩肩胛骨训练示意

g. 弹力带划船训练：每组30次，每次3组。

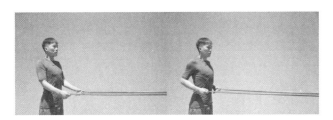

图5-57　弹力带划船训练示意

h. 弹力带抗阻内外旋训练：肘关节贴紧躯干（很重要，否则练不到目标肌群），做肩关节的内旋和外旋。每组15—20个，每次3组。过程中注意保持身体的固定，不要用躯干来旋转；同时，阻力不宜过大，否则会有代偿现象。

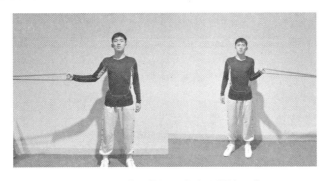

图5-58　弹力带抗阻内外旋训练示意

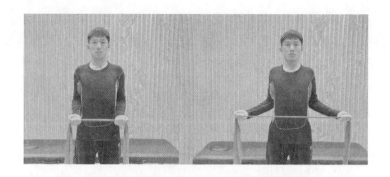

图 5-58　弹力带抗阻内外旋训练示意（续）

i. 肩关节本体感觉训练：该训练需要患者在四脚朝天的姿势下进行。患者闭眼，检查者通过弹力带为患者随机提供各个方向的拉力，患者要对抗这种突如其来的拉力。每组 10 次，每次 5 组。

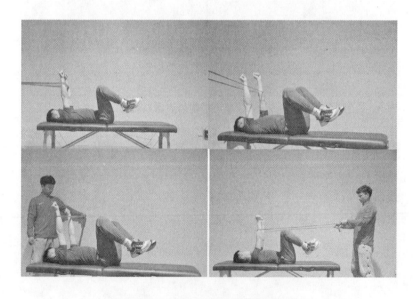

图 5-59　肩关节本体感觉训练示意

（2）训练强度：

训练强度：计划中写的次数和组数，仅供参考，可根据自身情况，进行加减组数。

3. 功能期

（1）进阶标准（从恢复期进入功能期）：

a. 没有疼痛。

b. 彻底愈合。

c. 全范围活动。

d. 达到相比健侧正常力量的75%—80%。

（2）康复目标：

a. 提高各个方向的活动。

b. 增强肌肉力量和耐力，为工作和运动的要求做好准备。

c. 学习如何训练稳定肌群，学习正确姿势，改变生活方式，预防再次损伤。

d. 储备参加体育训练和日常生活的功能。

（3）康复内容（纠正上肢不良姿势和强化肌肉力量为主）：

a. 拉伸胸大肌：每组30秒，每次每侧2组。

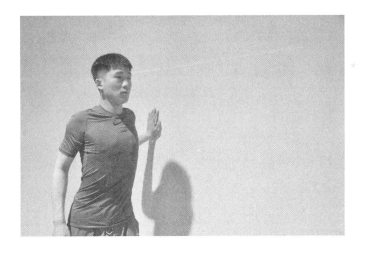

图5-60　拉伸胸大肌示意

b. 俯卧位上半身悬空抗阻训练：患者取俯卧位，颈部悬空，收下颌并将双手放在头颈部。保持90—120秒，每次2组。

c. 俯卧头夹背：俯卧位，微收下颌，双手向外伸出，同时肩胛骨后缩，让手臂前后滑动。每组15次，每次5组。

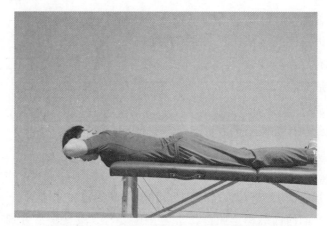

图 5 - 61　俯卧位上半身悬空抗阻训练示意

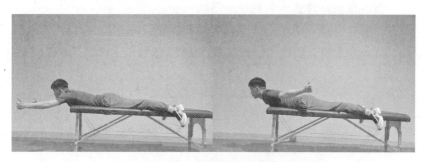

图 5 - 62　俯卧头夹背示意

　　d. 站姿气场大法：站立位，起始姿势双手水平外展，手心向下，吐气时，过渡到手心向上，同时向后缩肩胛骨至最大位置，保持 2 秒，吐气回到起始姿势。每组 10 次，做 5 组。

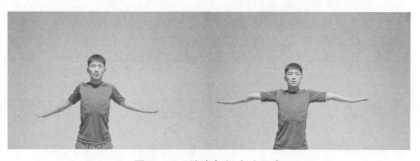

图 5 - 63　站姿气场大法示意

e. 最大幅度弹震训练：站立位，患者将手臂后伸至最大幅度，然后稍微前伸，在此位置下进行前后弹震训练。每组30次，做5组。

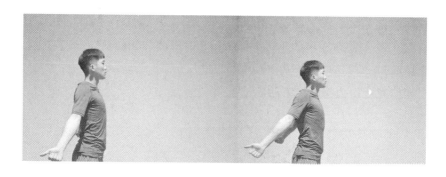

图5-64 最大幅度弹震训练示意

第七节 肘关节常见损伤评估

一 Cozen 检查

受试者：肘关节置于大腿或检查台上，屈曲约60度，腕关节伸直。

操作者：用力将患者的腕关节屈曲。

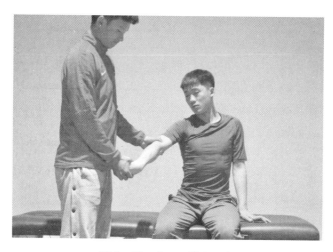

图5-65 Cozen 检查示意

阳性结果：受试者做伸直阻抗动作时，肱骨外上髁部位疼痛。

结果解释：网球肘（肱骨外上髁炎）。

二　腕关节屈曲检查肱骨内上髁炎（Wrist Flexion for Medial Epicondylitis）

受试者：前臂置于大腿上或检查台上，肘关节屈曲约 50 度，腕关节完全屈曲。

操作者：用力将受试者屈曲的腕关节伸直。

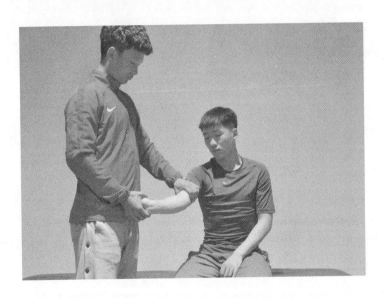

图 5 – 66　腕关节屈曲检查肱骨内上髁炎示意

阳性结果：肱骨内上髁部位疼痛。

结果解释：肱骨内上髁炎。

三　肘部尺神经 Tinel 征（Tinel's Sign of Ulnar at Elbow）

受试者：前臂屈曲呈 90 度。

操作者：轻轻敲击肱骨内上髁和尺骨鹰嘴之间的尺神经沟。

阳性结果：引起尺神经分布区域（环指和小指）疼痛，犹如电击般的感觉，知觉异常或麻木。

结果解释：肘部尺神经受到刺激。

注意：过度用力可能会引起假阳性检查结果。

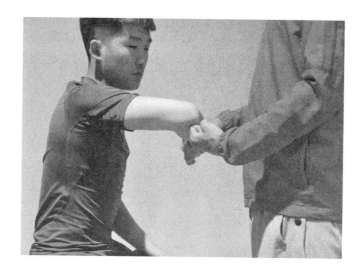

图 5 - 67　肘部尺神经 Tinel 征示意

四　桡侧副韧带松弛（Lateral ligamentous laxity）

受试者：肩关节屈曲呈 60 度，肘关节屈曲 0 度并完全旋后。

操作者：将一只手掌置于肘部内侧，另一只手掌对患者前臂远端施加朝向内侧的力量，令受试者肘关节屈曲至 30 度，再重复上述检查。

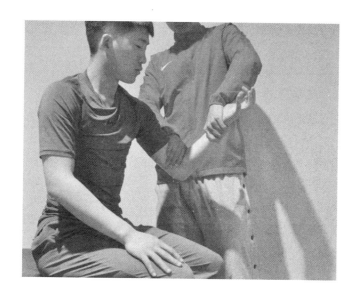

图 5 - 68　桡侧副韧带松弛示意

阳性结果：疼痛和（或）关节松弛。

结果解释：桡侧副韧带松弛。

五 尺侧副韧带松弛（Medial Ligamentous Laxity）

受试者：肩关节屈曲呈60度，肘关节屈曲0度，并完全旋后。

操作者：将一只手掌置于肘部外侧，另一只手掌对患者前臂远端施加朝向外侧力量，令受试者肘关节屈曲至30度，再重复上述检查。

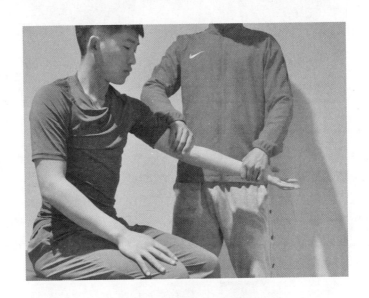

图5-69 尺侧副韧带松弛示意

阳性结果：疼痛和（或）关节松弛。

结果解释：尺侧副韧带松弛。

第八节 网球肘

一 网球肘的定义

网球肘（Tennis Elbow），网球肘的专业医学名称是肱骨外上髁炎，因网球运动员易患此病而得名。1883年主要观察到温布尔登网球赛的参赛选手中经常出现此类疾病，因此将之命名为"网球肘"。具体是指因外伤、慢性劳损导致前臂部分肌肉与胫骨外上髁连接处的无菌性疾病，在临床上也被称为肱骨外上髁炎。其实质是肌腱组织的退行性改变。肱骨外上髁是伸肌总肌腱起点，前臂伸肌群因长期、反复、强烈地收缩牵拉，使肌腱附着处发生不同程度的累积性损伤，引起局部无菌性炎症而产生疼痛，该疼痛还有可能向肘上或肘下放射。

二　导致网球肘的原因

1. 网球肘的原因

前臂伸肌长期、反复收缩紧张，可能造成肌腱与肱骨外上髁连接处的损伤，逐渐形成无菌性炎症反应，造成肌腱止点的退行性改变，形成网球肘。网球肘本质是一种慢性损伤性炎症，多因长期、反复活动腕部，可导致前臂过度旋前或旋后，引发肱骨外上髁处产生慢性损伤所致。

2. 网球肘病因

（1）打网球时击球技术不正确；网球拍大小不合适；网拍线张力不合适。或打高尔夫时握杆、挥杆动作不正确。

（2）手臂某些活动过多，如羽毛球抽球、棒球投球；技术类工作：如刷油漆、划船，使用锤子、螺丝刀等。

三　网球肘的症状

网球肘发病缓慢，在症状初期患者只感到肘关节外侧酸痛，疼痛有时可向上或向下放射。患者只感觉酸胀不适，不愿活动；手不能用力握物，提壶、拧毛巾等运动可使疼痛加重。一般在肱骨外上髁处有局部压痛点，有时压痛可向下扩散，甚至在伸肌腱上也有轻度压痛及活动痛现象。痛处无红肿、肘关节伸屈不受影响，但前臂旋转活动时疼痛加剧。严重者伸指、伸腕或执筷时都会引起疼痛。也有少数患者在阴雨天疼痛感加重。

1. 网球肘的常见症状

肘部外侧疼痛、灼热，握力减弱，个别患者活动前臂时会有肘关节弹响。通常，网球肘引发的疼痛起初较轻，逐渐加重，部分患者在用力握拳、伸腕时会因疼痛而无法持物。

2. 具体表现

肘关节外侧局限性疼痛，可向前臂扩散；常影响握持工具，无力拧干毛巾；肱骨外上髁有局部性压痛点，或在肱桡关节处或环状韧带处；前臂抗阻力的屈曲和旋转可使疼痛加重。患者握力减弱，且有无力症状；但肘关节不肿大，肘关节屈伸范围不受限制。

四 网球肘的康复治疗

网球肘是一种自限性疾病,治疗目的是控制疼痛,治理途径以非手术(保守治疗)为主。90%患者可通过休息、冰敷、口服止痛药或局部封闭等方法使症状缓解。少数症状严重且保守治疗效果不佳的情况下,患者才考虑手术治疗。

1. 急性期

疼痛发作时,应立即停止体育运动或劳作及时休息,同时保持肘关节制动,用网球肘专用护肘置于前臂近端肌肉发达处。也可用冰袋敷于肘关节外侧,每次 20—30 分钟,每隔 3—4 小时冰敷一次,直至疼痛消失。

(1)牵拉疗法。

当急性疼痛消失后轻柔牵拉肘部和腕部,以不产生疼痛为宜。保持牵拉状态 10 秒,重复 6 次。

(2)背伸和掌屈的拉伸锻炼。

一组做 3 次,每次持续 30 秒,每日 1 组。

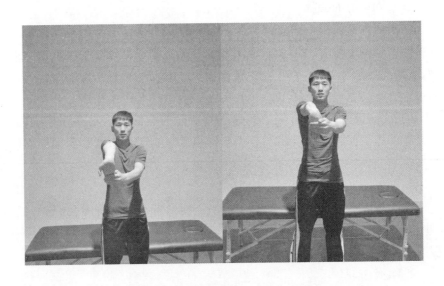

图 5-70 背伸和掌屈的拉伸锻炼示意

(3)前臂旋转锻炼。

一组做 3 次,每次持续 30 秒,每日 1 组。

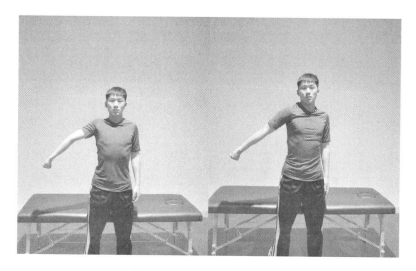

图 5 - 71　前臂旋转锻炼示意

（4）肘关节屈伸锻炼。

一组做 3 次，每次持续 30 秒，每日 1 组。

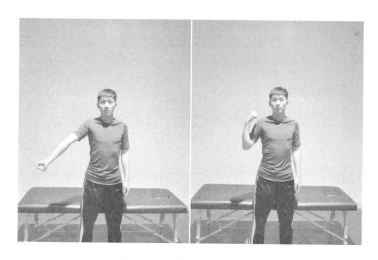

图 5 - 72　肘关节屈伸锻炼示意

（5）双腕背伸锻炼。

患者双手握住一只棍，双上肢前举与肩同高，双腕关节缓慢重复屈伸活动。一组做 10 次，每次维持 1—2 秒，每日 1 组。

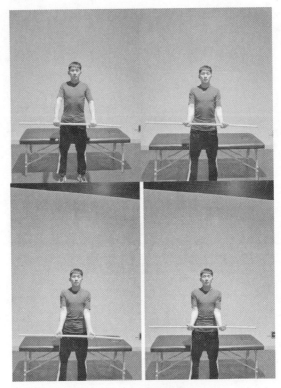

图 5 –73　双腕背伸锻炼示意

（6）负重屈腕锻炼。

手握 0.5—1 千克重物，腕关节缓慢屈伸活动。一组做 10 次，每次维持 1—2 秒，每日 1 组。

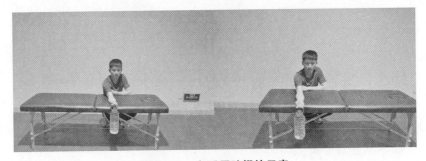

图 5 –74　负重屈腕锻炼示意

（7）负重伸腕锻炼。

手握 0.5—1 千克重物，另外一只手辅助背伸后，腕关节缓慢屈曲。一组做 10 次，每次维持 1—2 秒，每日 1 组。

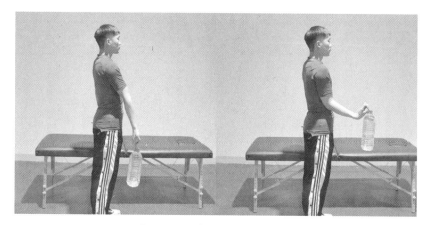

图 5 - 75　负重伸腕锻炼示意

（8）负重前臂旋转锻炼。

手握偏重物，前臂置于桌面上，然后缓慢重复 180 度旋转动作。一组做 10 次，每次维持 1—2 秒，每日 1 组。

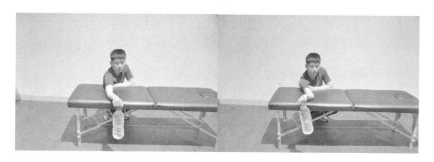

图 5 - 76　负重前臂旋转锻炼示意

2. 康复期

（1）腕关节各个方向的活动。

手腕关节活动，屈曲、伸展方向，每动作末端须停留 5 秒。每个动作 10—20 次。

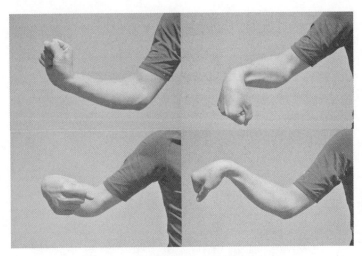

图 5 –77 腕关节各个方向的活动示意

（2）三头肌拉伸。

将手臂上抬，弯曲置于背后；用另一侧手臂轻轻地向肘部施加压力，要感受明显拉伸感；保持 30 秒，每隔一天做 3 次。

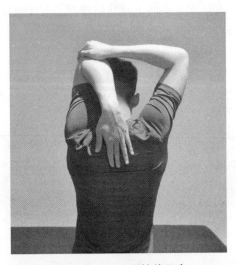

图 5 –78 三头肌拉伸示意

（3）挤压球训练。

选择一个弹性球（网球等），患侧手抓住球，挤压 3 秒钟，然后放松；遵循原则：在自身能力范围内，尽可能长时间保持挤压状态。每两天做10次。

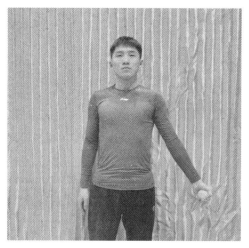

图5-79　挤压球示意

3. 功能期

（1）弹力带抗阻训练。

将弹力带一端踩在脚下或固定于物体上，患侧手抓住弹力带，拉力在能力范围内；做拔剑出鞘的动作，向右上方牵拉弹力带至最高点再恢复至起点为一次；动作开始时掌心向内，拇指朝下，运动结束时拇指朝上；10次一组，做3组，每隔一天做3组。

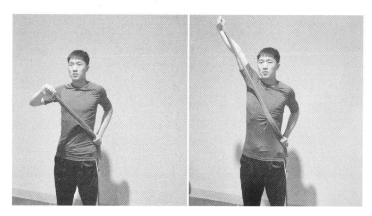

图5-80　弹力带抗阻训练示意

（2）前臂内旋。

选取适当重量的重物，可以患侧手臂练习，也可两侧同时练习；患者两脚分开与肩同宽，手臂放于大腿上与地面平行；手握重物内外旋转，先向内旋转拇指朝下，后向外旋转拇指朝上，整个动作完成为一次。10次一组，做3组，每隔一天做3组。

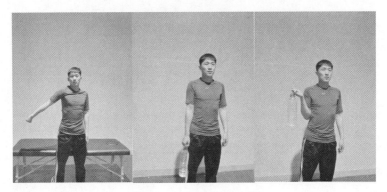

图 5-81　前臂内旋示意

（3）站立式手臂卷曲训练。

站立位，双脚分开与肩同宽，患侧手臂靠近身体，手握重物，弯曲肘部直至前臂与地面平行。10次一组，做3组，每隔一天做3组。

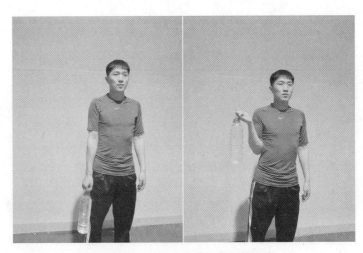

图 5-82　站立式手臂卷曲训练示意

第九节　桡管综合征

一　桡管综合征的定义

桡管综合征，指神经在桡管内受压而出现的症状和体征。前臂反复旋转、伸屈活动，使组成桡管的肌肉、筋膜发生充血、水肿、粘连等无菌性炎症。刺激桡神经而发生肘外侧及前臂近端疼痛，是本病的主要发病机制之一。此外，组成桡管诸结构的变异及桡管内的占位性病变也是其主要原因。桡管综合征的临床症状为：肘外侧及前臂近端伸肌群处疼痛，可向远端放射，甚至休息时也有痛感。桡骨头颈处压痛感最明显，伸肘位抗阻力伸中指试验阳性，严重者可引起骨间背侧神经支配的肌肉瘫痪。

二　导致桡管综合征的原因

（1）外伤：外伤所致的前臂损伤，可在桡神经易卡压部位形成瘢痕和粘连，引起神经卡压问题。

（2）肿瘤：旋后肌管内的腱鞘囊肿或脂肪瘤。

（3）骨折和脱位：桡骨小头脱位和孟氏骨折易致桡神经损伤。

（4）风湿关节炎类风湿病变可使滑膜增厚，晚期可破坏肱桡关节囊，致桡骨小头脱位，损伤神经。

（5）局部瘢痕：炎症和创伤后，逐渐出现局部瘢痕，可致神经卡压。

（6）病毒性神经炎：发生症状 3 个月，病毒感染后，可造成神经内外结缔组织增生。

（7）医源性损伤：主要是局部注射、局部封闭药物、中药等，可致神经周围瘢痕形成和神经的损伤。

（8）未做热身或运动后无放松，同时反复用力旋转前臂，超出软组织范围。

三　桡管综合征的症状

桡管综合征最主要的临床表现是疼痛。疼痛为钝痛，位置在肘外侧，可向近端沿桡神经放射，也可向远端沿骨间后神经放射。上肢活动时会使症状加重。夜间疼痛格外明显，严重者夜间可被疼醒。静脉淤滞，特别是应用止血带时，会导致疼痛加重。

四 桡管综合征的康复治疗

1. 急性期

充足的休息就可以缓解疼痛，也可以采取一些治疗手段，以保护并促进肌腱愈合。

（1）冷敷疼痛部位缓解疼痛；

（2）停止刺激肘部肌肉的活动，使用合适的工具，减少前臂肌肉压力；

（3）使用肘部护具，减少前臂压力，加速肌腱愈合；

（4）手臂肌肉拉伸训练患者站立位，一侧手心朝前，另一侧手掌朝内，下面手用力按压向内做两手掌对抗，一次坚持 30 秒；两手掌交替拉伸。

2. 恢复期

（1）负重外展和内收。

患者保持站立位，大臂内收靠近身体，小臂前伸与地面平行，两手手心朝上握紧重物同时做 10 次外展和内收，一组 10 次共 4 组。负重的重量先从最小开始。

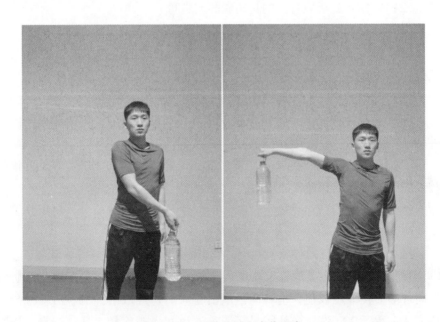

图 5 - 83 哑铃外展和内收示意

（2）单臂哑铃上举。

患者手持重物，手掌朝上，慢慢将手腕抬起再慢慢放下，每组 10—20 次（可逐渐增加重量），做 4 组。

（3）单手持重物。

患者手持重物，手掌朝下，慢慢将手腕屈曲抬起，再慢慢放下，做 10—20 次（可逐渐增加重量）。

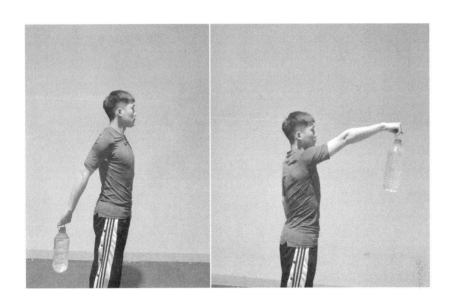

图 5 - 84　单手持重物示意

（4）弹力带屈肘训练。

将弹力带一端固定，患者选择站立位或坐位，一侧手握住弹力带一端。通过屈肘动作回拉弹力带，该过程中注意不要后仰身体。每组重复 15 次，做 2 组。

（5）弹力带外旋训练。

患者双手握住弹力带两端，大臂夹紧身体不动，通过小臂内收外展来拉动弹力带。动作训练时，要保证小臂的内收、外展都要达到最大活动度，整个过程弹力带始终保持张力状态。单侧手每个动作重复 10 次，左右手交替为 1 组，共做 3 组。

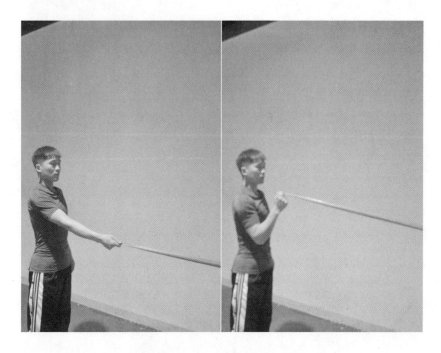

图 5 – 85　弹力带屈肘训练示意

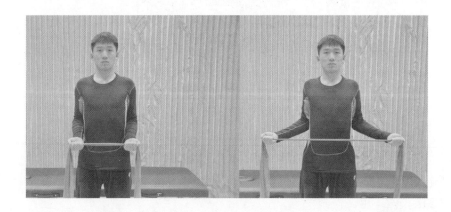

图 5 – 86　弹力带内外旋训练示意

（6）抓球训练。

选择一个弹性球（网球等），患者手心朝上握住球，用力握紧 3—5 分钟，每天 3 次，练习的时间和次数可逐渐增加，但需要根据自身适应情况适当调整。

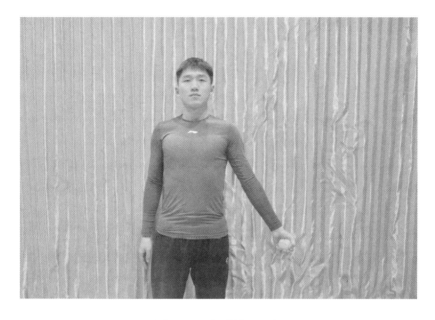

图 5 - 87　握球练习示意

3. 功能期（黄金动作）

（1）跪姿摆动。

患者采用跪姿，五指自然张开。先将身体重心放置身后，在手指伸直伸展情况下发力压住地面，使重心缓缓前移。每次呼气向前，吸气向后，动作结束处保持 10 秒。训练时要特别注意手指部位的发力，确保手指、手腕关节处于伸展位，注意力放在手腕对力的传导上。

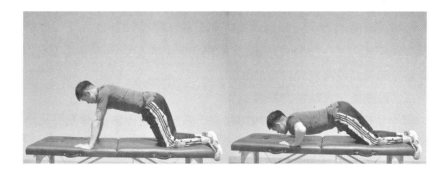

图 5 - 88　跪姿摆动练习示意

（2）弹力带外旋训练。

患者双手握住弹力带两端，大臂夹紧身体不动，通过小臂内收外展来拉动弹力带。动作训练时，要保证小臂的内收、外展都要达到最大活动度，整个过程弹力带始终保持张力状态。单侧手每个动作重复10次，左右手交替为1组，共做3组。

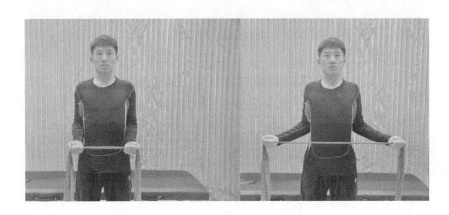

图5-89　弹力带内外旋训练示意

第十节　高尔夫球肘

一　高尔夫球肘的定义

高尔夫球肘，指旋前屈肌群肌腱起始部位过度疲劳而引起的损伤，也称肱骨内上髁炎或屈肌总腱损伤。高尔夫球肘是一种良性的、疲劳性的、劳损性的、无菌性的肌腱炎。该部位的疼痛是由肘的内上髁引起，并随着腕部屈曲及前臂旋转而加重。

二　造成高尔夫球肘的原因

（1）动作技术不够标准，用力错误，造成手肘内侧肌腱发炎从而引发高尔夫球肘；

（2）慢性肌肉劳损，过度使用手腕或前臂的肌肉；

（3）缺乏活动前热身和活动后的拉伸，手腕或手肘的软组织柔韧性不足，以致扭伤；

（4）关节肌肉力量不足，使组织容易劳损及退化。

三 高尔夫球肘的症状

（1）初期：手肘内会有压痛点，握拳和进行运动时，发力后会出现阵痛；

（2）中期：手内侧可能呈现肿胀、发热和疼痛，逐渐加剧，甚至影响睡眠；

（3）后期：当手指、手腕或前臂用力时（例如：手握重物），手肘内侧或前臂会感到痛楚，严重影响人们的日常活动。

四 高尔夫球肘的康复治疗

1. 急性期

（1）腕关节伸展位拉伸。

患者双手放在桌子上，身体轻轻地向前倾斜至有拉伸感，每组15—30秒，做3组。

（2）腕关节屈曲位拉伸。

患者用健侧手向下弯曲患侧手，每组15—30秒，做3组。

（3）尺侧偏拉伸。

患者用健侧手帮助患侧手朝小拇指方向弯曲，每组15—30秒，做3组。

（4）桡侧偏拉伸。

患者用健侧手帮助患侧手朝大拇指方向弯曲，每组15—30秒，做3组。

2. 恢复期

（1）小臂屈曲。

患者坐立位，屈肘，使手臂的腹侧朝向自己，用另一只手握住自己患手的手腕向外拉，也可以用弹力带代替，然后与之做对抗，力量逐渐加大，肘关节逐渐内收，直至轻微的疼痛，在这个位置保持5—10分钟，每日锻炼1—2次。

（2）小臂伸展。

患者坐立位，伸肘，将肘部支撑在桌面上，前臂及手伸出桌外，使肘关节在负重的情况下缓慢伸直，一般负荷从0.5千克开始，手缓慢地向下伸直到自己所承受的最大限度，保持5—10分钟，每日进行1—2次。

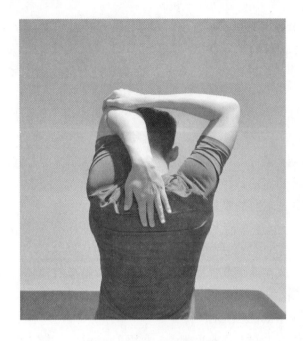

图 5 - 90　小臂屈曲示意

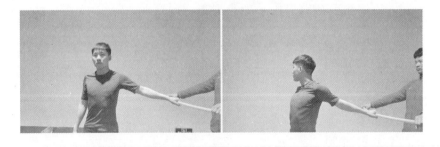

图 5 - 91　小臂伸展示意

（3）旋前与旋后。

患者坐立位，将前臂平放于桌面上，手握住重物的一端，将重物重心从左向右翻转，到达自己的极限再逆向翻转，循环一次为一组，每次训练动作反复 20 次以上。

（4）手抓握练习。

患者坐或立位，手臂伸直，手掌中心放一颗网球，用力握住坚持 1 分钟为 1 组，一天练习 4 组，双手交替抓握练习。

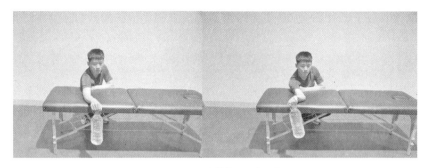

图 5 – 92 旋前与旋后示意

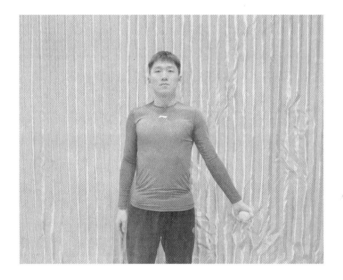

图 5 – 93 手抓握练习示意

3. 功能期

加强手臂、肩、肘关节肌肉的力量，同时增加关节肌肉的柔韧度。

（1）握力器练习。

单手手掌张开，使用可调节力量的握力器辅助练习。20 次为 1 组，一天练习 4 组，握力器的力量调节应遵循循序渐进原则。

（2）负重屈伸肘关节练习。

从 5 千克的重物开始，患者站立位，手平放腰部高度，手心朝上；将重物握在手中，单手（或双手）进行屈伸练习；重物拉伸轨迹：从腰部开始，进行屈臂抬升，直至肩部的高度，再从肩部高度到腰部进行伸臂动作。以上动作重复 20 次为 1 组，每次训练完成 3 组。

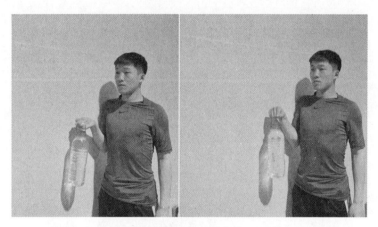

图 5 - 94 负重屈伸肘关节练习示意

（3）弹力带内收练习。

将受伤的手放至腰部高度，将弹力带绑在固定器材上；肘关节保持体侧位置不动，通过手臂将弹力带拉至体侧。一组为 20 次，一天做 4 组。

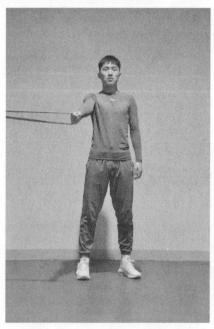

图 5 - 95 弹力带内收训练示意

（4）俯身收肩。

采用半蹲姿势，单手握住重物，将其垂直地面，放至身体两侧，慢慢向外拉伸，直至向右伸，再慢慢往下放，一组 10 次，每天 3 组。

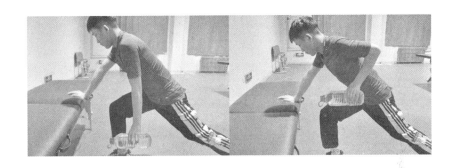

图 5 – 96 俯身收肩示意

第十一节 急性肘关节损伤

一 急性肘关节损伤的定义

肘关节损伤，指肘关节遭受直接或间接暴力，使肘关节发生超生理性运动，或持久而反复的劳累等因素，引起肘部肌肉韧带、关节囊的牵拉、扭挫等损伤（慢性劳损）。临床又称其为"肘部软组织损伤""肘部扭挫伤"等。

二 急性肘关节损伤的原因

（1）肘关节频繁使用，造成慢性劳损；

（2）遭受撞击或外伤；

（3）运动时姿势错误，用力过度。

三 急性肘关节损伤的症状

1. 出现明显红肿

（1）由于肘关节部位发生损伤时，受伤的主要是软骨。因此，所损伤部位会出现明显的红肿现象。

（2）一旦肘关节出现红肿症状，关节积液就会逐渐增多。

2. 肘关节出现激烈疼痛

（1）肘关节损伤属于软骨类受伤，因此在患病时痛感较为强烈。可能会导致患者无法集中注意力，严重影响日常生活和工作。

（2）初期症状得不到及时治疗，痛感则会逐步加剧，最终使患者疼痛难忍，甚至彻夜难眠，严重影响生活质量。

3. 肘部活动受限及病变

（1）由于肘关节软骨损伤，因此导致骨头周围松弛。当患者尝试去做胳膊伸缩的运动时，便会听到明显的响声。

（2）如果没有把握最佳治疗期机会，可能会影响到关节周围的肌肉，严重时会导致病变。

四　急性肘关节损伤的康复治疗

1. 急性期

（1）被动手臂屈伸。

患者将手臂平放在桌面或床面上，用健侧手扶住患侧手臂，轻轻托起使肘关节屈曲达到最大角度，缓缓落下到起始位置，反复10—20次。

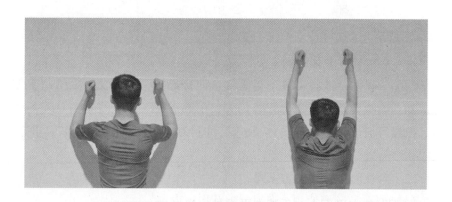

图 5 - 97　被动手臂屈伸示意

（2）主动手臂屈伸。

患者手臂平放在桌面、床上，手臂在可以活动的范围内来回屈伸。

（3）手臂自主对抗。

动作和主动手臂屈伸相同，患者将健侧手臂和患侧手臂做一个轻微的对抗，在能够活动且不疼痛的范围内进行。

（4）腕关节各个方向的活动。

患者手腕关节向屈曲、伸展方向活动。每个动作末端停留 5 秒，每个动作做 10—20 次。

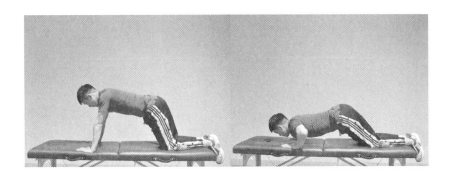

图 5 - 98　主动手臂屈伸示意

（5）前臂拉伸。

手腕屈曲、伸展方向伸展运动，伸展时间约 1 分钟，每个动作做 3—5 次。

（6）肩关节环绕运动。

2. 恢复期

（1）手部柔韧度训练。

手部柔韧度训练（多个角度）将手抵在墙上，重心前移，同时手上用力推墙，拉开手腕肌肉。分正前方、斜下方、背手三个角度。保持 30 秒，换一侧手再进行一次，一组即可。

（2）小哑铃手腕训练。

将手臂放在平面上，手腕在平面外，慢慢由最大角度回到中立位置。每组 6—8 次，第一个星期可以 3 组开始，随后每个星期增加一组直到一个月结束，四个角度。

（3）小哑铃摆动训练。

前平举，手臂伸直，手握住小哑铃小幅度摆动，分为横向、纵向。坚持 1 分钟，换手再进行一次。

（4）拧空棍训练。

家中找到一把长棍（拖把杆、扫帚把等），患者双手握杆（两手距离比肩稍宽）像拧毛巾一样，双手顺相反方向反复拧，重复以上动作时长 5 分钟。注意：该环节要保持肩膀放松，切忌耸肩。

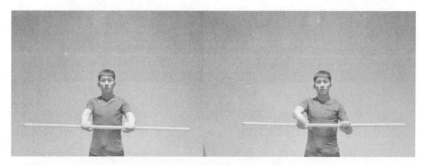

图 5-99 拧空棍训练示意

3. 功能期

（1）负重屈伸练习。

该训练目的：提升屈伸力量。患者站姿或坐姿，抬头挺胸，下颚微收手持哑铃；屈曲肘关节、前臂旋前；伸肘关节至完全伸直；保持躯干良好姿势，动作由慢到快每组 12 次，重复 3 组。

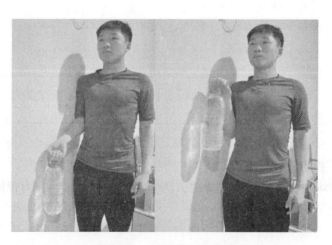

图 5-100 负重屈伸练习示意

（2）负重压伸肘关节练习。

该训练目的：恢复伸肘关节活动度。患者自然呼吸，手持重物，手肘防御支撑平面上，伸肘关节通过负重物重量压着肘关节至完全伸直。训练过程中肩、肘、腕在一条直线上，掌心向上、肘关节窝向上。每组30秒，重复3组。

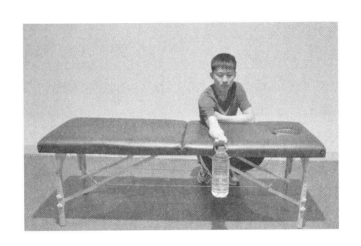

图 5 - 101　负重压伸肘关节练习示意

（3）负重压屈肘关节练习。

该训练目的：恢复屈曲肘关节活动度。自然呼吸手持哑铃，手肘防御支撑平面上，屈曲肘关节通过哑铃重量压肘关节屈曲至最大角度。练习要求前臂外旋、掌心向下，每组30秒，重复3组。

（4）抓握力训练。

该训练目的：增强手部抓握力量。患者右侧手指张开掌心放于平地上，食指正对前臂，拇指用力向下压；另一侧手指放于掌心处向上发力，右侧手指向下对抗。练习静态抓握力对抗，每组1分钟，做3组。

（5）弹力带外旋练习。

患者将受伤侧的手靠在胃部，伤侧手抓住弹力带，弹力带固定在门把手或其他与腰部同高的物体上，肘部保持在体侧，将手臂向外旋转，远离腰部；确保肘部弯曲90度，前臂与地板平行，每组20次，做3组。

（6）强化前臂旋前旋后。

患者手持1千克左右的重物，弯肘90度，缓慢旋转手部，手心慢慢转向上再向下。每组20次，做3组。

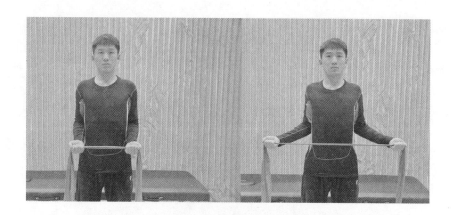

图 5 - 102　弹力带外旋练习示意

第十二节　腕关节常见损伤的评估

一　腕部正中神经 Tinel 征

受试者：前臂旋后。

操作者：用手轻轻敲击受试者腕部近端的正中神经上方。

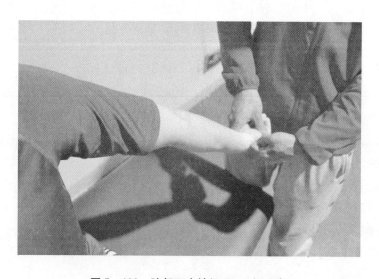

图 5 - 103　腕部正中神经 Tinel 征示意

阳性结果：轻敲时会引起刺痛，暂时麻木，电击般的感觉，或剧痛从敲击部位向远端放射，典型的情形出现在拇指、食指、中指和环指桡侧面的掌面。

结果解释：正中神经受到的刺激，常常是在腕管内受到压迫所引起的。

二　改良 Phalen 检查

受试者：两腕关节屈曲 90 度，双手的手背互相紧靠。

操作者：请受试者维持此姿势 30—60 秒。

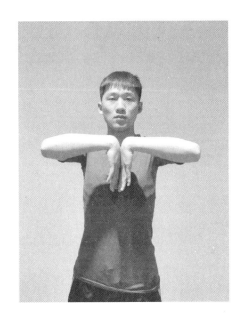

图 5 - 104　改良 Phalen 检查示意

阳性结果：会再度引起受试者麻木或刺痛的症状，典型的情形出现在拇指、食指、中指和环指桡侧面的掌面。

结果解释：维持此姿势超过 60 秒，可能会造成正常人的假阳性结果。

三　反向 Phalen 检查

受试者：两腕关节伸展 90 度或以上，双手手掌互相紧靠在一起。

操作者：请受试者维持此姿势 30—60 秒。

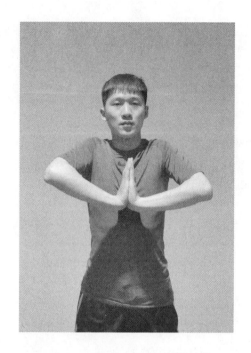

图 5 – 105　反向 Phalen 检查示意

阳性结果：会再度引起受试者麻木或刺痛的症状，典型的情形出现在拇指、食指、中指和环指桡侧面的掌面。

四　腕部压迫检查

受试者：前臂旋后，手部障碍。

操作者：沿着受试者腕管的全长，用双手拇指紧紧压迫腕管，维持15—120 秒，并分别朝受试者手部的内侧和外侧方向施力。

阳性结果：会再度引起受试者麻木或刺痛的症状，典型的情形出现在拇指、食指、中指和环指桡侧面的掌面。

结果解释：正中神经在腕管内受到压迫。

五　哈壳检查（腕部伸肌）

受试者：将上肢与腕部放在中立位，前臂旋前。

操作者：①站在受试者受检部位的同侧，将双手围住受试者的腕部，手指互相紧扣。上方手部的拇指大鱼际放在受试者的指节处，下方手部的拇指大鱼际放在受试者桡骨茎突的掌面；②用力紧紧扣住受试者手部，就像蛤壳一样，令受试者尝试伸展其腕部。

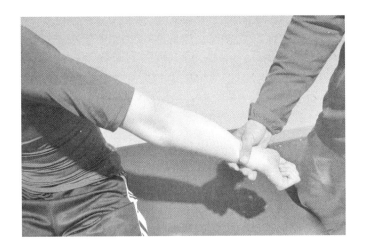

图 5 - 106　腕部压迫检查示意

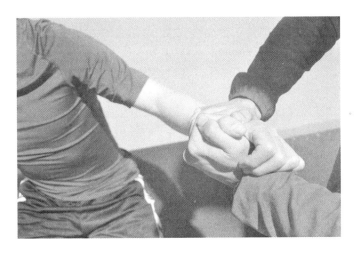

图 5 - 107　蛤壳检查（腕部伸肌）示意

六　反向蛤壳检查（腕部屈肌）

受试者：将上肢与腕部放在中立位，前臂旋前。

操作者：①双手围住受试者的腕部，手指互相紧扣。上方手部的拇指大鱼际放在受试者桡骨茎突的背面，下方手部的拇指大鱼际放在受试者的指节处；②用力紧紧扣住受试者手部，就像蛤壳一样，令受试者试着屈曲其腕部。

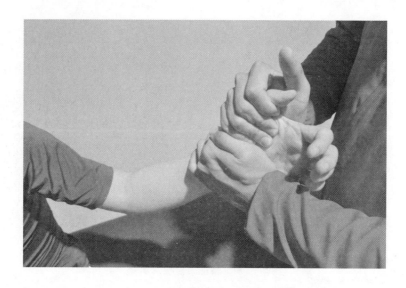

图 5 - 108　反向蛤壳检查（腕部屈肌）示意

七　Froment 征（Froment's sign）

受试者：用拇指和食指捏住一张纸或名片。

操作者：捏住纸张的另一端，并且指导受试者用力捏住纸张（拇指内收），以免纸张被抽出。

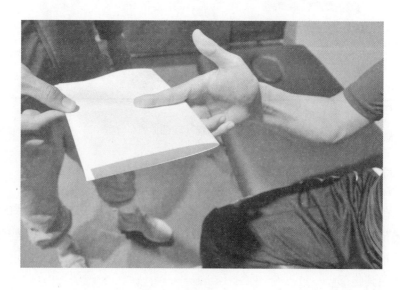

图 5 - 109　Froment 征（Froment's sign）示意

阳性结果：拇指指间关节 IP 屈曲。

结果解释：尺神经支配的拇内收肌无力（使用拇长屈肌代替）。

注意：造成拇指 IP 屈曲的原因乃是受试者使用拇长屈肌来代替无力的拇内收肌，形成捏住动作。

第十三节　腕关节扭伤

一　腕关节扭伤的定义

腕关节损伤：腕关节由桡腕关节、腕骨间关节和下尺桡关节及腕掌关节组成。主要作用使腕背伸、屈腕及前臂旋转。扭伤最为常见的病因，如不慎跌倒，手掌或手背着地支撑，迫使腕部过度背伸、掌屈；或拧螺丝等用力过猛，腕部过度旋转。此外，也有腕部劳损过度、职业性劳损等引起。

二　腕关节扭伤的原因

（1）最常见的是跌倒后以手腕撑地；

（2）内在韧带损伤；

（3）外在韧带损伤；

（4）三角纤维软骨复合体（TFCC）损伤。

三　腕关节扭伤的症状

腕关节肿胀，疼痛，局部压痛，活动受限是常见症状，可能存在诱发疼痛的动作。当韧带断裂或松弛时，查体会有一些特殊阳性体征，如舟骨位移试验、琴键征等，证明存在腕关节不稳定，但需要和健侧对比。

四　腕关节的康复治疗

1. 急性期

关节扭伤后，扭伤部位剧痛，用手可摸到肌肉紧张形成的索条状硬块，触疼明显，局部肿胀或皮下出血，活动明显受到限制。若发生关节扭伤的状况，应先采用"RICE 运动伤害处理法"（休息 Rest，冰敷 Ice，加压包扎 Compression，抬高患肢 Elevation）。首先，要立即进行冷处理，用冷水冲局部或冷敷，然后用绷带适当用力包裹损伤部位，防止肿胀。在放松损伤部位肌肉并抬高伤肢的同时，可服用一些止疼、止血类药物。24—48 小时后拆除包扎。根据伤情，可外贴活血和消肿胀的药膏，2—3

天后若受伤部位出血状况停止，则开始以热敷治疗，慢慢地让肌肉恢复肌力与柔软度。一段时间后，慢慢加强腕关节活动度，一开始以手腕微微酸胀为宜。等到手腕任何角度的活动都没有酸痛时，可以加强腕关节稳定性训练。比如小重量的绕环等，半瓶或者一瓶矿泉水。逐渐过渡到哑铃，增加重量。并加强手腕伸屈肌力锻炼，多做手腕伸屈动作即可。

2. 恢复期

（1）伸腕肌群拉伸。

患者坐姿位，肩关节前屈，掌心朝下，肘关节伸直。另一只手放在该手背上并向掌侧用力下压腕关节。最大幅度保持 30 秒，每组 3 次，做 2—3 组。注意：有牵伸感为宜，切勿出现疼痛。

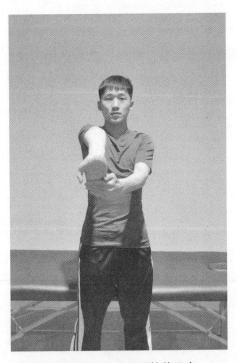

图 5 – 110　伸腕肌群拉伸示意

（2）屈腕肌拉伸。

患者站立位，肩关节前屈，掌心向上，肘关节伸直，另一只手掌放在该手掌上并向背侧用力压腕关节。最大幅度保持 30 秒，每次 3 次，做 2—3 组。注意：有牵伸感为宜，切勿出现疼痛。

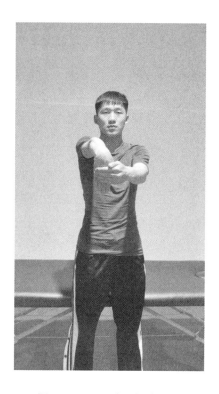

图 5 – 111 屈腕肌拉伸示意

（3）抓握训练。

患者手握弹力球，做手掌抓握练习，快速握紧挤压球，缓慢回到起始位。每组 20 次，做 2—3 组，保持节奏，练习至肌肉有酸胀感为宜。随着握持力量的增强，可更换弹力更大的弹力球。

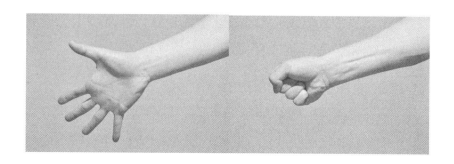

图 5 – 112 抓握训练示意

（4）腕部多向主动运动。

手腕分别掌屈、背伸、尺偏、桡偏。每组 10—20 个，注意在无痛范围内运动，左右腕交替练习，每天多次练习。

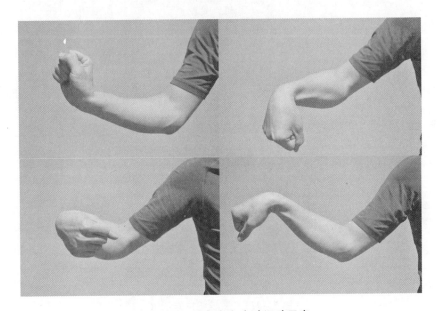

图 5 – 113 腕部多向主动运动示意

（5）腕部肌力训练。

可借由弹力带或小哑铃等给予手腕不同方向的阻力，每组 1—20 次，练习至肌肉有酸胀感为宜，双侧交替。随着力量的增强可通过增加哑铃重量或者更换弹力带逐渐增加负荷。

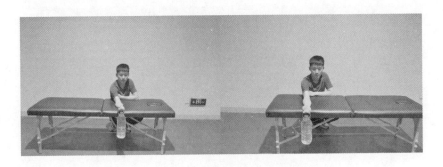

图 5 – 114 腕部肌力训练示意

3. 功能期

（1）腕关节活动度练习。

患者轻柔地向前弯曲腕关节（屈曲），在最屈曲的位置上坚持5秒。轻柔地向手背侧弯曲腕关节（背伸），在最背伸的位置上坚持5秒。轻柔地向手的拇指侧和小指侧活动腕关节（桡偏和尺偏），在最桡偏和尺偏的位置上各坚持5秒。练习时，每组10次，每次每个位置各坚持5秒，做3组。

（2）腕关节拉伸练习。

患者先压住患侧手背使腕关节尽量屈曲，维持姿势不动。在扳住患侧手掌或手指使腕关节尽量背伸，维持姿势不动。注意保持患侧肘关节处在伸直位。练习时，每组3次，每次每个位置坚持15—30秒，每天3组。

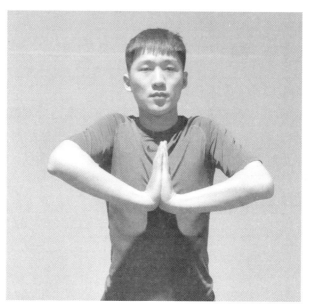

图 5-115 腕关节拉伸练习示意

（3）腕关节背伸拉伸练习。

患者面向桌子或窗台站立，双手掌撑住桌面，指尖向前，并保持肘关节伸直。将身体前倾，感觉腕关节掌侧有牵拉感。练习时，每组3次，每次坚持15—30秒，每天3组。

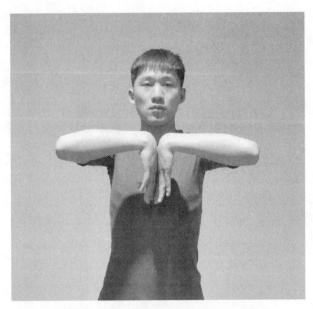

图 5 - 116　腕关节背伸拉伸练习示意

（4）前臂旋前和旋后练习。

患者屈肘 90 度，前臂向前，五指并拢伸开。掌心向下维持 5 秒，然后缓慢向外旋转使掌心向上，维持 5 秒。练习过程中注意肘关节始终紧贴身体，如果很容易完成，可以手握一听饮料或哑铃练习，每组 10 次，每天 3 组。

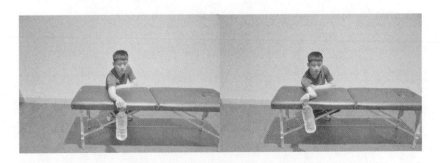

图 5 - 117　前臂旋前和旋后练习示意

（5）腕关节屈曲练习。

患者掌心向上，手握一听饮料或哑铃，匀速向上用力使腕关节屈曲，然后缓慢放松回到原位。根据自己练习的情况可以适当增加哑铃重量，每组 10 次，每天 3 组。

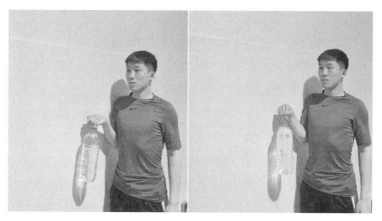

图 5 - 118　腕关节屈曲练习示意

（6）握力练习。

手握橡皮球、橡皮圈或者握力器，用力抓紧，并保持姿势不动。练习时，每组 10 次，每次坚持 5 秒，每天 3 组。

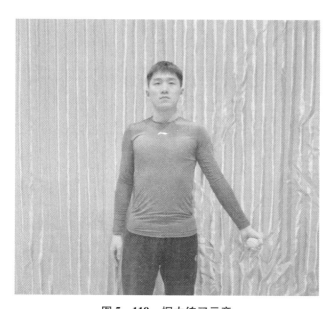

图 5 - 119　握力练习示意

第十四节　腰椎关节常见损伤的评估

一　腰椎棘突检查（Lumbar Spinous Process Exam）

受试者：处于站立位。

操作者：观察腰椎，触诊两侧髂嵴的上方部分。

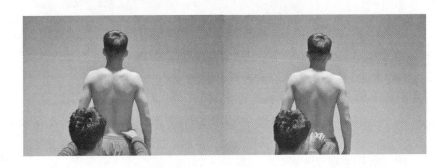

图 5 - 120　腰椎棘突检查（Lumbar Spinous Process Exam）示意

结果解释：触诊两侧髂嵴上方连线的中点，通常相当于第 4 腰椎（L4）至第 5 腰椎棘突间隙，或 L4 棘突。

注意：可向上或向下触诊棘突，鉴别其他腰椎节段。

二　腰椎小而关节碾磨检查（Lumbar Facet Gring Test）

受试者：坐姿，双臂交叉置于胸前。

操作者：位于受试者后面，双手置于受试者肩上。对脊椎施加向下的轴向力量，将受试者腰椎伸 30 度，向左及向右朝外旋转。

阳性结果：在最大伸展和旋转时，会引起腰推的中轴部位疼痛。

结果解释：腰椎小面关节疾病，与旋转侧为同侧。

三　Gaenslen 检查（Gaenslen test）

受试者：仰卧于检查台边缘，对侧髋关节和膝关节屈曲（小腿抵住躯干）。同侧臀部一部分离开检查台台面，使骶髂关节位于检查台边缘。

操作者：站在受试者一侧，轻轻将受试者膝部向下压，使其离开检查台边缘；可同时用力压迫受试者对侧膝部，使其更为弯曲，并固定住骨盆。

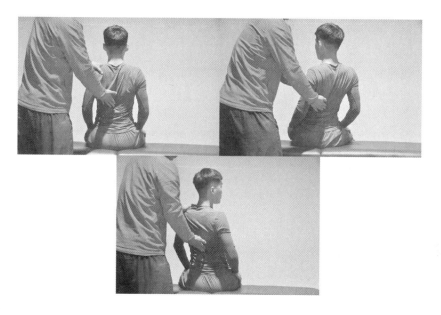

图 5 – 121 腰椎小而关节碾磨检查（Lumbar Facet Gring Test）示意

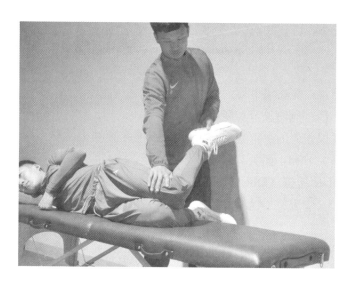

图 5 – 122 Gaenslen 检查（Gaenslen test）示意

阳性结果：骶髂关节疼痛。

结果解释：髂关节功能障碍或小面关节功能障碍。

四　Yeoman 检查（Yeoman's Test）

受试者：俯卧于检查台上，检查侧膝关节略微弯曲。

操作者：站在受试者一侧，一只手握住受试者同侧大腿远端前方，另一只手固定住对侧髂嵴，用力将大腿向上拉，使髋关节伸展。

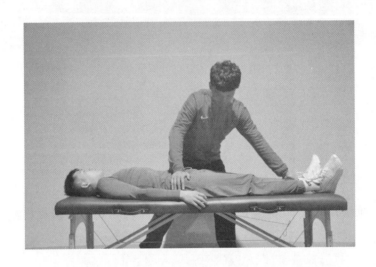

图 5－123　Yeoman 检查（Yeoman's Test）示意

阳性结果：骶髂关节疼痛。

结果解释：骶髂关节功能障碍。

注意：操作者的手部也可置于患者骶椎和腰椎上，使施加的力量分别传到骶髂关节和小面关节。

五　Ober 检查（Ober Test）

受试者：侧卧，下方的大腿呈最大屈曲姿势：上方的膝关节屈曲90 度。

操作者：握住受试者的踝部做被动外展，并伸展其髋关节，使大腿与躯干呈一直线维持受试者稳定姿势，令其髋关节做被动内收，使其大腿沿着身体中线方向平行移动。

阳性结果：大腿在沿着身体中线方向平行移动时，不会垂下（髋关节不能被动地内收到中线位置）。

结果解释：筋膜张肌或髂胫束紧张。

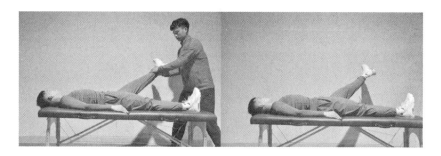

图 5 - 124　Ober 检查（Ober Test）示意

第十五节　腰椎间盘突出

一　腰椎间盘突出的定义

腰椎间盘突出，是脊柱外科常见病和多发病，是引起下腰痛和腰腿痛的最常见原因。腰椎间盘突出症的发病原因是因腰椎间盘的退变，同时纤维环部分或全部破裂，髓核突出刺激或压迫神经根、马尾神经所引起的一种综合征，也是临床上常见的一种脊柱退行性疾病。主要表现为腰疼、坐骨神经痛、下肢麻木及马尾综合征等症状。

二　造成腰椎间盘突出的原因

椎间盘退变是腰椎间盘突出的根本原因。损伤积累、妊娠、遗传因素和先天性发育异常也与腰椎间盘突出有关。对于椎间盘突出产生腰腿痛的机制，一般认为主要是由机械性压迫、炎症刺激反应引起。但长期低头及弯腰劳动、长期坐位工作等不良生活方式也是诱发椎间盘突出的重要因素。

1. 椎间盘退变

随着年龄的增长，椎间盘逐渐退变，纤维环和髓核的含水量逐渐下降，髓核失去弹性，纤维环逐渐出现裂隙。在退变的基础上，劳损积累和外力的作用下，椎间盘发生破裂，髓核、纤维环甚至终板向后突出，严重者压迫神经产生症状。

2. 损伤

积累损伤是椎间盘退变的主要原因。反复弯腰、扭转等动作最易引起椎间盘损伤。

3. 妊娠

妊娠期间整个韧带处于松弛状态，而腰骶部又承受比平时更大的应力，增加了椎间盘突出的风险。遗传因素：小于 20 岁的青少年患者中约 32% 有阳性家族史。

4. 腰椎发育异常

腰椎发育异常使下腰椎承受异常应力，从而增加椎间盘损害的风险。

三　腰椎间盘突出的症状

95% 以上的腰椎间盘突出症患者有腰痛和坐骨神经痛等症状。临床常表现为腰痛，下肢放射性疼痛、麻木、无力，可能表现出脊柱侧凸、腰椎活动度减少、肌肉萎缩或肌力下降等。重度椎间盘突出症患者将出现大小便障碍、鞍区感觉异常。

（1）腰痛；

（2）坐骨神经痛；

（3）下肢麻木；

（4）下肢肌力下降（乏力）；

（5）马尾综合征；

（6）间歇性跛行。

四　腰椎间盘突出的康复治疗

1. 急性期（麦肯基疗法）

（1）俯卧姿势练习：

a. 身体俯卧平躺，双臂放在身体两侧，保持伸直和放松，头转向一侧；

b. 保持该姿势，做几次深呼吸，然后完全放松全身肌肉 2—3 分钟。

（2）俯卧伸展姿势练习：

a. 先保持练习一种姿势；

b. 将手肘放在垂直于肩膀之下的地方，使上半身支撑在前臂之上；

c. 深呼吸几次，然后尽量完全放松腰部的肌肉，保持 2—3 分钟。

（3）卧式伸展练习：

a. 保持俯卧的姿势，面向前方；

b. 将双手放在肩膀之下，摆出准备做俯卧撑的姿势；

c. 伸直手臂，在疼痛可以忍受的前提下尽量撑起上半身；

d. 练习到最后，你的背部要伸展到最大程度，手臂也要尽量伸直。

（4）站立伸展运动：

a. 两脚分开站直，双手放在后腰部，四指靠在脊椎两侧；

b. 躯干尽量向后弯曲，使用双手作为支点。

2. 恢复期

（1）伸展运动。

患者利用手臂力量撑起上半身，骨盆不动，起来后，不在撑起最高位置停留，身体再躺回去。反复做这个动作，把后突的椎间盘挤回去。

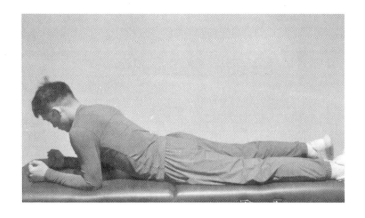

图 5 – 125 伸展运动示意

（2）伸展腰大肌。

患者先平躺在床沿，手扶自己的左脚，拉向胸口，使要伸展的右脚自然下垂。

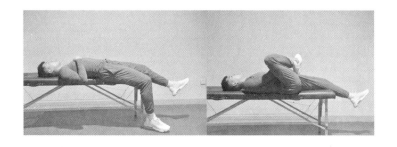

图 5 – 126 伸展腰大肌示意

（3）脊椎旋转运动。

患者平躺，头转向右边时，双膝同时转向左边；头转向左边时，双膝转向右边，两个动作交替做，达到伸展的目的。

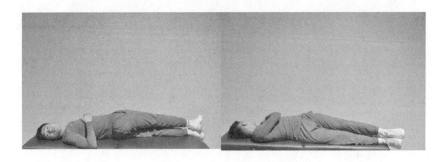

图 5 – 127　脊椎旋转运动示意

（4）单膝牵伸。

患者牵拉一侧膝关节直至感觉到下腰部及臀部适度的牵伸，对侧膝关节重复相同动作。

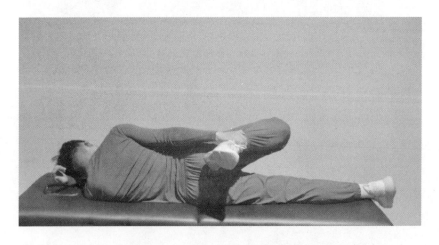

图 5 – 128　单膝牵伸示意

（5）中腰段牵伸。

患者俯卧位置双手扶地，胸部朝地面，尽可能地前伸上体。

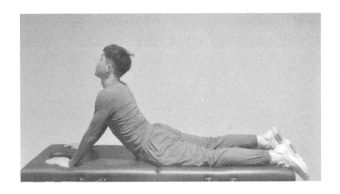

图 5 - 129　中腰段牵伸示意

（6）盆骨提升。

患者通过腹部和臀部肌肉使背部贴近床面。

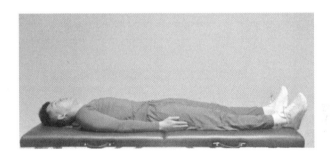

图 5 - 130　骨盆提升示意

（7）后伸运动。

患者手置于后背，使上半身离开床面，同时保持下巴收紧。

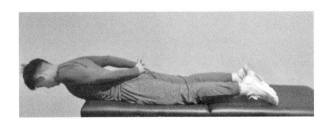

图 5 - 131　后伸运动示意

（8）俯卧髋关节后伸。

患者单脚支撑悬空用力绷直膝盖，同时使下肢离开床面8—10厘米。

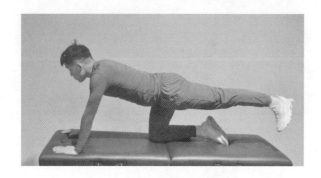

图 5－132　俯卧髋关节后伸示意

（9）异侧肢体伸展。

患者保持一侧膝盖绷直，使下肢离开床面8—10厘米，同时另侧上肢抬高。

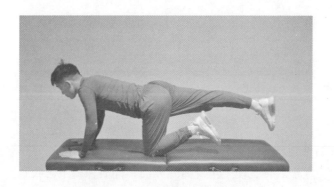

图 5－133　异侧肢体伸展示意

3. 功能期

（1）游泳。

游泳时人体的脊柱由原来直立位变为水平，水的浮力会使腰椎间盘的压力减小，会减少脊柱的负担，腰椎间盘承受的压力也随之降低，在水中运动会使腰背部肌力逐渐增强。

（2）仰卧起坐。

患者将手臂放于颈后或胸前，整个盆骨放平，抬高头部和肩关节，以增强背部肌力。

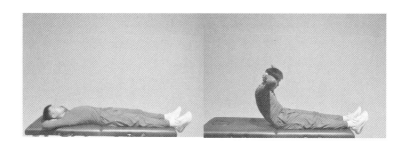

图5-134　仰卧起坐示意

（3）臀桥。

患者仰卧位，双膝屈曲，以足跟、双肘、头部当支点，抬起骨盆，尽量把腹部与膝关节抬平，然后缓慢放下，一起一落为一个动作，连续20—30个，做1—2组。

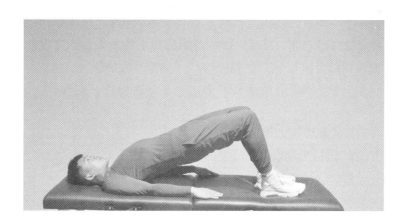

图5-135　臀桥示意

（4）俯卧两头起。

患者吸气收紧腹部，同时手臂和腿同时向上抬起离开地面，拉伸腹肌，收缩竖直肌，稍微停顿，再慢呼气放松，回到原始位置。

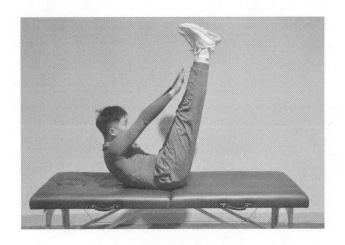

图 5 - 136　俯卧两头起示意

第十六节　腰肌劳损

一　腰肌劳损的定义

腰肌劳损，指腰部肌肉及其附着点的积累性损伤，引起局部慢性无菌性炎症，以腰部隐痛、反复发作、劳累后加重为主要临床表现的疾病。又称"慢性腰部劳损""腰背肌筋膜炎""功能性腰痛"等。

腰肌劳损是导致腰痛的重要原因之一，具有慢性、病程长、易复发的特点。

二　造成腰肌劳损的原因

（1）急性腰扭伤导致长期反复的腰肌劳损。

（2）治疗不及时、处理方法不当。

（3）长期反复的过度腰部运动及过度负荷。如长时期坐位、久站或从弯腰位到直立位手持重物、抬物，均可使腰肌长期处于高张力状态，久而久之可导致慢性腰肌劳损。

（4）慢性腰肌劳损与气候、环境条件也有一定关系，气温过低或湿度太大都可促发或加重腰肌劳损。

三　腰肌劳损的症状

（1）腰部酸痛或胀痛，部分刺痛或灼痛。

（2）劳累时加重，休息时减轻；适当活动和经常改变体位时减轻，活动过度又加重。

（3）不能坚持弯腰工作。常被迫伸腰或以拳头击腰部以缓解疼痛。

（4）腰部有压痛点，多在骶棘肌处，髂骨脊后部、骶骨后骶棘肌止点处或腰椎横突处。

（5）腰部外形及活动多无异常，也无明显腰肌痉挛，少数患者腰部活动稍受限。

四 腰肌劳损的康复治疗

1. 急性期（麦肯基疗法）

（1）俯卧姿势练习。

a. 患者身体俯卧平躺，双臂放在身体两侧，保持伸直和放松，头转向一侧。

b. 患者保持该姿势，做几次深呼吸，然后完全放松全身肌肉2—3分钟。

（2）俯卧伸展姿势练习：

a. 患者先保持练习一种姿势。

b. 患者将手肘放在垂直于肩膀之下的地方，使上半身支撑在前臂之上。

c. 患者深呼吸几次，然后尽量完全放松腰部的肌肉，保持2—3分钟。

（3）卧式伸展练习：

a. 患者保持俯卧的姿势，面向前方。

b. 患者将双手放在肩膀之下，摆出准备做俯卧撑的姿势。

c. 患者伸直手臂，在疼痛可以忍受的前提下尽量撑起上半身。

d. 患者练习到最后，要求背部要伸展到最大的程度，手臂也要尽量伸直。

（4）站立伸展运动：

a. 患者两脚分开站直，双手放在后腰部，四指靠在脊椎两侧。

b. 患者躯干尽量向后弯曲，使用双手作为支点。

2. 恢复期

由于腰骶关节是承受身体重量的大关节，是腰部活动的枢纽，因此，有目的地加强腰背部肌肉的锻炼，如做一些前屈、后伸、侧弯、回旋以及仰卧起坐的动作，使腰部肌肉发达有力，韧带坚强，关节灵活，可增加未受损肌肉的代偿能力，同时也是预防慢性损伤发生的关键性措施。

腰腹训练器是较为简便易行的腰腹肌锻炼方法，通过广场和社区中的体育器材设备系列腰腹训练器进行康复训练。

（1）伸腰训练器。

可锻炼腰腹肌肉，增强腰部柔韧性。方法：患者双手抓住伸腰训练器的两侧把手，腰部向后靠在其弯曲板上，身体尽量向后做伸展运动。每组 10 次，做 4 组。

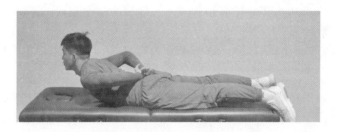

图 5 - 137　伸腰训练器示意

（2）仰卧起坐练习。

患者仰卧位，踝关节置于横杆下，双手交叉贴于脑后，起坐身体向前弯，双肘触膝，然后返回原位。该动作可增强腰腹肌力量和下肢柔韧性，每组 10 次，做 4 组。注意：该练习完成后要充分放松腰背部肌肉，可使用腰背按摩器等辅助放松。

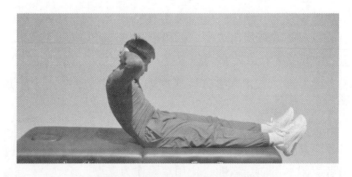

图 5 - 138　仰卧起坐练习示意

（3）倒走。

患者倒走时，应选择相对开阔、平坦、安全性好的场地。双手叉腰或左右摆动，挺胸收腹，行走时脚尖稍离或轻擦地面。倒走时还应配合深呼吸：起步时深吸气，向后退步时深呼气。练习时可根据场地情况走直线或圆圈，每日倒走 2 次，每次倒走 5—10 分钟（除去准备和放松拉伸时间）。倒行应循序渐进，量力而行，步履适中、快慢适度，倒走时全身放松。同时自我判断运动量适宜的标准：锻炼结束后，身体少量出汗、轻微的疲劳感，同时次晨起后感觉疲劳可消失。

（4）俯卧抬腿。

早晨起床前或晚上睡觉前，患者俯卧在床上，两手交叉放在腰上，双下肢有节奏地用力向上抬起、放下，同时挺胸抬头，重复 30—50 次。该训练可以有效增加腰部伸肌群肌肉力量。

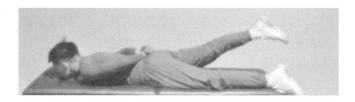

图 5 – 139　俯卧抬腿示意

（5）踢腿。

患者站立位，双手叉腰或一手扶墙面，双腿交替向上踢腿到胸部高度以上，交替发力尽量前踢后伸。双脚交替每组 30 次，做 4 组。

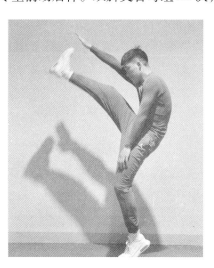

图 5 – 140　踢腿示意图

3. 功能期

（1）臀大肌训练。

患者侧卧，收紧腹部及下腰部并保持身体核心稳定。肩部与髋部应在一条直线上。保持膝关节弯曲角度由臀部发力将一侧腿部向外侧抬起。感受臀部侧上方的发力。每组 10 次，做 4 组。

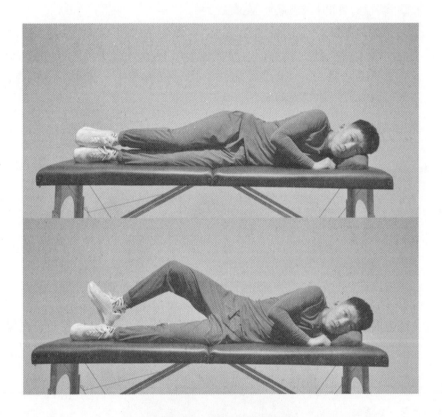

图 5 - 141　臀大肌训练示意

（2）内收肌训练。

患者仰卧位，激活一侧腿靠近操作者。操作者取一条弹力末端固定，中间套在患者外侧脚踝处，使其分别在不同高度进行抗阻内收动作训练。每组 10 次，两腿交替做 4—6 组，每组都要做到患者力竭。训练过程中看患者承受能力，可以将床面逐渐降低，甚至可以做侧支撑的训练。

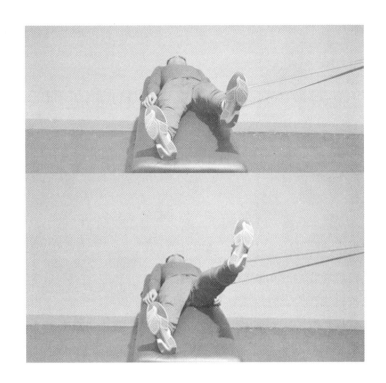

图 5 - 142　内收肌训练示意

（3）髋关节灵活性训练。

练习时患者选择坐位，两腿及大小腿尽可能呈 3 个 90 度夹角，在保持 3 个 90 度的情况下进行来回转髋训练。每组 10 次，每次训练做 4 组。

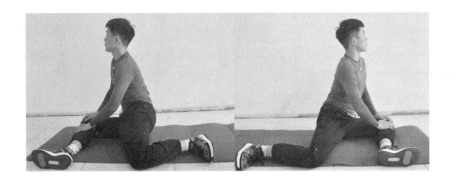

图 5 - 143　髋关节灵活性训练示意

第六章　下肢常见运动损伤的处理

第一节　髋关节常见损伤的评估

一　松垮检查（Slump Test）

受试者：坐在检查台边缘，骨盆直立，躯干松垮屈曲，双腿下垂。

操作者：轻轻将手置于受试者颈部，引导其颈部和躯干呈完全屈曲，继续施加固定的轻巧力量，令受试者保持该姿势。握住受试者的踝部，使髋关节被动屈曲至90度，并使膝关节完全伸直，然后将受试者的足部背屈。

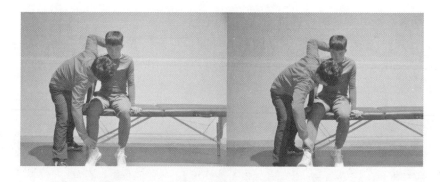

图 6 - 1　松垮检查示意

阳性结果：引起下背部和（或）下肢疼痛。当颈椎和躯干不再屈曲时，疼痛应可解除。

结果解释：神经根炎或坐骨神经受刺激。

二 股骨前倾（Femoral Anteversion）

受试者：俯卧位，膝关节屈曲至90度，腿部位于中立位内旋/外旋姿势。

操作者：将手置于大腿外侧股骨大转子上。旋转受试者髋关节，使其股骨大转子与检查台面平行，然后测量此时该角度与90度的差值：所得结果即为股骨颈轴向与膝部轴向的相差角度。

正常范围：成年人的前倾角度差异较大，男性的平均为8度，女性为14度（随着年龄增长而减小，直至骨骼成熟）。

三 Hoover 征（Hoover's sign）

受试者：仰卧在检查台上。

操作者：双手呈杯状，捧住双踝，令受试者的一条腿抬起。

阳性结果：此时，受试者并未伸展对侧腿部，而是操作者的对侧手部感受到施加力，则表示受试者并未尽全力去抬腿。

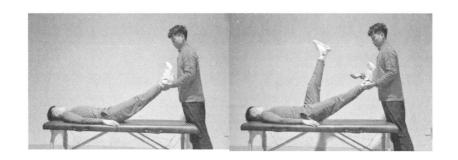

图 6-2 Hoover 征（Hoover sign）示意

结果解释：受试者配合检查的依从性较差。

四 胸部旋转（Thoracic Rotation）

受试者：端坐在检查台上或检查椅上，双臂交叉置于胸前，保持该姿势。

操作者：站在受试者身后，双手置于受试者双肩上，提示受试者保持骨盆不动，同时上身左右旋转。

阳性结果：骨盆和躯干旋转角度小于45度。

结果解释：受试者胸椎和腰椎关节的肋骨、椎间盘和（或）小关节活动受限。

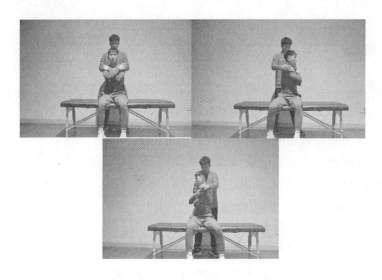

图 6 – 3　胸部旋转（Thoracic Rotation）示意

注意：检查时不可让受试者的骨盆举高离开检查台面，以免造成假性，让人误以为增加了活动范围。

五　Thomas 检查（Thomas Test）

受试者：仰卧在检查台上，臀部置于检查台边缘，使骶髂关节正好位于边缘的上端，抱住膝部前方向上拉，使大腿贴近身体，让髋关节和膝关节做最大屈曲。

操作者：观察髋部的移动，必要时固定住受试者腿部。

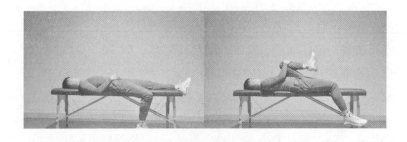

图 6 – 4　Thomas 检查（Thomas Test）示意

阳性结果：受试者未能维持在中立位，而是维持在某种屈曲的角度下，或合并出现腰骶椎前屈的现象。

结果解释：髂腰肌紧张，髂股韧带紧张，或其他髋部屈曲挛缩的情况。

六　髂胫束挛缩试验

受试者：侧卧在检查台上，患侧下肢在上（尽量外展），随后屈膝90度，使髂胫束松弛然后放松外展的大腿。

操作者：观察患腿的位置。

阳性结果：若外展的大腿放松后仍保持在外展位，本试验为阳性。

结果解释：髂胫束挛缩。

第二节　膝关节常见损伤的评估

一　髌骨上方压迫检查

受试者：检查台仰卧，膝关节被动伸直。

操作者：一只手的手指置于受试者髌骨下端，另一只手在受试者髌骨周围施加压力。从近心端至远心端移动，将液体推向位于髌骨下方的另一只手处。

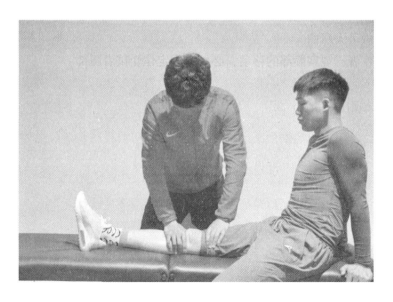

图6-5　髌骨上方压迫检查示意

阳性结果：压迫膝关节近心端，会使髌骨下方的手指向上升，说明膝关节内有积液。

结果解释：膝关节积液。

二　向前拖曳检查

受试者：仰卧在检查台上，膝关节屈曲。

操作者：坐在检查台边缘，并轻坐在受试者足部加以固定，双手握住受试者的小腿近端，两手拇指位于近端胫骨前方的两侧，并用手指环绕住小腿后方，试着用力将胫骨相对于股骨向前拉动。

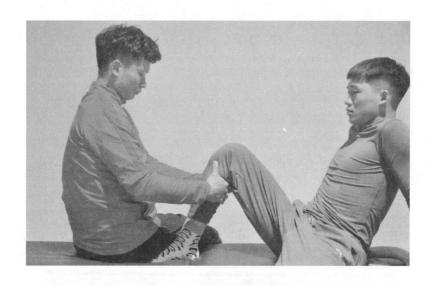

图6-6　向前拖拽检查示意

阳性结果：与健侧相比，该胫骨从股骨端向前移动5毫米左右。

结果解释：前交叉韧带不稳或撕裂。

注意：向前移动不足1厘米时，可能属于正常现象。倘若受试者未完全放松，或半月板撕裂等情况，也可能出现假阴性结果。

三　外侧稳定度检查

受试者：仰卧在检查台上，膝关节完全伸展。

操作者：一只手置于受试者膝部后内侧，同时在小腿远端施加向内的力量，对膝关节形成内翻的力量，使腓侧副韧带受到张力以支撑下肢。在膝关节屈曲0—30度时，分别做此操作。

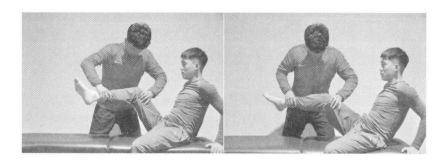

图 6-7　侧稳定度检查示意

阳性结果：在膝关节外侧关节线上出现疼痛和（或）关节腔隙增大。

结果解释：腓侧副韧带不稳定，后外侧关节囊、前交叉韧带或后交叉韧带损伤。如果在膝关节屈曲 30 度时出现阳性检查结果，则为腓侧副韧带、后外侧关节囊或腘肌损伤。

四　内侧稳定度检查

受试者：仰卧在检查台上，膝关节完全伸展。

操作者：一只手置于受试者膝部后外侧，同时在小腿远端施加向外的力量，对膝关节形成外翻的力量，使胫侧副韧带受到张力以支撑下肢。在膝关节屈曲 0—30 度时，分别做此项操作。

阳性结果：在内侧关节线上出现疼痛和（或）关节腔隙增大。

结果解释：胫侧副韧带不稳定和（或）前交叉韧带或后交叉韧带撕裂。如果在膝关节屈曲 0 度时出现阳性检查结果，很可能为撕裂，也有可能为前交叉韧带或后交叉韧带或后面关节囊损伤。如果在膝关节屈曲 30 度时出现阳性检查结果，但在膝关节屈曲 0 度时为阴性检查结果，则受伤部位可能局限于胫侧副韧带。

五　McMurray 检查

受试者：仰卧在检查台上。

操作者：一只手呈杯状，捧住受试者足跟。将受试者膝关节完全屈曲，足部外旋，再将膝关节完全伸展。在足部内旋下，重复上述检查。

阳性结果：膝关节伸展时，在膝部内侧或外侧关节线上出现咔嗒声、疼痛和（或）不连续声音。

结果解释：内侧或外侧半月板病变。

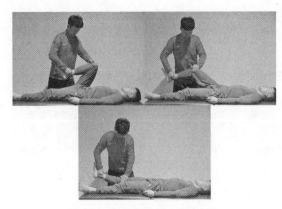

图 6－8　McMurray 检查示意

第三节　髂胫束综合征

一　什么是髂胫束综合征

髂胫束摩擦综合征，经常出现于自行车、长跑和竞走运动员身上。主要原因是髂胫束与股骨外上髁过度摩擦，导致韧带或滑囊炎症。主要症状为肿胀、疼痛。髂胫束经过股骨，经常接触到股骨外上髁。当膝关节伸直或屈曲时，髂胫束就会于股骨外上髁外滑过，当屈曲为 20—30 度时，对髂胫束的摩擦力最大。反复摩擦导致炎症发生，髂胫束的滑动受到阻碍，引起活动时的疼痛。

二　造成髂胫束综合征的原因

过度运动是引发髂胫束炎症的常见理由，常见于高强度、长距跑或自行车项目。患者臀部（臀中肌）力量稳定性不足，导致髂胫束紧张，同时代偿臀中肌的功能，变紧的髂胫束会摩擦股骨外上髁，从而引发疼痛。当患者下蹲到某个角度时疼痛感出现，继续下蹲后疼痛感便减轻或消失。通俗讲便是：患者腿部力量不足，导致髂胫束需要承载更大的负荷，该负荷下频繁运动会摩擦膝盖骨外侧，长期摩擦出现炎症，最终造成疼痛。

三　髂胫束综合征的症状

（1）股骨外侧髁或其周围出现疼痛，痛感以刺痛为主。

（2）跑步时疼痛加剧，尤其在下坡时痛感明显。因为下坡时股四头肌（大腿前侧肌肉）处于离心收缩状态，增加了肌肉负担，膝关节附近的筋膜所受张力也增加。

（3）膝关节屈曲 20—30 度或伸直时疼痛最明显。

（4）髋关节外展时力量降低，严重时，疼痛甚至会放射至大腿及小腿的外侧，同时运动时发生弹响。

四　髂胫束综合征的康复治疗

1. 急性期

绝大多数髂胫束综合征可在休息、停止运动训练数周后自行缓解。但对于产生症状 1 周内的患者（该阶段属于急性期），需要有效控制症状。

（1）日常生活、运动时，要避开引起疼痛的动作（出现疼痛就停止动作）。

（2）冰敷：15 分钟/次，一日 3—6 次，该过程中要防止患者局部冻伤，同时推荐采用少量冰进行按摩。

2. 恢复期

当日常活动时膝关节外上方疼痛逐渐消退，患者就可以在操作者的指导下逐渐恢复体育运动。临床经验表明：大多数运动爱好者一旦正常开始好转，便可在 6—8 周内全面康复（情况特殊者需要 3—6 个月的康复时间）。如果症状持续超过 6 个月，则需要考虑进一步的治疗如手术，但该过程需做到以下几点。

（1）开始恢复运动时，运动量应该设置在受伤之前的 50% 左右。

（2）最开始的 2—4 周应该避免在坡道上运动。

（3）继续前面提到的肌力训练、拉伸练习。

（4）锻炼后立即进行冰敷和拉伸运动，具体操作是先拉伸后冰敷。

（5）循序渐进地量化提升运动量，每周增加 10%—20%。

（6）如果恢复期运动出现较轻的疼痛（打分量级：10 分为最疼，自我主观评价打到 3 分则为较轻疼痛），不影响患者继续跑步等运动。如果达到 4 分以上，则需要减量或停止运动。

3. 功能期

训练后期可以让患肢站立在一个枕头或砖上以增加训练难度。

（1）患者面向桌子，以患肢作支撑脚站立，稍微屈膝，保持大腿肌肉收紧。在维持该动作的同时让健肢向身后摆动，慢慢地放回原位并重复 20 次。

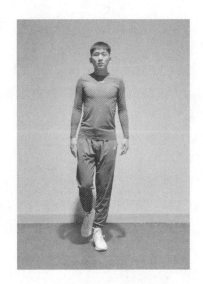

图 6 - 9 髂胫束综合征稳定性练习示意

（2）患者转身 90 度，使患肢靠近桌子或门框。以患肢作支撑脚站立，稍微屈膝，保持大腿肌肉收紧。在维持该动作的同时让健肢向外侧摆动，慢慢地放回原位并重复 20 次。

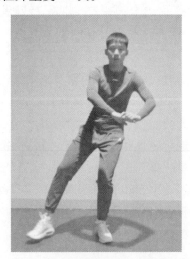

图 6 - 10 髂胫束综合征下肢摆动练习示意

（3）患者继续转身 90 度，使身体背向桌子或门框。以患肢作支撑脚站立，稍微屈膝，保持大腿肌肉收紧。在维持该动作的同时让健肢向前踢出，慢慢地放回原位并重复 20 次。

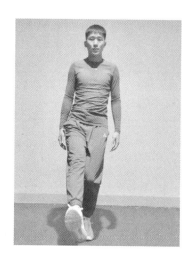

图 6 - 11　髂胫束综合征下肢前踢练习示意

（4）患者再转身90度，使健肢靠近桌子或门框，以患肢作支撑脚站立，稍微屈膝，保持大腿肌肉收紧。在维持该动作的同时让健肢交叉踢向患肢内侧，慢慢地放回原位并重复20次。

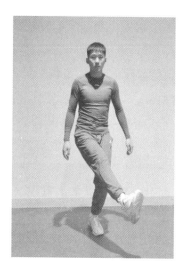

图 6 - 12　髂胫束综合征下肢交叉踢向患肢内侧练习示意

（5）臀中肌的力量练习：患者仰卧位，双腿伸直上举至髋关节90度，弹力带跨过双脚并用双手拉紧，随后双腿做开合运动，重复20次。

（6）患者在泡沫轴上进行自我放松，在放松过程中会体会到一点疼痛，该现象属于正常现象。伴随放松时间的增加，该疼痛感逐渐减轻。该环节的放松要上下来回滚动，促使大腿前侧、外侧肌肉均被滚压到，放松时间需保持在 3 分钟以上。

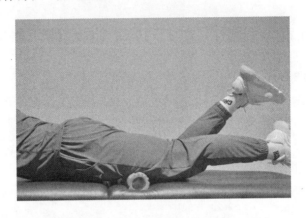

图 6-13　泡沫轴自我放松示意

第四节　髌骨关节疼痛综合征

一　什么是髌骨疼痛综合征

髌骨疼痛综合征（PFPS），指髌骨关节软骨的表层下出现变异，导致患者轻微不适、发炎，严重者在关节内窥镜检查时可以发现部分变形。大多情况是由于髌骨关节劳损、创伤及错位引发，是运动医学门诊病例中最常见疾病之一。30% 女性和 20% 男性膝关节功能障碍是由这种潜在因素导致的，常出现于年轻和活动频繁的人群中。

二　造成髌骨疼痛综合征的原因

由于髌骨在股骨远端髁间窝里的运动轨迹发生偏移，这种异常的偏移，使髌骨与股骨之间的压力与摩擦力增加，长此以往，软骨磨损发炎水肿，引发关节疼痛。具体包括以下几点原因：

（1）股四头肌力量不足或紧张：尤其是股内侧肌肌力弱，不能维持髌骨内侧稳定性，髌骨外移。紧张的股四头肌会导致髌骨高位，使关节压力增大。

（2）臀肌无力：骨盆稳定性差，在跑、走、跳运动过程中膝内扣，大腿外侧肌肉紧张，髌骨位置外移，对髌骨关节的压力与摩擦力增加。

（3）腘绳肌紧张：该肌肉紧张会导致股四头肌张力增大，从而髌骨在股四头肌高张力状态下被重重地压向股骨髁，关节压力增加。

（4）扁平足：前足过度旋前，引起胫骨内旋，使髌骨轨迹向外偏移，同时 Q 角也会增大。

三　髌骨疼痛综合征的症状

患有髌骨疼痛综合征的人通常会出现弥散性髌周或髌后甚至腘窝部位的疼痛，在蹲坐、上楼梯或膝关节屈曲久坐时，疼痛加剧，患处有时更会发出摩擦声、出现假交锁（卡住）或脚软的现象。

四　剥脱性骨软骨炎的康复治疗

1. 急性期

运动损伤急性期的处理仍要遵守 POLICE 处理原则：即保护关节、减少运动量、减少关节局部负荷、促进炎症消退。

2. 恢复期

（1）拉伸髂胫束。

患者双脚交叉站立，左脚在前上方，右腿在后，左手扶墙或者椅子；身体保持稳定，身体向左侧侧屈同时身体重心下降，髋部向右侧顶出去到有明显牵拉感。保持 30 秒，重复 3—5 次，两边依次进行。

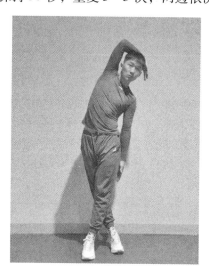

图 6-14　拉伸髂胫束示意

（2）拉伸大腿前侧肌群。

操作者协助拉伸大腿前侧肌群，当患者大腿前方有明显牵拉感。保持30秒，重复3—5次，两边可依次进行。

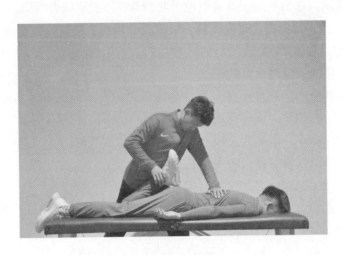

图6－15 拉伸大腿前侧肌群示意

（3）拉伸大腿后侧肌群。

操作者协助患者进行大腿后侧肌群的拉伸，其适宜拉伸范围因人而异。遵循原则是：患者大腿后方有明显牵拉感，该感觉下保持30秒，重复3—5次，两边可依次进行。

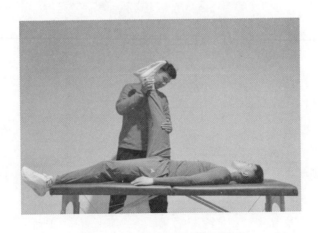

图6－16 拉伸大腿后侧肌群示意

3. 功能期

（1）臀桥训练。

患者脚尖抬起，脚跟用力，呼气抬起臀部，吸气放下。每组 15—20 次，每次做 3 组，每天做 3 次。

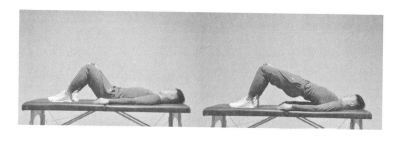

图 6 – 17　臀桥训练示意

（2）蚌式运动。

患者侧卧位，双腿屈髋 45 度，屈膝 90 度，踝关节并在一起，肘支撑；稳定躯干，踝关节并起，双膝呼气打开，吸气放下。每组 15—20 次，每次做 3 组，每天做 3 次。

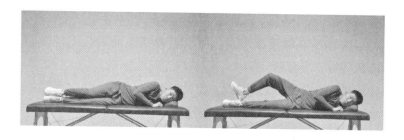

图 6 – 18　蚌式运动示意

（3）靠墙静蹲训练。

靠墙静蹲训练是防止髌骨软骨磨损有效训练方法之一，静蹲时膝关节屈曲角度由小逐渐变大。即开始训练时膝关节微屈以不引起膝痛为宜，站立时间为 2 分钟。经过一周时间训练后，可增加至 5 分钟，随后，逐渐加大膝屈曲角度。患者根据自身感受可以选多个无痛角度依次练习，每个角度下保持 5 分钟静蹲为 1 组，每次练习组数不超过 6 组，中间休息 1 分钟，练习总时间不超过 30 分钟，每天可练习 2—3 次。

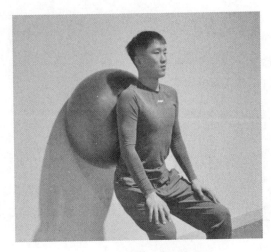

图 6 - 19　靠墙静蹲训练示意

第五节　髌骨半脱位

一　什么是髌骨半脱位

髌骨半脱位，指髌骨在髌骨关节中的运行轨迹发生改变，导致髌骨向外侧进行滑移的一种临床表现。一般患者在患病后会出现髌骨畸形，髌骨功能障碍等不良症状。

二　造成髌骨半脱位的原因

导致髌骨半脱位的原因整体上可分为两种：先天性原因和后天外在损伤。

（1）先天原因：先天性原因主要是指患者身体本身就是高位髌骨或髌骨长得比别人厚、大，久而久之就会出现髌骨半脱位症状。

（2）后天外在损伤：大多是指患者在跑步或做其他剧烈运动时，出现猛力动作或动作不当，导致髌骨向外侧滑移的一种症状。

三　髌骨半脱位的症状

（1）有明确的外伤史，受伤之后出现膝关节剧烈疼痛，随后出现肿胀。疼痛绝大多数位于髌骨周围，其中以内侧较为长见。肿胀的原因可能是关节腔内出血或慢性滑膜炎刺激。

（2）髌骨局部畸形，髌骨半脱位一般在屈膝时出现，髌骨绝大多数是由内测滑向外侧，当伸膝时，有时能自己复位到原来位置。

（3）功能障碍，髌骨半脱位导致髌骨和髌骨关节之间的位置发生错乱，活动时脱离正常位置，因此造成膝关节部分活动不能完成，或者完成时比较费力。

（4）如果髌骨半脱位症状长时间得不到改善，则会发展为习惯性脱位，从而增加活动时髌骨脱位的概率。髌骨半脱位可以通过手法进行复位，但其根本问题的解决仍需要系统的康复训练。以下总结髌骨半脱位的常见临床表现。

（1）髌骨可见平移（常位于膝部外侧）；

（2）膝盖出现疼痛，尤其是负重和伸膝时；

（3）膝盖肿胀同时髌骨有摇晃感；

（4）触碰髌骨周围时有痛感；

（5）在负重时有不稳定或失去平衡的感觉；

（6）大腿常出现无力症状。

四　髌骨半脱位的康复治疗

1. 急性期

（1）站立位腘绳肌拉伸练习。

患者患侧腿伸直，把脚跟放在约 40 厘米高的矮凳上，以髋关节为轴，身体前倾，大腿后方有轻度的牵拉感时维持姿势不动。注意保持双肩平衡、背部挺直，防止转肩或弓背。每组 3 次，每次坚持 15—30 秒，每日 3 组。

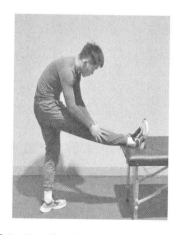

图 6 - 20　站立位腘绳肌拉伸练习示意

（2）股四头肌拉伸练习。

患者侧向站立在墙边，身体离墙约30厘米，患侧腿在外，膝关节屈曲，并用手握住踝关节，用力将脚跟贴近臀部，注意保持眼睛面向正前方，背部挺直，不要低头或弓背。每组3次，每次坚持15—30秒，每日3组。

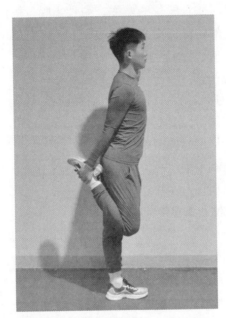

图6-21　股四头肌拉伸练习示意

（3）侧卧位抬腿练习。

患者侧卧位，患侧腿在上，将腿绷直，向上抬高约30厘米，维持姿势不动，注意腿放下时匀速缓慢。每组3次，每次坚持10秒，每日3组。

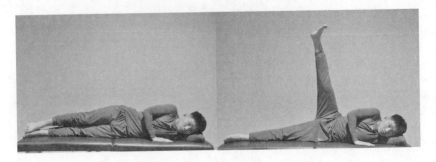

图6-22　侧卧位抬腿练习示意

（4）坐位股四头肌收缩练习。

患者坐姿位，将患侧腿伸直，健侧腿自然屈曲，患侧膝关节后方（腘窝）用力下压床面，使股四头肌有收缩绷紧感。每组 10 次，每次坚持 10 秒，每日 3 组。

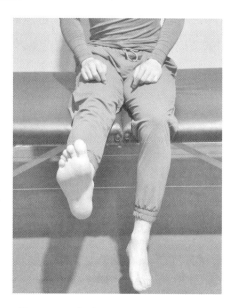

图 6-23　坐位股四头肌收缩练习示意

（5）直腿抬高练习。

患者半仰卧位，健侧腿膝关节弯曲，以便使足底踩在床面上，患侧腿伸直，股四头肌用力收缩绷紧，将腿抬离床面约 20 厘米，维持姿势不动，注意膝关节不要弯曲，抬腿不要过高，腿放下时匀速缓慢。每组 10 次，每日 3 组，每次练习应使腿部有明显的疲劳感。

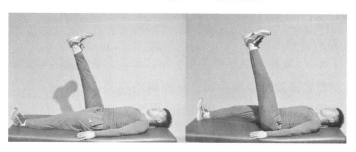

图 6-24　直腿抬高练习示意

2. 恢复期

（1）抵球靠墙下蹲练习。

患者背向墙站立，双脚分开与肩同宽，脚跟离墙约 60 厘米，将篮球或足球放在腰部正中，向后用力将球抵在墙上，缓慢下蹲使球滑向肩部，膝关节屈曲约 45 度，维持该姿势不动，注意保持双肩放松，躯干挺直，滑动时动作匀速缓慢。每组 10 次，每次坚持 10 秒，每日 3 组。

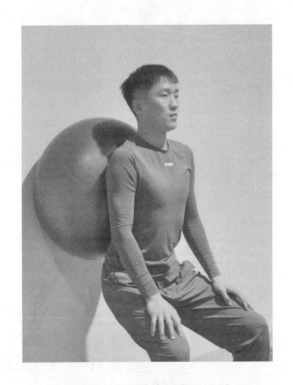

图 6–25 抵球靠墙下蹲练习示意

（2）膝关节稳定性练习。

准备 1.5—2 米长的弹力带或拉力带，两端打结做成双股环状，打结端固定在门把或床腿上，另一端套在健侧腿踝关节上，使患者进行稳定性支撑。根据患者自身情况，进行稳定支撑，坚持不住时停止，休息 5 分钟后重复上述动作。

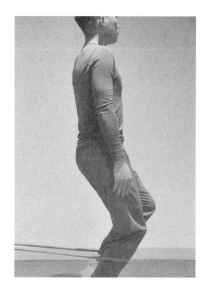

图 6 – 26　膝关节稳定性练习示意

（3）前向稳定性练习。

患者面向固定物站立，身体重心放在患侧腿，膝关节略微屈曲，患侧腿向后用力拉弹力带。每组 10 次，每日 3 组。

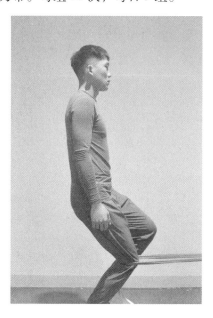

图 6 – 27　前向稳定性练习示意

（4）外侧稳定性练习。

患者转体 90 度，患侧腿靠近固定物站立，并向内用力拉弹力带。每组 10 次，每日 3 组。

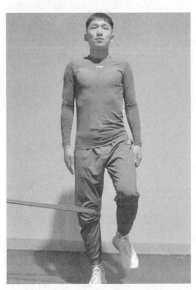

图 6 - 28　外侧稳定性练习示意

（5）后向稳定性练习。

患者转体 90 度，身体背向固定物，膝关节略微屈曲，患侧腿向前用力拉弹力带。每组 10 次，每日 3 组。

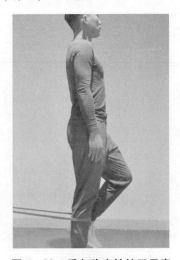

图 6 - 29　后向稳定性练习示意

（6）内侧稳定性练习。

患者转体90度，健侧腿靠近固定物，患侧腿向内侧用力，牵拉弹力带。每组10次，每日3组。训练时如感觉单腿站立有困难，可以准备一把椅子，手扶椅背辅助平衡。

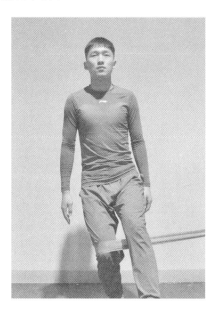

图6-30　内侧稳定性练习示意

3. 功能期

（1）膝关节伸直抗阻练习。

准备1.5—2米长的弹力带或拉力带，两端打结做成双股环状，打结端固定于门缝或床腿，患者背向固定物，坐在治疗床（长凳、床等）上，患侧腿放于床沿外侧，将弹力带套在脚踝上方，自然屈膝下垂，随后伸膝向前拉弹力带。每组10次，每日3组。

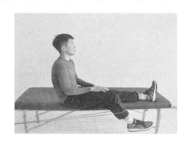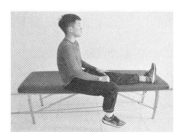

图6-31　膝关节伸直抗阻练习示意

（2）站立位腓肠肌拉伸练习。

患者面对墙站立，身体重心前倾，双手扶墙与肩同高，双腿呈弓箭步，健侧腿在前，患侧腿在后并保持全脚掌着地，患侧腿脚跟向外轻轻旋转，同时身体继续向墙靠近，当患侧小腿后方有牵拉感时，维持姿势不动，每组练习时，可以交换双腿位置，各练习 3 次。每组 3 次，每次持续 15—30 秒，每日 3—5 组。

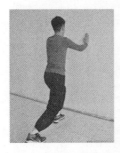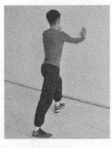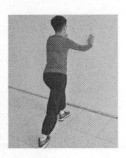

图 6-32 站立位腓肠肌拉伸练习示意

（3）侧卧位双腿开合练习。

患者侧卧位，健侧在下，髋关节和膝关节稍屈曲，双脚并拢，缓慢向上打开患侧腿，并维持 2 秒，再缓慢合拢双腿。每组 10 次，每次坚持 2 秒，每日 3 组。

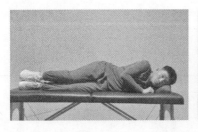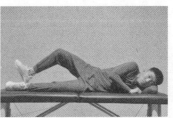

图 6-33 侧卧位双腿开合练习示意

（4）髂胫束拉伸练习。

患者双腿交叉，患侧腿在后，患侧手臂向上伸展贴住对侧耳朵，身体向健侧倾斜，当患侧髂胫束有牵拉感时，维持姿势不动，每组练习时，可以交换双腿位置，各练习 3 次。每组 3 次，每次持续 15—30 秒，每日 3—5 组。

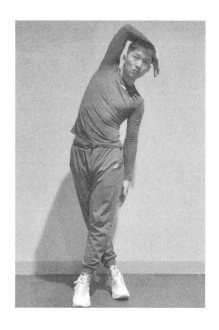

图 6 - 34　髂胫束拉伸练习示意

（5）臀桥。

患者仰卧位，双腿屈膝 90 度，膝盖之间夹一个有弹性的球微微用力，做动态臀桥的动作，呼气抬起，吸气放下。每组 15—20 次，每天 3 组。

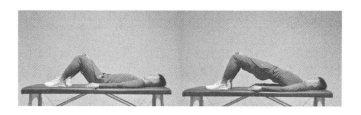

图 6 - 35　臀桥示意

（6）股四头肌训练。

患者坐姿或仰卧位，膝盖下放一个大毛巾或排球垫高，脚尖向髌骨的方向做勾脚动作，随后伸直膝盖。大腿前侧肌肉收缩，尽量去感受大腿前侧偏内侧肌肉的收缩，呼气时抬起，吸气时放下。每组 15—20 次，每天 3 组。

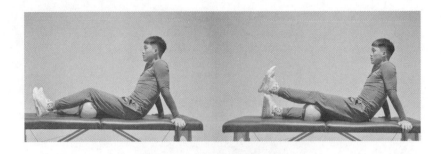

图 6 – 36　股四头肌训练示意

（7）训练大腿内侧肌群。

患者仰卧位，训练左侧腿时，将右腿屈膝放在左腿前上方，左脚微微勾脚，呼气时左腿向上抬起，吸气时放下。每组 10—15 次，每天 3 组。

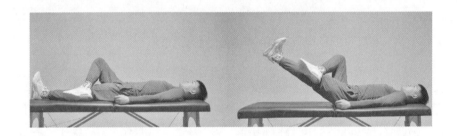

图 6 – 37　训练大腿内侧肌群示意

（8）臀肌训练。

患者俯卧跪位，双臂伸直支撑，左腿缓慢抬离床面尽量后伸，抬至最高保持 3—5 秒缓慢放下，双腿交替练习。每组 10—15 次，每天 3 组。

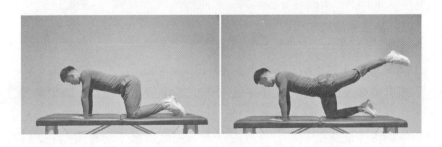

图 6 – 38　臀肌训练示意

（9）动作模式训练。

患者站立位，在平地上训练单腿站立，脚下可加一块踏板，站立时保持髌骨位置对准第二脚趾方向。吸气时支撑腿脚跟缓慢向上抬起，保持 2 秒，同时注意髌骨位置对准第二脚趾方向始终不变，呼气时回到站立位。每组 10—15 次，每天 3 组。

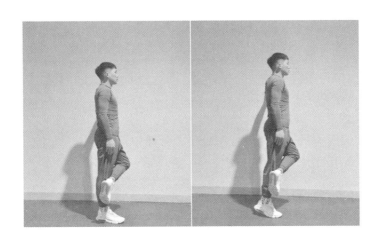

图 6-39　动作模式训练示意

第六节　髌腱炎

一　什么是髌腱炎

髌腱，指连接髌骨（膝盖骨）与小腿胫骨之间的肌腱。该位置受损或出现炎症时，称为髌腱炎，通常又被叫作"跳跃者膝"。

二　造成髌腱炎的原因

（1）患者运动过量并且运动后未进行充分的放松；

（2）患者自身体重过大；

（3）腿部肌肉紧张；

（4）下肢骨骼排列出现问题；

（5）高位髌骨；

（6）整体力量不均衡。

三 髌腱炎的症状

髌腱炎临床表现为：蹲跳痛、上下楼梯痛、下蹲时腿打软，但平路行走时不受影响。进行查体时患者可以感受到髌骨尖或髌腱部有压痛感，同时操作者可以明显触摸到受试者髌腱变粗。单脚蹲起试验结果为阳性（受试者单腿下蹲，当下蹲到90—135度时出现疼痛、发软现象，同时蹲下后，单腿不能再起立），抗阻伸膝试验阳性（90度左右最痛）。髌腱炎根据病症严重程度一般分为四期：①运动后出现疼痛；②开始运动时出现疼痛，运动中疼痛消失，运动后出现疲劳和疼痛；③运动时和平时均出现疼痛；④髌腱撕裂。

四 髌腱炎的康复治疗

1. 急性期

（1）股四头肌拉伸：患者俯卧位，身体中正，操作者帮忙拉伸患者股四头。每组3次，每次坚持15—30秒，每日3组。

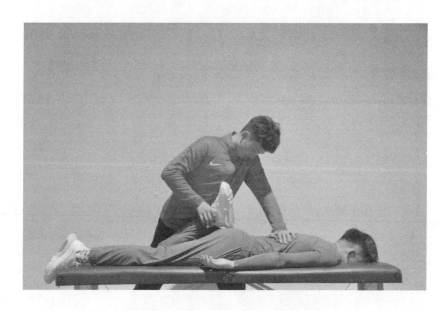

图6－40 股四头肌拉伸示意

（2）拉伸内收肌群：患者仰卧位，膝关节屈曲并勾脚尖。操作者双手放于膝盖内侧，同时向两侧下压，使患者大腿内侧有拉伸感。

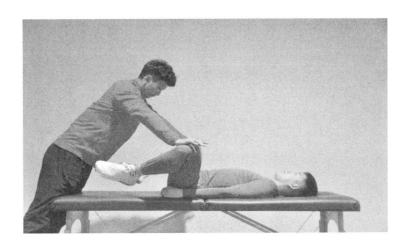

图 6 - 41　拉伸内收肌群示意

（3）拉伸腘绳肌：患者俯卧位，身体中正，下肢伸直，踝关节屈曲（勾脚），拉伸腘绳肌，当患者大腿后方有明显牵拉感，保持 30 秒，重复3—5 次，两边可依次进行。

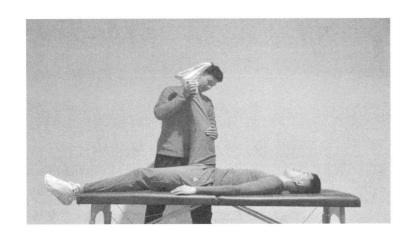

图 6 - 42　拉伸腘绳肌示意

（4）拉伸外展肌群：患者仰卧位，身体中正，左腿伸直，右腿屈膝跨过左腿，操作者位于右侧，左手放于右膝外侧，右手握住左腿脚踝，同时两手做相对用力，当左腿外侧有明显牵拉感时，保持 30 秒，重复

3—5 次，两边可依次进行。

2. 恢复期

（1）臀桥：患者屈膝仰卧，足跟靠近臀部，勾脚尖，以上背部和足跟为支点将臀部尽量抬高，动作完成过程中，使髋、膝、踝尽量保持在一条直线上。

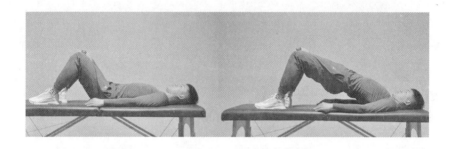

图 6 – 43 臀桥示意

（2）伸肌锻炼：患者仰卧位，将一侧膝关节屈曲尽量贴向胸部，双手握于膝盖下方，固定 5—10 秒，逐渐伸直膝关节，两腿交替进行。重复10—20 次。

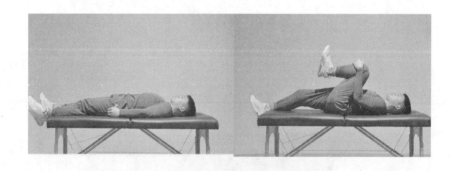

图 6 – 44 伸肌锻炼示意

（3）股后肌群锻炼：患者俯卧位，准备 1.5—2 米长的弹力带或拉力带，两端打结做成双股环状，打结端固定于门缝或床腿，将另一端套在脚踝处，逐渐牵拉弹力带，使脚跟向臀部移动，随后缓慢放松，双腿交替进行。每组 10—15 次，每天 3 组。

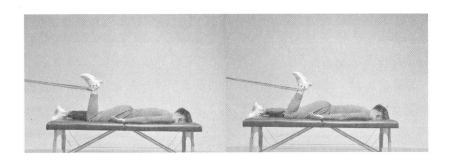

图 6 – 45　股四头肌锻炼示意

3. 功能期

（1）静蹲。

患者两脚平行分开与肩同宽，脚尖向前，背部贴紧墙面，臀部收紧，膝关节屈曲下蹲 90—110 度，以不引起疼痛为准，下蹲时膝盖不要超过脚尖。每次 1—2 分钟，每天 6—8 次。

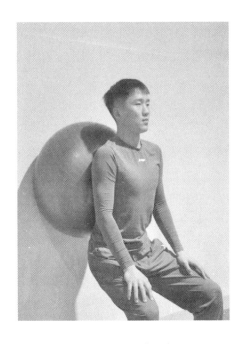

图 6 – 46　静蹲示意

（2）仰卧抗阻勾脚练习。

患者身体仰卧于垫上，身体中正，两手放于身体两侧，两脚并拢，将弹力带套在单侧脚背，在保持弹力带始终紧绷的状态下，弯曲膝关节，脚后跟靠近臀部，再慢慢地还原到起始位置。注意臀部不要用力，始终保持骨盆稳定，每组 15—20 次，每天 4—6 组。

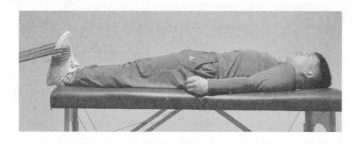

图 6 – 47　俯卧抗阻勾脚练习示意

（3）单腿屈膝练习。

患者站姿，双手叉腰，患侧腿单腿支撑站立，健侧腿离地保持平衡后，患腿缓慢做屈膝屈髋动作。练习过程中膝关节不能超过脚尖，悬空腿的脚尖靠近地面但不着地。每组 8—10 次，每天 4—6 组。

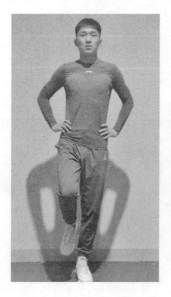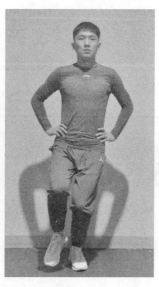

图 6 – 48　单腿屈膝练习示意

（4）抗阻侧滑步。

患者将弹力环套在双膝关节上，双脚打开与肩同宽，脚尖向前微屈膝，小步侧向移动，臀部收紧，上身挺直，20 步为一组，每天 6—8 组。

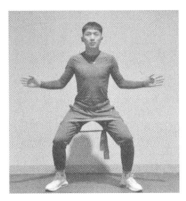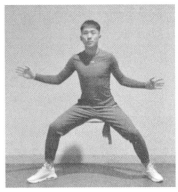

图 6 - 49　抗阻侧滑步示意

（5）单腿硬拉。

患者身体保持直立，患腿支撑地面，微微屈膝，健侧腿向后抬起，同时屈髋使身体前俯去提地上重物，健侧腿抬起尽可能地与地面平行，维持 5 秒后再缓慢放下还原。6 次为一组，每天 3—5 组。根据康复的程度，可选择不同重量的负重物体（壶铃等），增加练习难度的目的是提升康复效果。

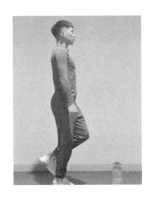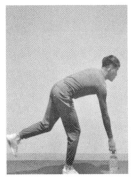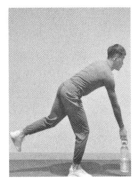

图 6 - 50　单腿硬拉示意

第七节　半月板损伤

一　什么是半月板损伤

半月板损伤，半月板是位于股骨和胫骨之间由弹性软骨构成的 C 形缓冲结构。对于人体，半月板可以起到很好的缓冲作用，可有效防止关节面软骨受到冲击而引发损伤。半月板损伤可能是外伤引起，也可能是由于退行性病变导致。因剧烈运动或外伤引起的半月板损伤，较大可能会伴随膝关节软组织的损伤，如侧副韧带损伤、交叉韧带损伤、关节囊损伤、软骨面损伤等，这些也是引发膝关节肿胀的主要原因。

二　造成半月板损伤的原因

1. 外伤性损伤

当膝关节屈曲时，由于旋转，内外侧半月板可随股骨发生前后运动，此时的运动是违背膝关节活动的正常轨迹，当这种矛盾运动超出正常范围时，则可能发生半月板撕裂的现象。

2. 退变性损伤

年龄的增长使身体整体水平逐渐减少，再加上过度运动，例如长距离跑步等，都有可能对半月板产生频繁的刺激。尤其在超正常生理范围的摩擦下，很容易导致半月板组织变性，或产生微小的破损等病理变化，在此基础上如继续加重则会造成撕裂等损伤。

三　半月板损伤的症状

1. 疼痛

（1）外伤后即刻会产生剧烈的疼痛，其性质可呈牵扯样、撕裂样、绞痛样的持续痛，疼痛范围发生在损伤的一侧。

（2）伴随时间的延续，疼痛将逐渐减轻，并集中在局部。在活动时疼痛加重，但不如最初的剧烈。

2. 肿胀

（1）受伤立刻或伤后数小时，患者可能出现膝关节肿胀。有时会出现皮下瘀血，此时的皮下瘀血是由于韧带受到损伤引发出血所致。

（2）肿胀是由于损伤使滑液分泌增加、渗出液增多，从而产生关节积液。

3. 响声

患者在活动时能够听到膝关节内的响声，多因破裂的半月板在膝关节活动时与胫骨、股骨发生异常摩擦和弹动引发。

4. 交锁现象

膝关节做伸屈活动时，常有突然"卡住"致使膝关节不能继续伸屈的现象，该现象被称为交锁现象。当主动或被动地活动膝关节以后，该现象可以自行缓解，活动又恢复正常。临床上也有交锁无法恢复造成关节永久无法伸直和屈曲的情况。

四 半月板损伤的康复治疗

1. 急性期

目标：减轻疼痛，消除肿胀，进行关节主动活动。

（1）使用支具：半月板修复术后，患者应佩戴一个双侧铰链式支具，使膝关节维持在完全伸展位。支具可在睡觉、步行时使用，但术后 4—6 周应一直戴。

（2）渐进增加关节活动度：患者术后 3 天—1 周，开始在被动保护下进行屈膝锻炼，每次 3—5 分钟。以不产生疼痛为原则，4 周内膝关节角度达到 90—100 度。每次屈腿之前，上下左右活动髌骨 5 分钟。

（3）踝泵运动。患者患肢抬高，高于心脏，做勾绷脚运动，促进血液循环、消肿，防止下肢深静脉血栓。

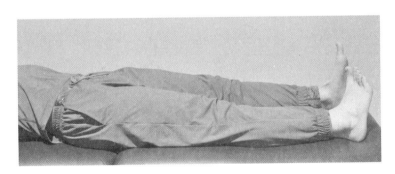

图 6 –51 踝泵运动示意

（4）直腿抬高。患者仰卧位，患侧腿伸直，用力使股四头肌收紧，抬腿至 30—40 度，维持 6 秒以上，缓慢放下。每组 30—50 次，每天 3 组。

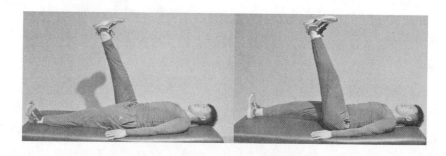

图 6 – 52　直腿抬高直腿后伸示意

（5）泡沫轴放松大腿前侧、后侧、外侧、内侧肌肉。目的：松解筋膜，促进血液循环等。每个部位 3—5 分钟，每天 2—3 次。

2. 恢复期

目标：增加全范围的关节活动，加强肌肉力量、耐力和膝关节控制能力。

（1）侧抬腿。患者侧卧位，患侧在上，身体保持正直，下肢伸直，用力使腿部肌肉收紧，侧抬腿至 30—40 度，维持 6 秒以上，缓慢放下。每组 30—50 次，每天 3 组。

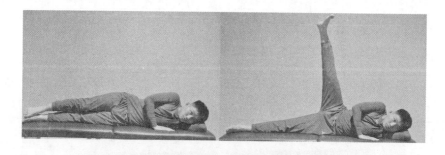

图 6 – 53　侧抬腿示意

（2）靠墙静蹲。患者背靠墙站立，双足分开与肩同宽，脚向前移，身体逐渐下蹲，随着肌肉力量的增强，逐步增加下蹲的角度，大小腿之间的夹角一般小于 90 度，小腿与地面垂直，脚尖指向正前方。每次练习至双腿力竭时停止，每天 6—8 次。

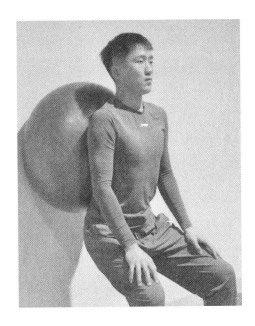

图 6 – 54　靠墙静蹲示意

（3）坐姿伸膝。患者上身正直坐于椅子上，后背紧靠椅背，将一侧腿抬起伸直，脚背绷紧，也可在小腿部适当负重（如沙袋、枕头等），抬起后维持 5—10 秒。每天 10—15 次。

（4）提踵训练。患者直立，双脚并拢，踮起足跟，身体保持直立，在最高位维持 1 秒，缓慢放下足跟，恢复到原位。每组连续做 15 次，每天 3—5 组。

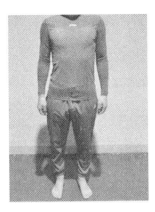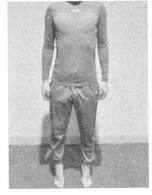

图 6 – 55　提踵训练示意

3. 功能期

（1）靠墙深蹲。

患者距离墙壁半步，背部靠墙，双脚分开，与肩同宽，上半身保持正直，缓慢下蹲（在疼痛允许范围内）到可耐受的最大角度，尽量维持（不超过 20 秒）；患者膝关节夹角尽可能地保持 90 度。在该状态下如果患者疼痛可耐受，则维持 20 秒，重复 5 个循环；逐步增加循环数量，如患者下蹲角度可达 90 度、静蹲时间持续 20 秒、持续做 10 个循环的状态，该训练目的已达到，可进入不再靠墙深蹲的练习阶段。

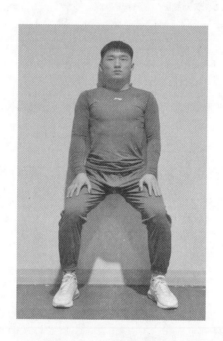

图 6 - 56　靠墙深蹲示意

（2）深蹲（去除墙壁辅助）。

患者双脚分开，与肩同宽，双臂水平向前，屈膝 90 度（患者根据自身情况，在疼痛可耐受范围内做动作），维持一定速率进行运动：下蹲 3 秒、维持 10 秒、起立 3 秒。如果患者可以保持下蹲 90 度，同时疼痛可耐受、下蹲保持 10 秒，重复 5 个循环后，可逐步增加循环数量，达到 4 组 10 个循环水平（无痛或可耐受），可进入弓步下蹲阶段。

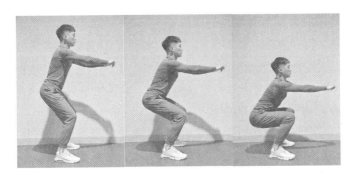

图 6 - 57　深蹲示意

（3）弓步下蹲。

达到阶段二训练要求后，在下蹲基础上增加弓步，与阶段二要求相仿，时间稍有差异，3 秒下蹲，2 秒维持，3 秒恢复。逐步达到 4 组 10 个循环水平（无痛或可耐受）则可以在此基础上添加对应的普通深蹲。

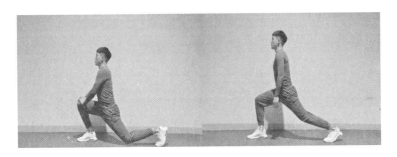

图 6 - 58　弓步下蹲示意

第八节　胫骨结节骨骺炎

一　什么是胫骨结节骨骺炎

胫骨结节骨骺炎，又称胫骨结节骨软骨病、胫骨结节骨软骨炎、胫骨结节骨骺无菌性坏死。由于股四头肌长期、反复、猛烈的暴力收缩，通过髌骨和髌韧带集中于胫骨结节骨骺，使其发生慢性损伤，以致骨骺缺血坏死而引起的临床症状。其临床表现主要为胫骨结节部位疼痛、肿胀和压痛，无明显功能障碍，病人多有外伤史。

二　造成胫骨结节骨骺炎的原因

临床通常将胫骨结节骨骺炎归因为：胫骨结节骨骺在髌腱的牵拉下发生急性或反复慢性损伤。总结过往临床经验，人体多处骨骺炎的发生都是在自身发育期，骨骺发育异常可能是骨骺炎、骨骺骨软骨病的发病基础。

三　胫骨结节骨骺炎的症状

胫骨结节骨骺炎多发生在青春期男孩身上，青春期女孩儿群体中也同样存在（13—14 岁男孩，10—11 岁女孩），发病人群特点多为发育较快、经常运动，疼痛局限于胫骨结节。当出现下蹲、跪地、上下楼梯等使股四头肌强力收缩的动作时患者疼痛感加重，在完成跳跃、跨栏等运动时痛感会更加严重；疼痛伴随胫骨结节局部的肿胀、发热、压痛，甚至红热；主动伸膝或被动屈膝时患者都会明显感受到疼痛，这些疼痛均为髌腱牵拉骨骺所致。如果到医院拍摄 X 片可见胫骨结节处钙化阴影、髌韧带增厚、胫骨结节前软组织肿胀，偶尔也可见胫骨结节撕脱样改变（须与撕脱骨折鉴别）。

四　胫骨结节骨骺炎的康复治疗

1. 急性期

（1）股四头肌伸展训练。

患者侧向站立在墙边，身体离墙约 30 厘米，患侧腿在外，膝关节屈曲，并用手握住踝关节，用力将脚跟贴近臀部，注意保持眼睛面向正前方，背部挺直，不要低头或弓背。每组 3 次，每次坚持 15—30 秒，每日 3 组。

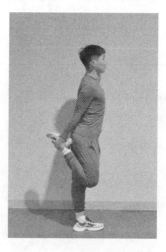

图 6 – 59　股四头肌伸展训练示意

（2）腘绳肌伸展训练。

患者患侧腿伸直向前放在凳子上或台阶上，身体前倾，支撑腿保持伸直，患侧腿勾脚背并伸直。维持 10—15 秒，休息 10—15 秒，重复 8—10 次。

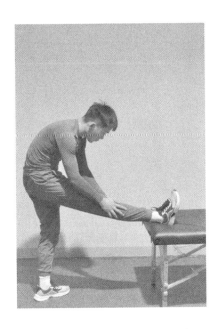

图 6-60　腘绳肌拉伸训练示意

2. 恢复期

（1）靠墙深蹲。

患者距离墙壁半步，背部靠墙，双脚分开，与肩同宽，上半身保持正直，缓慢下蹲（在疼痛允许范围内）到可耐受的最大角度，尽量维持（不超过 20 秒）；患者膝关节夹角尽可能保持 90 度。在该状态下如果患者疼痛可耐受，则维持 20 秒，重复 5 个循环；逐步增加循环数量，如患者下蹲角度可达 90 度、静蹲时间持续 20 秒、持续做 10 个循环的状态，该训练目的已达到，可进入不再靠墙深蹲的练习阶段。

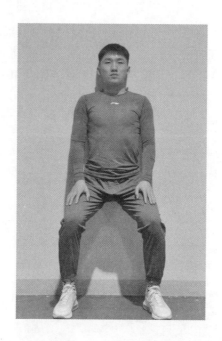

图 6 – 61　靠墙深蹲示意

（2）深蹲（去除墙壁辅助）。

患者双脚分开，与肩同宽，双臂水平向前，屈膝90度（患者根据自身情况，在疼痛可耐受范围内做动作），维持一定速率进行运动：下蹲3秒、维持10秒、起立3秒。如果患者可以保持下蹲90度，同时疼痛可耐受、下蹲保持10秒，重复5个循环后，可逐步增加循环数量，达到4组10个循环水平（无痛或可耐受），可进入弓步下蹲阶段。

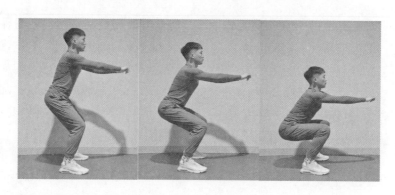

图 6 – 62　深蹲示意

（3）弓步下蹲。

达到阶段二训练要求后，在下蹲基础上增加弓步，与阶段二要求相仿，时间稍有差异，3 秒下蹲，2 秒维持，3 秒恢复。逐步达到 4 组 10 个循环水平（无痛或可耐受）则可以在此基础上添加对应的普通深蹲。

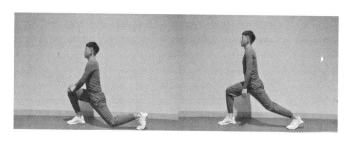

图 6 - 63　弓步下蹲示意

3. 功能期

（1）静蹲。

患者两脚平行自然分开，脚尖向前，背部贴紧墙面，臀部收紧，膝关节屈曲下蹲 90—110 度，以不引起疼痛为准，下蹲时膝盖不能超过脚尖。每次 1—2 分钟，每天 6—8 次。

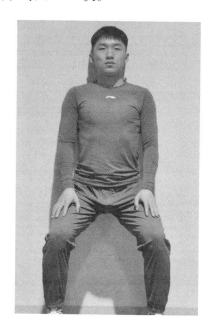

图 6 - 64　静蹲示意

（2）俯卧抗阻勾脚练习。

　　患者身体仰卧于垫上，身体中正，两手放于身体两侧，两脚并拢，将弹力带套在单侧脚背，保持弹力带始终紧绷的状态下，弯曲膝关节，脚后跟靠近臀部，再慢慢地还原到起始位置。注意臀部不要用力，始终保持骨盆稳定。每组15—20次，每天4—6组。

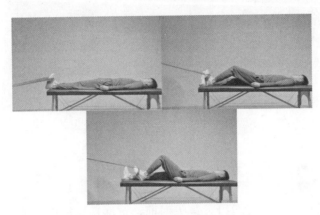

图6-65　俯卧抗阻勾脚练习示意

（3）单腿屈膝练习。

　　患者站姿，双手叉腰，患侧腿单腿支撑站立，健侧腿离地保持平衡后，患腿缓慢地做屈膝屈髋动作。练习过程中膝关节不能超过脚尖，悬空腿的脚尖靠近地面但不着地。每组8—10次，每天4—6组。

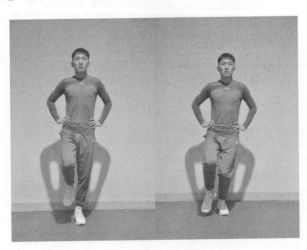

图6-66　单腿屈膝练习示意

（4）抗阻侧滑步。

患者将弹力环套在双膝关节上，双脚打开与肩同宽，脚尖向前微屈膝，小步侧向移动，臀部收紧，上身挺直，20 步为一组，每天 6—8 组。

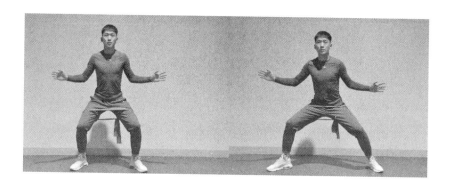

图 6 – 67　抗阻侧滑步示意

（5）单腿硬拉。

患者身体保持直立，患腿支撑地面，微微屈膝，健侧腿向后抬起，同时屈髋使身体前俯去提地上重物，健侧腿抬起尽可能地与地面平行，维持 5 秒后再缓慢放下还原。6 次为一组，每天 3—5 组。根据康复的程度，可选择不同重量的负重物体（壶铃等），增加练习难度的目的是提升康复效果。

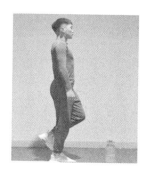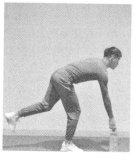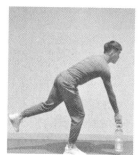

图 6 – 68　单腿硬拉示意

第九节 踝关节常见损伤的评估

一 足底筋膜炎检查

受试者：仰卧位。

操作者：一只手对受试者脚拇趾施加背屈的力量，触诊足部跖侧的内侧跟骨粗隆部分，并沿着跖膜走向触诊。

阳性结果：触诊时引起疼痛。

结果解释：足底筋膜炎或腱膜功能障碍。

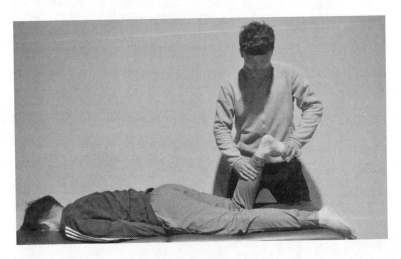

图 6 - 69 足底筋膜炎检查示意

二 跟腱触诊

受试者：坐位，小腿下垂于检查台边缘，膝关节被动屈曲 90 度，踝关节屈曲 90 度。

操作者：触诊受试者跟腱的全部长度，从小腿远端 1/3 至跟骨。

阳性检查：沿着肌腱出现轻度至中度压痛和（或）远端肿胀。

结果解释：跟腱炎、肌腱病变或肌腱部分断裂。

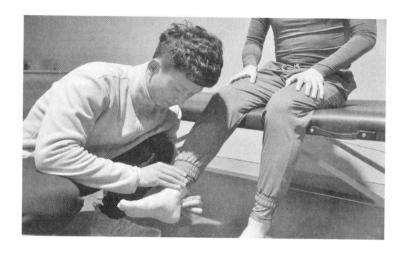

图 6 – 70　跟腱触诊示意

三　紧握挤压检查

受试者：俯卧位，踝关节置于检查台边缘。

操作者：握住受试者中段腓肠肌/比目鱼肌，予以挤压。

阳性检查：踝部的跖屈动作消失。

结果解释：跟腱断裂；发生部分断裂时，会出现踝关节跖屈程度比对侧减小的情况。

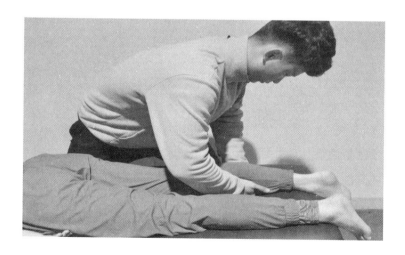

图 6 – 71　紧握挤压检查示意

四　向前拖拽检查

受试者：坐位，小腿下垂于检查台边缘，膝关节屈曲 90 度，踝关节屈曲 90 度。

操作者：一只手位于受试者距骨和内踝上方，握住其小腿远端，用大鱼际肌固定小腿远端前侧，另一只手握住受试者足跟后方，一只手缓慢将受试者的足跟向前拉动，呈略微跖屈，另一只手在受试者小腿远端前方向后推。

阳性结果：与对侧相比，触诊到距骨和胫骨的相对位移大于 5 厘米，或在拉动足跟时觉察到"弹响声"。

结果解释：距腓前韧带松弛或不稳定。当移动量增大，跟腓韧带和距腓后韧带损伤的可能性增大。

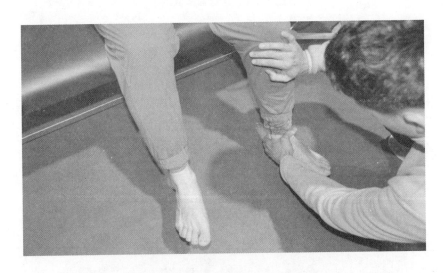

图 6－72　向前拖拽检查示意

五　跗管检查（踝部胫神经的 Tinel 征）

受试者：坐姿或仰卧于检查台上。

操作者：用手指或反射锤轻轻敲击受试者踝部内侧内踝后下方部位。

阳性结果：疼痛或麻木感和刺痛放射至足部和脚趾的趾面。

结果解释：跗管综合征。

第十节　跟腱断裂

一　什么是跟腱断裂

跟腱断裂，指由于跟腱无法承受过大的张力而导致部分或全部断裂；高强度的跳跃、急转、突然加速跑或外伤都可能会导致跟腱的断裂。高发于 30—50 岁的男性群体，女性患者发病率相对较低。

二　造成跟腱断裂的原因

（1）运动时肌张力过大，超出跟腱承受限度；

（2）跟腱病变；

（3）身体水分缺失过多；

（4）运动时外力的作用。

三　跟腱断裂的症状（以下症状至少符合一个）

（1）脚踝或小腿后部突然感到疼痛，常为钝痛；

（2）弹响声；

（3）在小腿后方（小腿三头肌和跟骨之间）出现水肿；

（4）行走困难（尤其是上楼或爬山）、跖屈无力，不能踮脚站立。

四　跟腱断裂术后康复方法（分为四个阶段）

1. 急性期

术后 2 周内：患者在麻醉消退后，开始反复活动足趾，同时将患肢抬高，促进血液循环，防止肿胀。术后第一天开始练习股四头肌静力收缩即大腿绷紧动作，可扶双拐下床，伤肢禁止踩地负重。

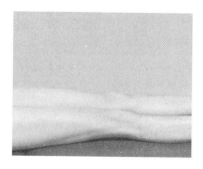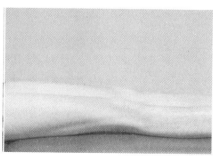

图 6 - 73　术后 2 周内示意

2. 恢复期

（1）术后2—8周：术后3周换短腿石膏跖屈位固定或更换跟腱靴，开始屈伸膝关节练习。

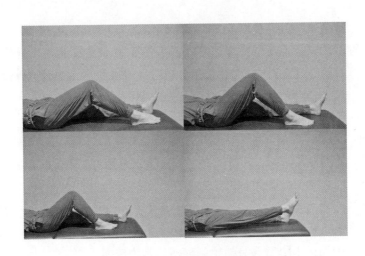

图6-74　术后2—8周示意

（2）术后4—6周进行滚筒练习：用圆筒辅助练习，坐位屈膝，患者踩住圆筒前后滚动，逐渐增加力度并增大活动度，5分钟/组，3组/天。训练后冰敷跟腱区域10—15分钟，冰敷结束后，戴上短腿石膏或跟腱靴。

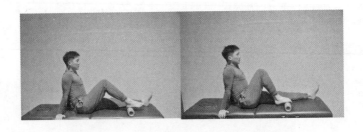

图6-75　术后4—6周进行滚筒练习示意

3. 功能期

（1）术后9—12周：摘掉跟腱靴，可穿普通鞋，尝试去掉双拐，双脚站立提踵，但严禁突然发力，同时扶单拐防止摔倒。

（2）术后第12周：跟腱塑形结束，并已经愈合，可以单脚提踵，走路可全负重，踝关节活动度恢复正常，尝试快走练习，禁止跳跃。（注意：12周以前禁止被动牵拉，力量训练要主动发力，不要踩平衡垫。）

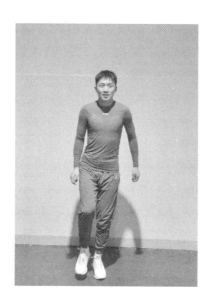

图 6-76 术后第 12 周示意

（3）术后第16周：开始慢跑，跳跃练习。

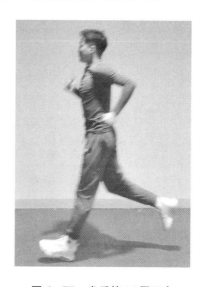

图 6-77 术后第 16 周示意

（4）术后第 24 周：回归正常运动。

第十一节　跟腱炎

一　什么是跟腱炎

跟腱炎，由于运动过度，跟腱反复剧烈拉伸后导致跟腱组织损伤，引发无菌性炎症的一种运动损伤疾病。

二　造成跟腱炎的原因

（1）过度运动：跟腱受到反复过度牵张力，特别是运动员每天都要进行极限运动，长期引起炎症反应。

（2）鞋子不合脚：鞋跟太软，足跟在鞋子里不稳定，发生过度移动，导致跟腱点不稳定及异常负荷增加；鞋底过硬，跖趾关节及脚掌无法弯曲及伸展；鞋尺寸过大，走路或跑跳时弯曲脚趾抠住鞋底。这些都会使跟腱承受的牵张力增加。

（3）足部结构异常：扁平足，高弓足引起足的过度旋转，下肢的生物力线改变，造成了关节不稳定，跟腱会受到异常拉力，代偿稳固踝关节。

（4）运动前未充分热身：运动前未做好充分的热身活动，运动中出现剧烈运动、停止和启动之间频繁转换（如篮球急停、网球转身等）、反复跳跃的情况下，易引发跟腱炎。

（5）外伤或感染：跟腱附近受到外伤或感染。

三　跟腱炎的症状

1. 跟腱周围有明显的疼痛感

（1）疼痛一般集中在跟腱的底部，足跟偏后上部位，有时还会引起小腿后侧及足跟后侧明显的疼痛。

（2）患者在尝试进行发力动作（跳跃、踮脚）时，此类疼痛有明显的加剧趋势。

2. 局部明显肿胀

跟腱炎患者的肿胀往往在踝关节后侧更为明显。

3. 肌肉力量下降

踝关节周围肌肉力量明显减弱。

4. 步态异常

患者行走的过程中，往往会由于疼痛或肌肉力量削弱出现本能的自我保护，从而导致步态异常，严重者会出现跛脚情况。

5. 跟腱周围出现异响

患者下地负重活动或活动踝关节时，跟腱周围可能会发生"咯吱咯吱"或"咔咔"的摩擦声。

四　跟腱炎的康复治疗

1. 急性期（出现跟腱断裂时，急性期采取 PLICE 处理方法）

（1）P—保护，防止跟腱受到压牵拉及摩擦；

（2）L—理想负载，尽早进行渐进式功能训练，刺激组织自我修复；

（3）I—冰敷，发炎部位持续冰敷，15—20 分钟/次，一天可多次，但间隔至少 2 小时；

（4）C—加压包扎固定，可使用绷带或跟腱保护带进行固定；

（5）E—抬高患腿，抬高足部，促进局部血液及淋巴回流，促进消肿。

2. 恢复期

（1）小腿泡沫轴放松。

患者坐姿位，将泡沫轴置于需要放松侧小腿下方，另一侧下肢可置于待放松侧小腿上（利用自身负重，加强放松效果）。来回慢慢滚动按压，在痛点处停留按压 15 秒。重复该运动 5 分钟，每天 3 次。

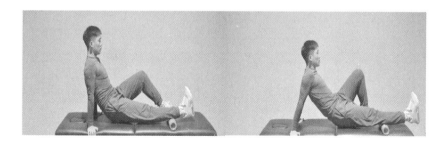

图 6-78　小腿泡沫轴放松示意

（2）小腿肌肉牵伸。

患者站在椅子或墙边，扎弓箭步，将牵伸的腿（膝关节伸直）置于另一腿后方，另一腿膝盖弯曲位于前方。躯干前倾保持直线，后方腿足跟紧贴地面，重心转移到前方腿上，小腿有牵拉感时保持 15 秒，重复3—5 次，两边可依次进行。

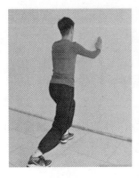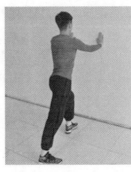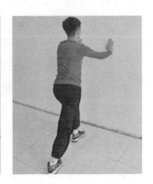

图 6–79　小腿肌肉牵伸示意

3. 功能期

（1）离心负荷训练。

单腿直膝站立位，支撑侧下肢前脚掌站在台阶上，后脚跟悬空。小腿肌肉发力将脚跟踮起后慢慢放下，感受跟腱及小腿肌肉被牵拉，直到足跟低于台阶平面。每组 20 个，每次 3 组，每天做 3 次。

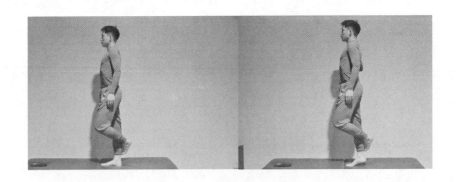

图 6–80　离心负荷训练示意

（2）踝关节稳定性训练。

患者单脚站立于平衡垫上，双手叉腰，髋关节和膝关节伸直。根据训练者的能力水平，可以通过不同方向的抛接球等动作来提高刺激强度。

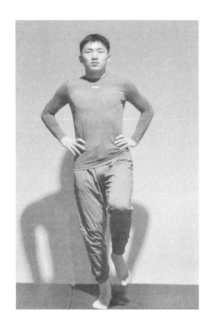

图6-81　踝关节稳定性训练示意

第十二节　踝关节外侧韧带损伤

一　什么是踝关节外侧韧带损伤

踝关节外侧韧带损伤，指突然的外力作用于踝关节，使踝关节外侧韧带出现牵拉、部分断裂或完全断裂，以局部肿胀、疼痛、瘀斑、活动受限、压痛明显等为主要表现的疾病。

二　踝关节外侧韧带的损伤原因

（1）受到强烈拉力。多因在不平的路面上行走、跑步、跳跃或下楼梯时，踝关节跖屈位，足突然向内侧翻转，踝关节外侧韧带受到强烈的拉力作用所致，暴力大小不同导致损伤程度也不同。

（2）剧烈活动。如打篮球、踢足球造成的踝关节外侧副韧带损伤。

三 踝关节外侧韧带损伤的症状

（1）局部肿胀、剧烈疼痛以及皮肤瘀斑；

（2）行走时加重，活动受限。

四 踝关节外侧韧带损伤的康复治疗

1. 急性期

（1）跖屈背屈训练。

患者仰卧位，下肢伸展。进行背屈时，治疗师一手固定踝关节上方，另一手握足跟，在牵拉跟腱的同时，利用治疗师的前臂屈侧推压足底。跖屈时，治疗师固定踝关节上方的手移到足背，在下压足背的同时，另一只手将足跟上提。重复5—10次，每天2次，注意动作平稳、缓慢，不要使患者出现疼痛感。

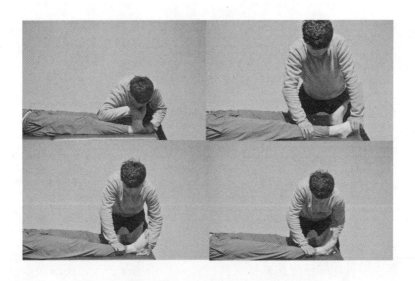

图6-82 跖屈背屈训练示意

（2）足内外翻训练。

患者仰卧位，下肢伸展。操作者一手固定踝关节，一手进行内、外翻运动。重复5—10次，每天2次，注意动作平稳、缓慢，以不致患者产生疼痛为原则。

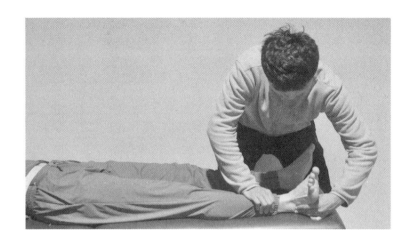

图 6 – 83　足内外翻训练示意

2. 功能期

（1）肌肉力量训练。

患者仰卧位，在患侧脚上拉一根弹力带，帮助患者缓慢向外侧和内侧方向做肌肉训练。持续 30 秒，双向交替为一组，做 3 组，组间休息30 秒。

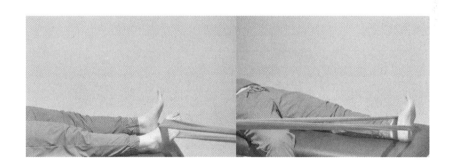

图 6 – 84　肌肉力量训练示意

（2）提踵训练。

每组 30 次，组间休息 30 秒，做 5 组，每天做 2—3 次。

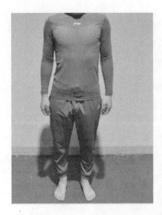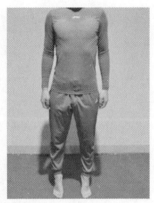

图 6 - 85 提踵训练示意

（3）单腿抬起旋转。

患者双手叉腰，垂直站立，患侧脚支撑站稳，健侧脚垂直抬起，离地 3—5 厘米，在身侧旋转，上身尽可能保持不动。

（4）踝关节、稳定能力、控制能力训练。

患者在维持之前的关节活动度训练、力量训练基础上增加协调性训练、本体感觉训练、爆发力训练，通常采用平衡球或平衡板上训练，单脚起跳训练、双脚尖快步走等方式，循序渐进增加训练难度。

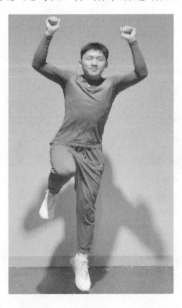

图 6 - 86 踝关节、稳定能力、控制能力训练示意

第十三节 跟骨滑囊炎

一 什么是跟骨滑囊炎

跟骨滑囊炎，指滑囊的急性或慢性炎症。滑囊是结缔组织中的囊状间隙，是由内皮细胞组成的封闭性囊，内壁为滑膜，有少许滑液。足跟部共有三个滑囊：一个位于皮肤与跟腱之间，叫跟腱后滑囊；一个位于跟腱与跟骨后上角之间，称跟骨后滑囊；另外一个位于跟骨结节下方，叫跟下滑囊。有的是单个滑囊，有的是多个滑囊。滑囊炎都与直接压迫、摩擦有关。站立行走、运动量大是造成跟下滑囊炎直接原因；而所穿鞋后帮的过硬、过紧、活动量过多是造成跟后滑囊炎的间接原因。

二 造成跟骨滑囊炎的原因

（1）骨结构异常突出的部位，长期、持续、反复、集中和力量稍大的摩擦和压迫是产生滑炎的主要原因。长期穿尖而窄的皮鞋易引起跟骨滑囊炎。

（2）滑囊在慢性损伤的基础上，也可因一次较大伤而炎症加剧，引起滑膜小血管破裂，滑液呈血性。

三 跟骨滑囊炎的症状

早期在脚跟的后上方可见一个小、轻度变硬、有压痛感的红斑。当出现症状的初期，患者可以在此处贴上胶布以减轻鞋子的压迫。当炎症持续，会导致滑囊继续增大，跟腱上的红斑转化为疼痛的红色肿块。根据患者穿鞋的形状不同，有时肿胀会扩展到跟腱两侧。

主要表现为：

（1）疼痛：所有患者都有足跟疼痛的主诉，尤其是早晨起床后开始行走时疼痛感尤其明显，行走十几米后疼痛会缓解，甚至消失。行走过多及劳累后加重，休息后再行走疼痛感仍然存在。

（2）肿胀：初期部分患者足跟部位肿胀，纵使休息时足跟仍有胀痛感。

（3）肌痉挛：部分患者小腿三头肌痉挛、僵硬，按压小腿时有酸胀疼痛感，肌肉紧张度增高。

四 跟骨滑囊炎的康复治疗

1. 急性期

（1）毛巾拉伸练习。

坐位，将患侧腿伸直，用毛巾经前脚掌环绕足底，双手握住毛巾两端，双手用力拉毛巾，使踝关节背伸（勾脚），并维持姿势不动，注意保持膝关节伸直。每组做 3 次，每次坚持 15—30 秒，做 3 组。

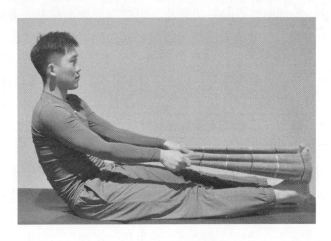

图 6 – 87 毛巾拉伸练习示意

（2）站立位腓肠肌牵拉练习。

患者站立位，面对墙壁，手臂抬高与肩同宽，身体前倾、手掌撑住墙，健侧腿在前呈弓步，患侧腿在后绷直脚跟贴地，将患侧脚跟轻轻向外旋，同时身体压向墙壁，小腿后方有牵拉感时，维持姿势不动，注意保持患侧腿膝关节伸直。每组做 3 次，每次坚持 15—30 秒，做 3 组。

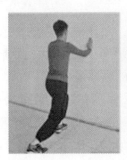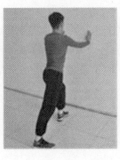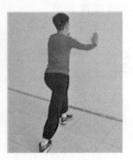

图 6 – 88 站立位腓肠肌牵拉练习示意

（3）坐位跖腱膜牵拉练习。

患者坐位，下肢伸直，手握住足趾掌侧，并向背侧牵拉，使足底感到舒适，或有足弓牵拉感。每组做 3 次，每次坚持 15 秒，做 3 组。

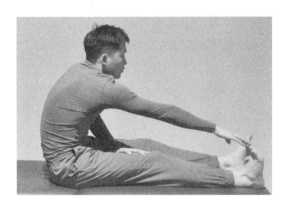

图 6 - 89 坐位跖腱膜牵拉练习示意

2. 恢复期

（1）平衡与伸展练习 A - B。

患者站立位，患侧腿单腿站立，并将足弓抬起，脚尖抓地，健侧放一把椅子或扶墙固定以维持平衡，（A）患侧手臂向前伸展，尽全力伸向远方，允许患侧腿弯曲；（B）患侧手臂绕过胸前，尽全力向健侧伸展，允许患侧腿弯曲。每个方向做 10 次，做 2 组。

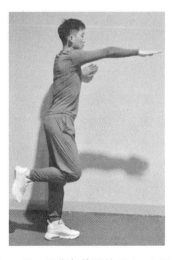

图 6 - 90 平衡与伸展练习 A - B 示意

（2）拾毛巾练习。

患者站立位，脚下放一块厚毛巾，足趾用力将毛巾夹住抬起，然后松开足趾，重复上述动作，动作熟练掌握后，可以更换小沙袋练习。每组10—20次，做3组。

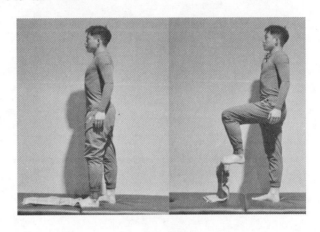

图 6 – 91　拾毛巾练习示意

（3）冰镇滚筒练习。

患者站立位，患侧光脚踩在冰镇的易拉罐上，前后平移脚掌，使易拉罐在足心与足跟之间滑动。每天1次、每次3—5分钟，晨起时训练效果最好。

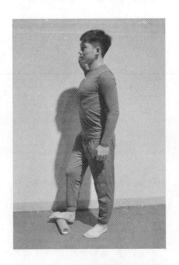

图 6 – 92　冰镇滚筒练习示意

3. 功能期

（1）踝关节跖屈抗阻练习。

仰卧位，患侧腿伸直，将健身带或橡皮管经过前脚掌绕成环，双手抓住两端拉直，足踝用力跖屈（绷脚背）将橡皮管拉紧，然后缓慢放松踝关节。每组 10 次，做 3 组。

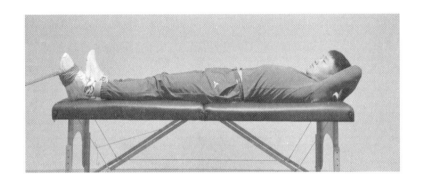

图 6 – 93　踝关节跖屈抗阻练习示意

（2）踝关节背伸抗阻练习。

患者半坐位，面向床腿或门框，并把患侧腿伸直，准备健身带或橡皮管，经过脚背绕成环远端固定在床腿或门框上拉直，踝用力背伸（勾脚）将橡皮管拉紧，然后缓慢放松踝关节。每组 10 次，做 3 组。

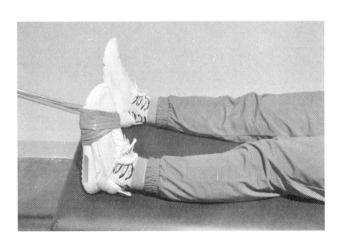

图 6 – 94　踝关节背伸抗阻练习示意

（3）提踵练习。

站立位，手扶椅背或墙面维持平衡，双脚脚跟抬起，脚尖抓地，维持姿势5秒，然后松开双手，缓慢放下双脚脚跟，如果双脚练习比较轻松，可以以患侧腿负重进行单脚提踵练习。每组10次，做3组。

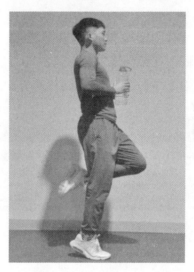

图6-95 提踵练习示意

第十四节 跖疼症

一 什么是跖疼症

跖疼症，前足横弓劳损或跖神经受压或刺激而引起的前足跖骨干及跖骨头跖面（即前足底部）的疼痛，临床上分松弛性和压迫性两种，造成该现象的原因既有先天因素也有后天因素。先天性的跖疼征，多数源自第一跖骨发育异常，导致足横弓慢性劳损，临床中称其为松弛性跖疼症；临床上的后天获得性跖疼症也较为普遍，多是外力压迫所致，常见于穿高跟鞋的女性群体。受到外力压迫，导致足横弓慢性劳损，出现趾神经受压现象，长此以往导致趾神经产生炎症，直接表现为跖骨头有烧灼式疼痛感。

二 造成跖疼症的原因

（1）步态生物力学不良；

（2）足部解剖异常；

（3）足或踝的先天性异常；

（4）外力压迫；

（5）长穿高跟鞋。

三　跖疼症的症状

（1）后天性跖疼症多数是由于外力压迫，导致足横弓慢性劳损，表现为跖骨头出现烧灼样疼痛，病情发展到后期患者往往会表现为感觉缺失症。

（2）跖疼症患者一般会感觉前足跖侧疼痛，行走时痛感加重，非负重时休息后症状可缓解，患者无法穿薄的硬底鞋子或者高跟鞋。

四　跖疼症的康复治疗

1. 急性期

（1）足底踩筋膜球。

患者站立位，健侧脚支撑，患侧脚足底踩一个筋膜球或泡沫轴，做前后缓慢滚动，从而促进血液循环，加强脚部相关肌肉强度和韧性。每次 5 分钟，做 5 次。

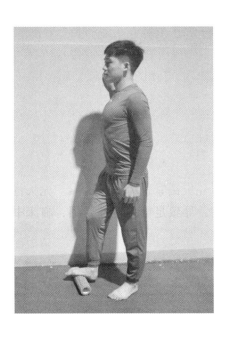

图 6-96　足底踩筋膜球示意

（2）牵拉足底筋膜。

患者坐位，下肢伸直，手握住足趾掌侧，并向背侧牵拉，使足底感到舒适或有足弓牵拉感。每组3次，每次坚持15秒，做3组。

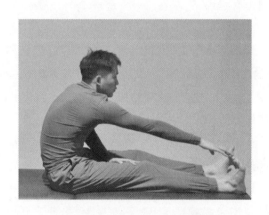

图6－97　牵拉足底筋膜示意

（3）牵拉跟腱及小腿三头肌。

患者站立位，面对墙壁，手臂抬高与肩同宽，身体前倾、手掌撑住墙，健侧腿在前呈弓步，患侧腿在后绷直脚跟贴地，将患侧腿脚跟轻轻向外旋，同时身体压向墙壁，小腿后方有牵拉感时，维持姿势不动，注意保持患侧腿膝关节伸直。每组3次，每次坚持15—30秒，做3组。

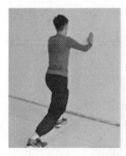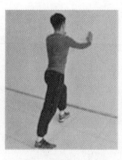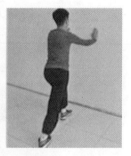

图6－98　牵拉跟腱及小腿三头肌示意

2. 恢复期

（1）足趾抓毛巾训练。

找一个毛巾（乒乓球、网球），用脚趾尽量抓住毛巾（乒乓球、网球），或者在控制住物体的同时进行左右转动。每组 10—20 次，做 5 组。

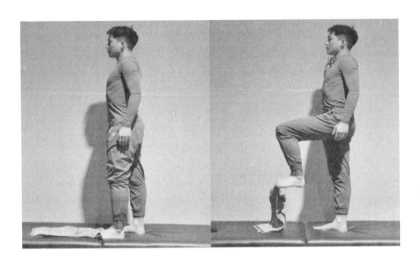

图 6 – 99　足趾捡球训练示意

（2）足底拉伸训练。

取患者坐立位，拿一条毛巾，用双手固定其两端，中间毛巾置于足底上部，双手发力，进行屈踝抗阻拉伸。每次 30 秒，做 3—5 次。

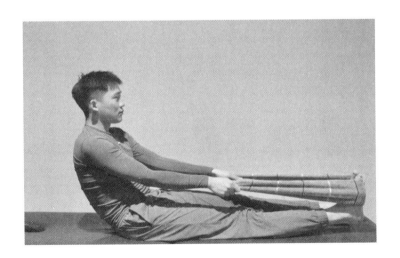

图 6 – 100　足趾卷毛巾示意

3. 功能期

（1）增加背屈肌力。

患者半坐位，中立位弹力带抗阻，缓慢勾脚尖，到达最大角度后保持2秒，再缓慢回到中立位。每组10—15次，做3组。

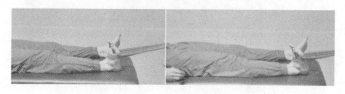

图6－101　增加背屈肌力示意

（2）增加足底筋膜柔韧性。

令患者单脚站立，在此体位下进行提踵，在提踵的最高点保持身体稳定，其目的是拉伸足底筋膜。每次坚持15—30秒，做5次。

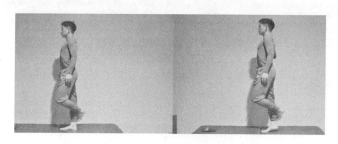

图6－102　增加足底筋膜柔韧性示意

第十五节　足底筋膜炎

一　什么是足底筋膜炎

足底筋膜炎，指足底筋膜（跖腱膜）内侧跟骨结节连接处的无菌性炎症，炎症是引起足跟痛的常见原因，临床上又将其称为跖腱膜炎。

二　造成足底筋膜炎的原因

（1）大脚趾不能轻易弯曲；

（2）足底筋膜反复拉扯；

（3）患者体重超重；

（4）运动负荷过大；

（5）患者天生或后天扁平足；

（6）跑鞋不适；

（7）下肢柔软性较差。

三　足底筋膜炎的症状

（1）足底疼痛：

1）足跟底部或前足底筋膜疼痛不适；

2）足底筋膜与跟骨交接点内侧、中间及外侧部位疼痛。

（2）早晨起床时第一步踏地时疼痛剧烈，步行3—5分钟后，疼痛程度会逐渐减退，但随着步行、站立或跑步时间加长，疼痛程度又开始阶段性提升。

（3）下肢循环不畅，肌肉过紧，皮肤开裂。

四　足底筋膜炎的康复治疗

1. 急性期

（1）松解肌肉和筋膜。

患者双脚前后位站立，前脚光脚，将泡沫轴（网球）放在前脚掌心，同时将重心移到前脚掌，前后来回滚动泡沫轴。练习时动作要缓慢，让足底充分舒展，在疼点部位保持3秒。每次练习3—5分钟，每天做2—3组。

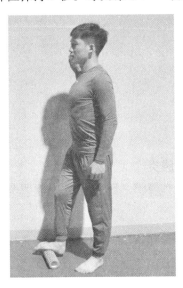

图6-103　肌肉和筋膜松解示意

2. 恢复期

（1）拉伸足底筋膜。

患者进行俯桥支撑的动作，脚用力，维持 15 秒。每组 3 次，做 3—5 组。

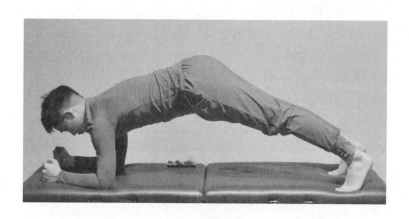

图 6 - 104　足底筋膜拉伸示意

（2）放松小腿前侧肌肉和小腿后侧放松。

患者侧卧位，患侧在上，双腿微屈，操作者用手按压小腿前外侧的胫骨前肌，进行小腿前侧肌肉放松，每次 1 分钟；单侧腿压在泡沫轴上前后滚动，进行小腿后侧放松。每组 3 次，每次 30 秒，做 5 组。

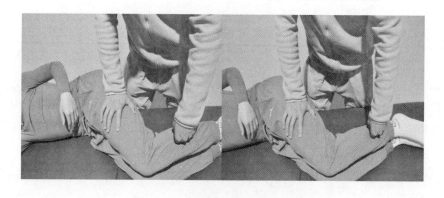

图 6 - 105　小腿前侧肌肉和小腿后侧放松示意

3. 功能期

加强小腿和足底肌耐力。患者站立位脚后跟抬起下落循环，抬起时尽量稳住重心，一次 20 下。待动作熟练后，用脚趾夹毛巾（网球、乒乓球）。每组 3 次，每次 30 秒，做 5 组。

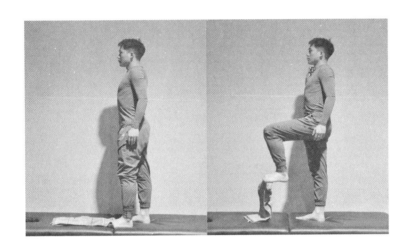

图 6 - 106　加强小腿耐力和脚底肌耐力示意

第十六节　踝关节不稳

一　什么是踝关节不稳

踝关节扭伤，是最为常见的运动损伤之一，高达 70% 的踝关节扭伤患者会遗留疼痛、关节内空虚等症状，且日后再次扭伤的概率会增加，这种情况称为踝关节不稳。踝关节不稳分为：功能性踝关节不稳和结构性踝关节不稳。

二　造成踝关节不稳的原因

（1）神经肌肉控制不全；

（2）肌肉力量弱；

（3）神经—肌肉反应时间长；

（4）姿势控制不良。

三 踝关节不稳的症状

踝关节不稳定，可能会发生这两种状况：

（1）脚踝活动幅度增大，与扭伤前相比踝部动作的范围幅度增大；

（2）脚踝活动范围降低，不灵活，相比较患者之前的生活、工作中习惯操作动作不能再轻易完成。

四 康复方法

1. 急性期

（1）踝泵运动。

其主要目的是加强踝关节跖屈及背伸活动度，除此之外，踝关节的主动活动有利于消退肢体远端的肿胀。每组 300—500 次，每天做 3—5 组。

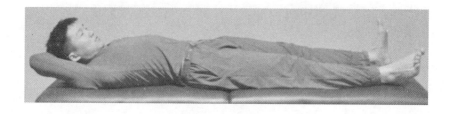

图 6 - 107 踝泵运动示意

（2）踝关节内外翻活动。

脚面朝上，向内、外方向主动转动，练习目的是增加胫距关节及距下关节的活动度，避免该关节僵硬而导致患者行走时出现脚下不稳的情况。该内外侧交替算作 1 组，每组 30 次，共做 6 组。

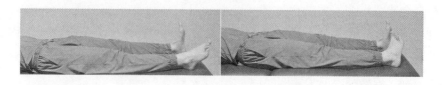

图 6 - 108 踝关节内外翻活动示意

（3）踝关节环转运动。

患者用脚趾进行画圈、写"米"字或写字母（如 ABC 等）活动。训练时以足大拇指为导向。该活动为踝关节复合运动，早期进行可避免胫距关节及距下关节僵硬，可双脚交替做。

（4）髋部近端力量训练。

患者俯卧位，身体中正下肢伸直，患侧腿向正上、外上、内上方抬起，保持 5 秒后缓慢放下，每组每个方向 10 次，做 3 组，可以有效地加强下肢近端力量，有利于患者转移能力及下地时的肢体控制。

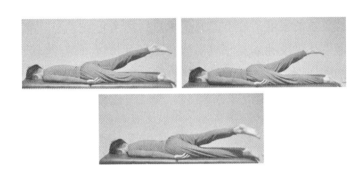

图 6 - 109　髋部近端力量训练示意

2. 恢复期

（1）加强踝关节活动范围训练，循序渐进，注意加强踝背伸的训练，避免踝关节僵直在跖屈位。在进行被动踝背伸练习时，以感觉到跟腱及小腿肌群被牵伸到为宜。每组 3 次，每次 30 秒，做 3 组。

（2）抗阻下的力量训练，建议用弹力带进行训练，循序渐进。如果出现次日无法缓解的疼痛和肿胀，减少或者暂停训练，必要时复查 X 线。

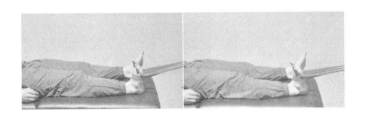

图 6 - 110　抗阻下的力量训练示意

（3）足趾夹布训练，主要目的是为训练足趾关节的活动范围和足底肌群的力量。每组3次，每次30秒，做3组。

3. 功能期

（1）患者拄拐下行走，转移，并逐渐扩大活动的范围和持续的时间，过渡到完全负重。可按照图6－112踏步训练。

（2）加强踝关节抗阻训练。

患者逐渐开始部分负重位下的踝关节训练，包括踝关节的本体感觉训练，根据情况循序渐进。可借助栏杆或椅子进行，根据骨折愈合的情况决定患肢负重的程度，若不能完全承重，患者可在悬吊、减重、他人扶助等状态下接受专业人员训练。或者据自身情况选择睁眼、闭眼、软硬程度不同的地面，也可以是垫子或折叠好的浴巾进行训练，逐渐增加难度和时间。同时要注意负重程度和时间，避免次日不可消退的肿胀和疼痛，遵循循序渐进原则。每次训练后可进行15—20分钟的冰敷。

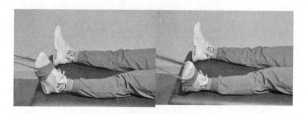

图6－111　踝关节抗阻训练示意

（3）继续加强肌力及踝关节本体感觉训练。

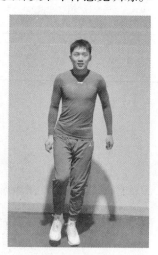

图6－112　肌力加强及踝关节本体感觉训练示意

下　篇

案例分析篇

案例一 头前倾导致颈椎关节失稳

一 案例描述

患者：张某，男，年龄32岁，长期伏案科研者，两个月前出现颈椎疼痛。患者能够明显感受到颈椎后侧紧张，胸椎一侧活动度受限，整个颈椎的大部分和眼睛周围、耳后都存在扳机点。颈部受凉之后疼痛加重，并且伴有习惯性落枕。按摩治疗约3周，目前症状反复且愈加频繁。

二 损伤名称及定义

颈椎关节失稳：颈椎失稳症又称颈椎不稳症。颈椎失稳是指颈椎在生理载荷下，解剖上超出其生理限度的位移范围，且出现相应的临床症状引起的一种综合征。随着现代生活的日益紧张，其发病率呈上升趋势，并成为颈肩痛、头晕痛、胸闷，甚至双上肢麻胀痛更为常见的原因。

三 损伤常见原因

（1）不良的睡眠体位。不良的睡眠体位因其持续时间长及在大脑处于休息状态下不能及时调整，则必然造成椎旁肌肉、韧带及关节的平衡失调。

（2）不当的工作姿势。大量统计材料表明某些工作量不大，强度不高，但处于坐位，尤其是低头工作者的颈椎病发病率特高，包括家务劳动者、刺绣女工、办公室人员、打字抄写者、仪表流水线上的装配工等。

（3）不适当的体育锻炼。正常的体育锻炼有助于健康，但超过颈部耐量的活动或运动，如以头颈部为负重支撑点的人体倒立或翻筋斗等，均可加重颈椎的负荷，尤其在缺乏正确指导的情况下。

四 检查方法

1. 体态评估

首先让受试者原地踏步10秒，在踏步时放松身体，之后停下。操作者在一侧观察患者，看耳垂与肩峰是否在一条线上、肩关节是否有内旋的倾向、胸椎是否存在后凸。

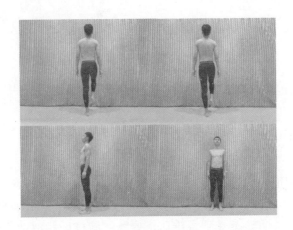

图1　头前倾导致颈椎关节失稳体态评估示意

本次评估结果为阳性：患者耳垂与肩峰不共线、肩关节有明显内旋、胸椎明显后凸，因此判断该患者存在含胸驼背头前引体态，即上交叉综合征。

2. 肌肉检查

（1）颈深屈肌检查。

检查方法：受试者仰卧位、放松身体至地面（按摩床）、听口令，抬起头部。如果头部在抬起过程中，没有颈部的屈曲，则评估结果为阴性；若在抬起的过程中有较大幅度的屈曲则结果为阳性。

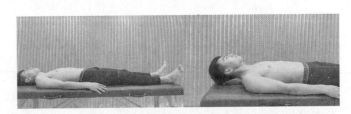

图2　头前倾导致颈椎关节失稳颈深屈肌评估示意

本次评估结果为阳性：受试者在抬起头部的过程中颈部有较大幅度的屈曲，即颈深屈肌存在无力现象。

（2）斜角肌检查。

检查方法：放松端坐、转头向操作者。操作者在腕部桡动脉波动处获得基础脉搏，伸长头部至极限并深吸气。若脉搏减少、出现症状（肩、臂及手的疼痛、麻木）则为阳性。

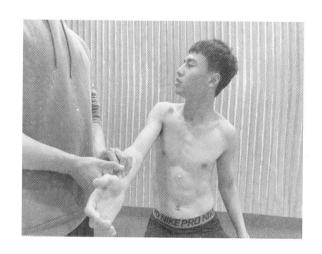

图3　头前倾导致颈椎关节失稳斜角肌评估示意

本次评估结果为阳性：患者斜角肌紧张。

（3）胸锁乳突肌检查。

检查方法：仰卧位，操作者坐在受试者头侧，轻轻把头部转向对侧用拇指触及乳突，向前下滑动触及胸锁乳突肌表面，轻轻夹住肌腹，向下追踪至胸骨，注意区分出其内侧的胸骨头和外侧的锁骨头，受试者抵抗前屈、感受该肌张力。

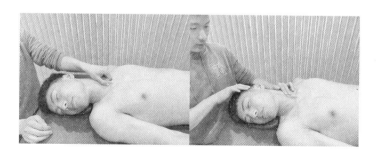

图4　头前倾导致颈椎关节失稳胸锁乳突肌评估示意

本次评估结果为阳性：受试者胸锁乳突肌紧张。

（4）枕下肌群检查。

检查方法：操作者用手指尖扪及枕外隆凸。向下外侧滑动手指至枕下区和椎弓沟，使手指弯曲向上，上下左右转动眼球，感受枕下肌群张力变化。

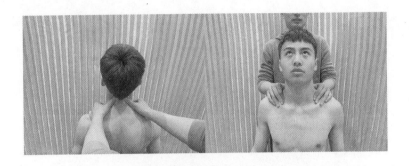

图5　头前倾导致颈椎关节失稳枕下肌群评估示意

本次评估结果为阳性：枕下肌群紧张且无力。

（5）斜方肌检查。

检查方法：俯卧、手臂放于两侧，操作者触及肩胛骨内侧，沿肌腹内侧向脊柱方向触诊，沿着三个不同肌纤维方向对肌腹进行触诊。即沿枕骨方向向上触诊、向上部胸椎水平触诊、向下部胸椎向下触诊；抵抗肩胛骨缩回以感受该肌张力。

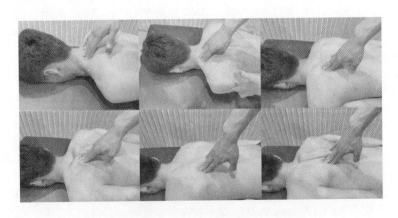

图6　头前倾导致颈椎关节失稳斜方肌评估示意

本次评估结果为阳性：受试者斜方肌存在紧张且无力。

（6）肩胛提肌。

检查方法：操作者站在受试者头侧，并在同一侧找到肩胛上角，用另一只手的指头触及上部颈椎横突、沿肩胛提肌的肌腹追踪至肩胛骨，操作者抵抗肩胛骨上提感受该肌肉的张力。

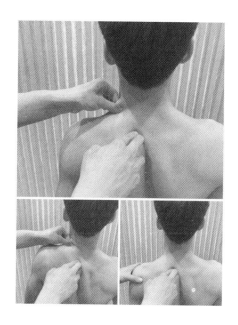

图7　头前倾导致颈椎关节失稳肩胛提肌评估示意

本次评估结果为阳性：受试者肩胛提肌存在过度紧张。

（7）头夹肌检查。

检查方法：操作者坐在受试者头边，两手掌向上放在颞骨乳突、在胸锁乳突肌深面触诊头夹肌，受试者轻轻抵抗抬头和转头以感受该肌张力。

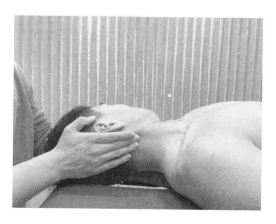

图8　头前倾导致颈椎关节失稳头夹肌评估示意

本次评估结果为阳性：受试者头夹肌存在紧张且无力。

五 诊断结果

该受试者存在上交叉综合征的体态现象，经过肌肉评估颈部前部肌肉紧张，颈部后侧肌肉无力，胸椎灵活性较低。对患者的体态和肌肉进行评估，两者互相检验，理论上无冲突，因此我们判断评估结果的合理性和真实性。

六 处理方法

1. 肌肉放松

（1）斜角肌拉伸。

以拉伸右斜角肌为例，患者伸展、转动颈部到右后侧（同侧），利用左手被动移动头部、颈部以达到进一步拉伸。

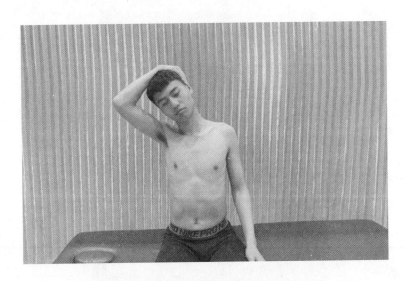

图9 斜角肌拉伸示意

（2）胸锁乳突肌拉伸。

以拉伸左侧胸锁乳突肌为例，患者将头、颈部往左侧弯以及右转动，且缩下巴（将头部屈曲）进行胸锁乳突肌拉伸。

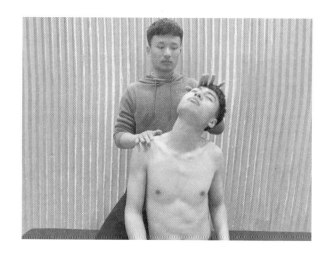

图10　胸锁乳突肌拉伸示意

2. 枕下肌群放松

操作者用大拇指对枕下肌群进行放松。

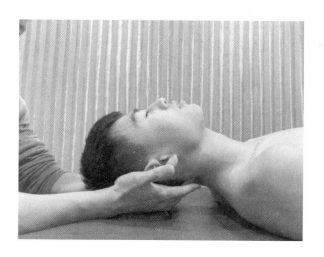

图11　枕下肌群放松示意

3. 颈部深层肌肉激活

患者体位：坐立位或站立位。操作者用手分别放置于头前、头后、头两侧、头前右侧等八个方向让患者等长收缩进行抗阻激活训练。

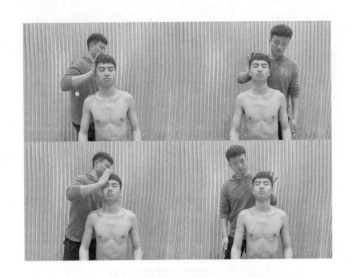

图 12　颈部深层肌肉激活示意

4. 关节处理

（1）肩内旋手法训练。

患者体位：站立位。操作者一手放置于肱骨前侧，一手放置于对侧肩部以固定，放置于肱骨前侧的手始终施加向内、向下的力量。

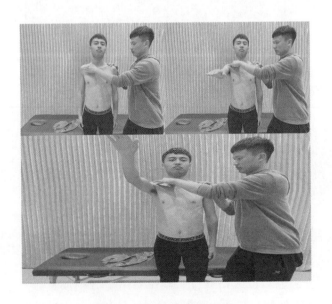

图 13　肩内旋手法训练示意

（2）胸椎灵活性训练。

患者体位：侧卧位。两手伸直平行于地面，屈髋屈膝为起始姿势，操作者固定骨盆，让患者进行最大幅度的两手分开，进行类似于"翻书"的动作。

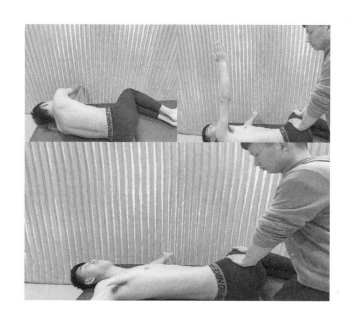

图 14　胸椎灵活性训练示意

5. 贴扎术的运用

在颈椎出进行一条 Y 形贴布和一条 I 形贴布进行稳定颈椎。

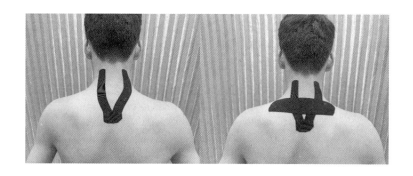

图 15　头前倾导致颈椎关节失稳的贴扎术示意

使用肌效贴步骤完成后患者疼痛会很快消失，配合针对性的运动处方可以达到良好的康复效果。

七　运动处方

1. 斜角肌拉伸

操作方法：以拉伸右斜角肌为例，患者伸展、转动颈部到右后侧（同侧），利用左手被动移动头部、颈部以达到进一步拉伸。

训练计划：首先感受两侧斜角肌在拉伸时哪一侧更加紧张，更加紧张的一侧拉伸 3 组，另一侧拉伸 2 组，每组 10 个深呼吸。

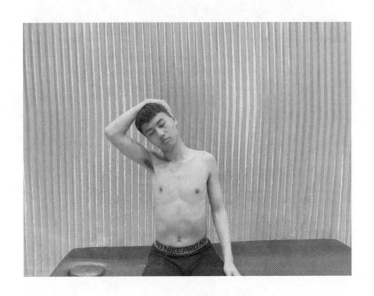

图 16　斜角肌拉伸示意

2. 胸锁乳突肌拉伸

操作方法：以拉伸左侧胸锁乳突肌为例，患者将头、颈部往左侧弯以及右转动，且缩下巴（将头部屈曲）以拉伸斜角肌。

训练计划：首先感受两侧胸锁乳突肌在拉伸时哪一侧更加紧张，更加紧张的一侧拉伸 3 组，另一侧拉伸 2 组，每组 10 个深呼吸。

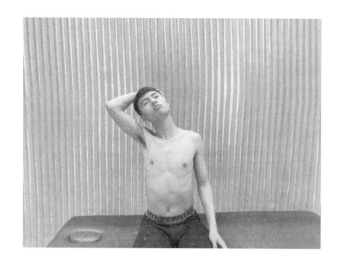

图17　胸锁乳突肌拉伸示意

3. 肩胛提肌拉伸

操作方法：以拉伸右侧为例，患者颈部屈曲、往右侧弯且转向对侧。维持肩带向下，右手握住长凳。

训练计划：首先感受两侧肩胛提肌在拉伸时哪一侧更加紧张，更加紧张的一侧拉伸3组，另一侧拉伸2组，每组10个深呼吸。

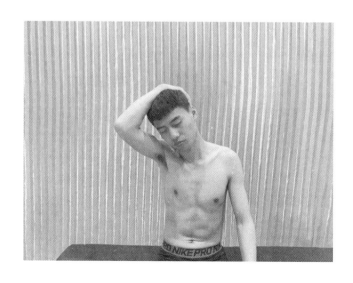

图18　肩胛提肌拉伸示意

4. 枕下肌群放松

操作方法：患者站立位，枕下放置一个筋膜球，进行放松按摩，每组 20 次深呼吸。

训练计划：每组 20 个深呼吸，每次 2 组。

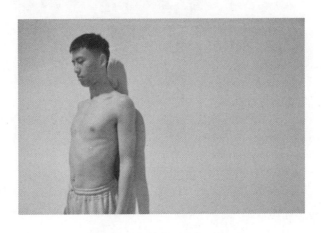

图 19 枕下肌群放松示意

5. 头部抗阻稳定性训练

操作方法：患者取站立位或者坐立位，操作者取一条弹力带，一端在治疗者手中固定，另一端套在患者头部，在前、后、左、右四个方向进行稳定、持续的拉伸，与此同时患者要给这个力进行对抗。

训练计划：每个方向 2 组，每组 15 个深呼吸。

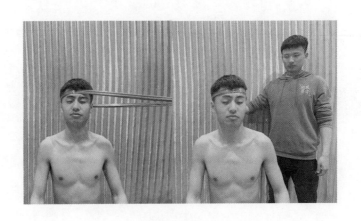

图 20 头部抗阻稳定性训练示意

6. 俯卧位上半身悬空颈部稳定性训练

操作方法：患者俯卧位，颈部悬空，同时守住下颌并将双手放置于头部或者头部上加一重物，保持此姿势直到患者觉得疲惫。

训练计划：每组45秒，每次3组。

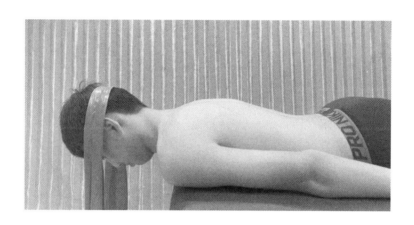

图21　俯卧位上半身悬空颈部稳定性训练示意

7. 肩外旋训练

操作方法：取一条弹力带，两手臂夹紧腹部两侧，进行抗阻外旋训练。

训练计划：每组20次，每次3组。

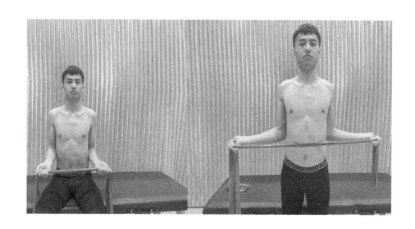

图22　肩外旋训练示意

8. 胸椎灵活性训练

操作方法：患者呈跪立姿势，双手作支撑。然后一侧手抬起抱头，做身体翻转的动作。每次翻转时都要达到患者身体活动度的极限，身体左右两侧方向都要做。完成该动作时，感觉转向哪一侧时身体紧张度更大，就可以往该侧多转动几次。该动作可以更优化：在以上转动的基础上，臀部向后移动，直至坐到脚后跟。该目的是固定骨盆，患者在转动胸椎时防止腰椎旋转。

训练计划：首先感受哪一侧胸椎旋转更加困难，困难一侧做 3 组，另一侧做 2 组。

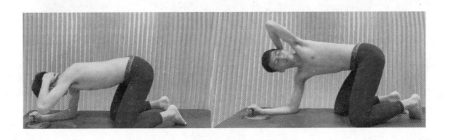

图 23　胸椎灵活性训练示意

八　运动处方执行频率

前 3 周保持每周进行 3—5 次训练计划，待颈椎失稳有所好转，每周应保持 2—3 次训练。长期伏案工作者，则需要保持每天抽出时间进行训练（训练中间可适当中断）。

九　日常生活中避免头前倾导致颈椎关节失稳的预防原则

1. 选择合适枕头

枕头的适宜高度，以 9—10 厘米较为合适，具体尺寸还要因每个人的生理特征，尤其是颈部生理弧度而定。肩宽体胖者枕头可略高一些，瘦小的人则可稍低些。

2. 纠正不良姿势和习惯

颈椎不稳是很多年轻人，尤其是办公室一族比较容易患上的疾病，年轻化明显。颈椎对患者的工作和生活都有着不小的影响，因此预防工作不容忽视。预防颈椎病，日常生活中应该纠正不良的姿势和习惯，让颈椎的负担不过重。防止持久的单一姿势，避免肌肉疲劳是一大原则。

注意端正头、肩、背的姿势，不要偏头耸肩，谈话、看书时要正面注视，保持脊柱的正直。注意颈肩部保暖，避免头颈负重物，避免过度疲劳，坐车时不要打瞌睡。

3. 保持乐观精神

研究表明，长期压抑感情，遇事不外露，多愁善感的人易患神经衰弱，神经衰弱会影响骨关节及肌肉休息，长此以往，颈肩部容易疼痛。所以，要经常保持乐观向上的好心情，即使是那些已患有此病的患者们，也要树立与疾病艰苦抗衡的思想，配合医生治疗，减少复发。比如，可以听一听一些令人心情欢愉的歌曲，可以随着音乐，活动一下脖子。

案例二 肩袖损伤导致肩峰下撞击

一 案例描述

患者：张某，男，年龄23，篮球爱好者。半年前打篮球时撞伤肩部，疼痛两周左右，期间用云南白药气雾剂进行过治疗，直到症状消退。从此，打篮球后肩部都会持续疼痛1—2天，去医院检查诊断结果为：冈上肌损伤。医生建议休息静养，静养两个月后症状基本消失。再次返回运动场，打篮球结束后仍会疼痛1—2天，为此非常苦恼。

二 损伤名称及定义

肩峰下撞击综合征：肩峰下撞击综合征是指肩峰下关节由于解剖结构原因或动力学原因，在肩的上举、外展运动中，因肩峰下组织发生撞击而产生的临床症状。

三 损伤常见原因

（1）肩胛骨肌肉失衡；

（2）肩胛骨位置变化和运动学变化；

（3）肩袖肌肉不平衡；

（4）后方和下方的关节囊紧张；

（5）脊柱位置变化。

四 检查方法

1. 肩峰下撞击的特异性检查

（1）Hawkin秒测试。

检查方法：肩前屈90度，肘屈曲90度，操作者让受试者肩内旋挤压肱骨大结节和肩峰。

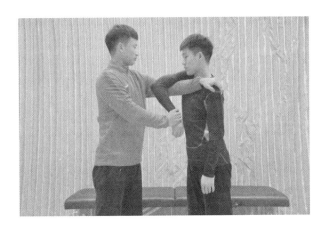

图 1　Hawkin 秒测试示意

检查结果：检查过程中出现疼痛，判断结果为阳性。

（2）Speed's 测试。

检查方法：肩前屈 90 度，前臂旋前，抗阻肩部前屈。

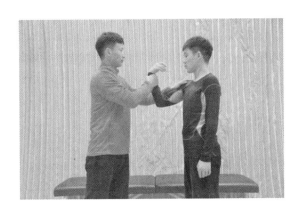

图 2　Speed's 测试示意

检查结果：检查过程中未出现疼痛，判断结果为阴性。

（3）倒灌实验。

检查方法：肩外展 90 度，内收 35 度，位于肩胛骨平面，进行抗阻外展。

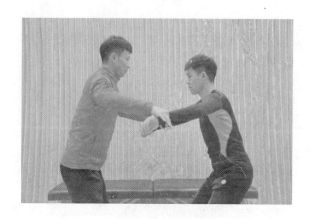

图3 倒灌实验示意

检查结果：检查过程中出现疼痛，判断结果为阳性。

2. 胸锁关节和肌肉检查

（1）胸锁关节检查。

检查方法：取受试者站立位或者坐立位，操作者一手放置于受试者锁骨上，让受试者进行外展或者前屈肩关节，看锁骨是否有向后、向上的运动趋势。

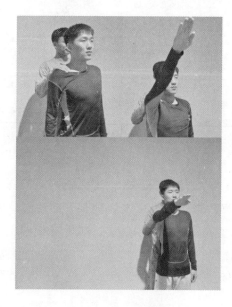

图4 胸锁关节检查示意

检查结果：在受试者进行肩屈或肩外展时，操作者的手能够明显地感受到锁骨向后、向上运动的趋势。

（2）肌肉检查。

关节运动正常，就不需要再进行肌肉检查。

3. 肩胛胸壁关节和肌肉检查

（1）肩胛胸壁关节检查。

检查方法：取受试者站立位或者坐立位，在受试者外展或者前屈的过程中，操作者帮助受试者的肩胛骨上回旋，询问并观察受试者肩痛是否消失或者外展角度、前屈角度增大的现象。

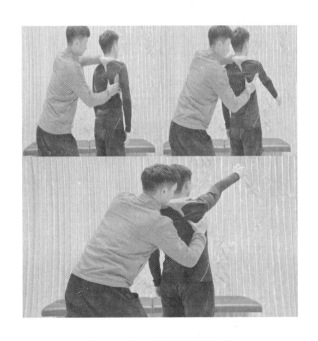

图 5　肩胛胸壁关节检查示意

检查结果：在操作者帮助受试者肩胛骨上回旋时，肩关节活动度增大且肩关节疼痛降低，则评估为阳性。

（2）前锯肌检查。

检查方法：操作者用手触及肩胛骨最外侧，由肩胛骨外侧缘沿前下肋骨方向触诊；受试者抵抗肩部前伸，以感受该肌张力。

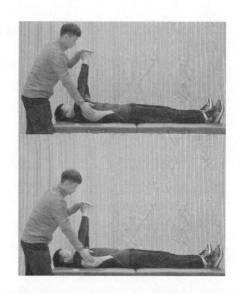

图6　前锯肌检查示意

检查结果：前锯肌紧张且无力。

（3）斜方肌检查。

检查方法：受试者俯卧，手臂放于两侧。触及肩胛骨内侧缘；沿肌腹内侧向脊柱方向触诊；沿着三个不同肌纤维方向对肌腹进行触诊；沿枕骨方向向上触诊，向上部胸椎水平触诊，向下部胸椎向下触诊；受试者抵抗肩胛骨缩回，以感受该肌张力。

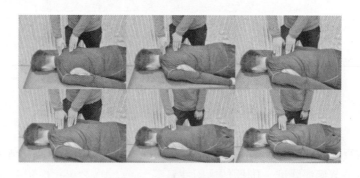

图7　斜方肌检查示意

检查结果：斜方肌紧张且无力。

（4）菱形肌检查。

检查方法：受试者俯卧，肩关节被动外展，肩胛骨上回旋以放松浅层的斜方肌。操作者定位肩胛骨内侧缘，沿着肌纤维的方向斜向上方向触诊；受试者抵抗肩胛骨内收，以感受该肌张力。

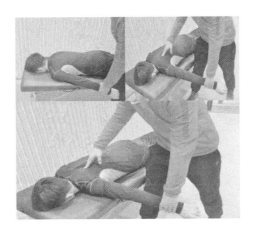

图 8　菱形肌检查示意

检查结果：菱形肌过度紧张。

（5）肩胛提肌检查。

检查方法：操作者站在受试者头后部，并在同一侧找到肩胛上角；用另一只手的指头触及上部颈椎横突沿肩胛提肌的肌腹追踪至肩胛骨；受试者抵抗肩胛骨上提，以感受该肌肉的张力。

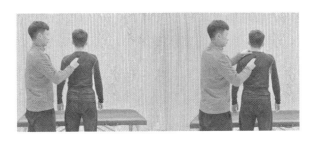

图 9　肩胛提肌检查示意

检查结果：肩胛提肌过度紧张。

（6）胸小肌检查。

检查方法：操作者定位肩胛骨喙突（锁骨中外 1/3 交界处向下一横指），并沿肋骨前面向内下滑动，通过胸大肌触及深面的胸小肌；受试者抵抗肩胛骨下降，以感受该肌肉的张力。

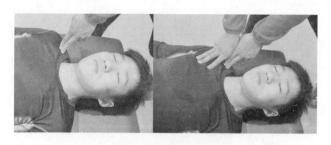

图 10　胸小肌检查示意

检查结果：胸小肌过度紧张。

4. 盂肱关节和肌肉检查

（1）盂肱关节检查。

检查方法：取受试者站立位或者坐立位，受试者前屈 90 度，操作者把双手放置于受试者的肩关节上部，在受试者肩外展或者屈曲的过程中，双手向下发力，观察并询问肩关节疼痛或者关节活动度是否有变化。

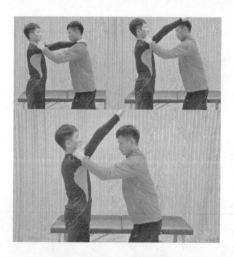

图 11　盂肱关节检查示意

检查结果：在操作者双手向下发力的过程中，肩关节活动度增大且肩关节疼痛降低，则诊断为阳性。

（2）肩内旋检查。

检查方法：受试者站立位或者坐立位，操作者一只手固定于一侧肩部，另一只手放于肩关节稍外侧，施加向内、向外的力量，观察和询问肩关节疼痛或者关节活动度是否有变化。

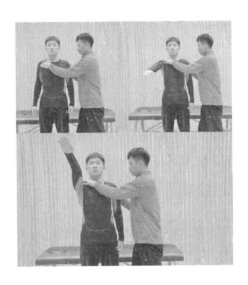

图 12　肩内旋检查示意

检查结果：在操作者施加力量的过程中，肩关节活动度增大且肩关节疼痛降低，则诊断为阳性。

（3）背阔肌检查。

检查方法：取受试者腰椎同侧屈曲，对侧旋转，让受试者肩关节进行前屈，观察和询问肩关节疼痛或者关节活动度是否有变化。

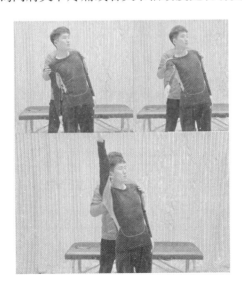

图 13　背阔肌检查示意

检查结果：受试者在此体位下，肩关节活动度增大且肩关节疼痛降低，则诊断为阳性。

（4）冈上肌检查。

检查方法：操作者拇指定位冈上窝，在冈上窝触及其肌腹，沿冈上肌的肌腱触及肱骨大结节；受试者抵抗肩关节外展，以感受该肌张力。

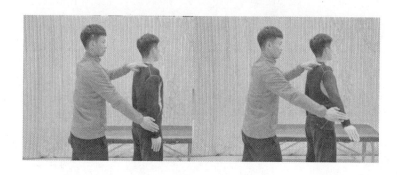

图14　冈上肌检查示意

检查结果：冈上肌过度无力。

（5）冈下肌检查。

检查方法：受试者俯卧位；操作者用拇指触及肩胛骨的冈下窝定位该肌腹，顺着冈下肌肌腱向上外方，直至肱骨大结节；受试者拮抗肩关节外旋，以感受该肌张力。

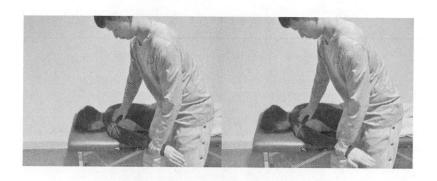

图15　冈下肌检查示意

检查结果：冈上肌过度无力。

（6）肩胛下肌检查。

检查方法：操作者触及肩胛骨的前面，受试者抵抗肩关节内旋，以感受该肌张力。然后定位喙突，向外旁开2厘米稍下方触诊肱骨小结节，受试者抵抗肩关节内旋，以感受该肌张力。

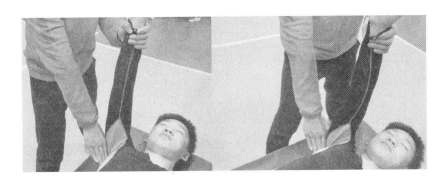

图16　肩胛下肌检查示意

检查结果：冈上肌过度无力。

五　评估结果

受试者存在肩关节活动受限和肩痛的原因是肩胛胸壁关节上回旋能力下降，肩袖损伤导致肩峰下撞击。对受试者的关节和肌肉进行评估，两者互相检验，不存在理论上的冲突，所以坚信诊断的合理性。

六　处理方法

1. 胸小肌拉伸

以拉伸右侧胸小肌为例，面向门框，右手前臂放在门框之上，手臂外展约135度、90度、45度，患者保持此姿势下进行拉伸。

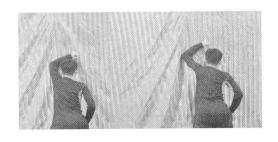

图17　胸小肌拉伸示意

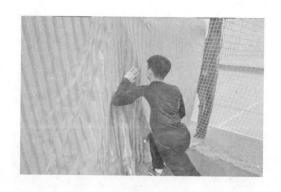

图 17　胸小肌拉伸示意（续）

2. 胸小肌松解

使用筋膜枪对胸小肌进行 3—5 分钟放松。

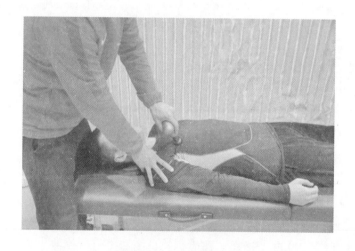

图 18　胸小肌松解示意

3. 前锯肌激活

患者侧卧位，激活一侧的肩关节。患者手臂外展 90 度与地面垂直，治疗者双手固定肩胛骨，让患者尽量前伸肩关节，进行前锯肌的等长收缩练习，该练习保持 30—60 秒。

4. 肩外旋力量训练

患者站立位，手持条弹力带进行抗阻肩关节外旋训练。

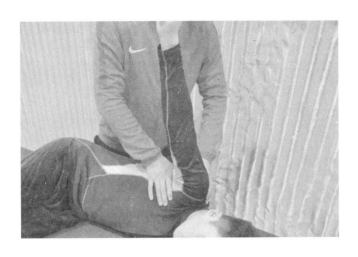

图19　前锯肌激活示意

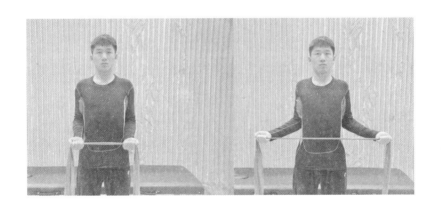

图20　肩外旋力量训练示意

5. 胸椎灵活性训练

患者侧卧位，两手伸直平行于地面，屈髋屈膝为起始姿势，操作者固定其骨盆，让患者进行最大幅度地两手分开，进行类似"翻书"动作训练。

6. 扎贴

两条长 I 形贴，两条短 I 形贴。

处理之后患者的疼痛会明显消失，配合针对性的运动处方可以达到功能康复的效果。

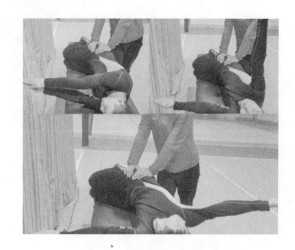

图 21 胸椎灵活性训练示意

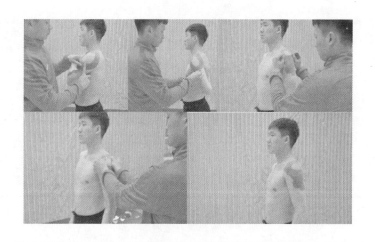

图 22 扎贴示意

七 运动处方

1. 胸大肌、胸小肌拉伸

操作方法：以右胸大肌拉伸为例，拉伸胸大肌分为两个体位：手臂大约外展到 90 度且身体往前移动；手臂大约外展到 45 度且患者身体往前移动，患者保持此姿势下进行拉伸。

训练计划：感受两侧胸大肌、胸小肌在拉伸时，哪一侧更加紧张。更加紧张的一侧拉伸 3 组，另一侧拉伸 2 组，每组 10 个深呼吸。

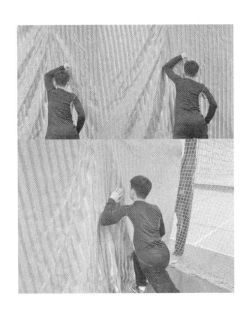

图 23　胸大肌、胸小肌拉伸示意

2. 肩胛提肌拉伸

操作方法：以拉伸右侧为例，患者颈部屈曲、往右侧弯且转向对侧。维持肩带向下，右手握住长凳。

训练计划：感受两侧肩胛提肌在拉伸时，哪一侧更加紧张。更加紧张的一侧拉伸 3 组，另一侧拉伸两组，每组 10 个深呼吸。

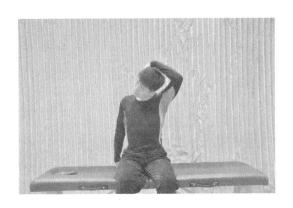

图 24　肩胛提肌拉伸示意

3. 菱形肌训练

操作方法：取一条弹力带，一段固定，训练者双手握住弹力带，双腿下蹲，身体稍微后倾，进行肩胛骨的后缩训练。发力时吸气，反之呼气。

训练计划：每组 15 次，每次 3—5 组。

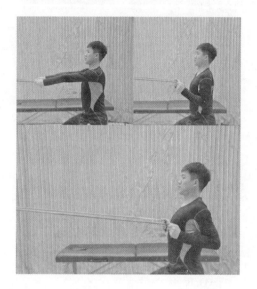

图 25　菱形肌训练示意

4. 前锯肌训练

操作方法：取一条弹力带，双手固定两端，双手呈 135 度，肩胛骨前伸，进行肩关节同时前屈，发力时吸气，反之呼气。

训练计划：每组 15 次，每次 3—5 组。

5. 斜方肌训练

操作方法：取一条弹力带，弹力带从身后绕过，收下巴，双手固定弹力带，进行肩关节外展，发力时吸气，反之呼气。

训练计划：每组 15 次，每次 3—5 组。

6. 肩关节内旋训练

操作方法：取一条弹力带，两手臂夹紧腹部两侧，进行抗阻内旋训练。

训练计划：每组 20 次，每次 3 组。

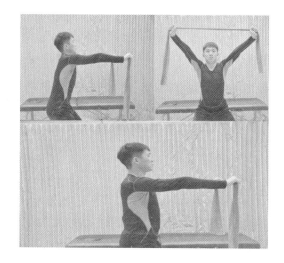

图 26　前锯肌训练示意

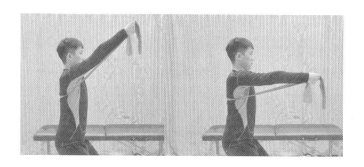

图 27　斜方肌训练示意

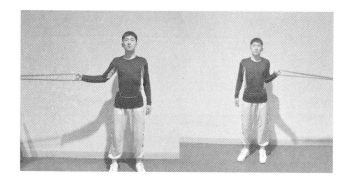

图 28　肩关节内旋训练示意

7. 肩关节外旋训练

操作方法：取一条弹力带，两手臂夹紧腹部两侧，进行抗阻内旋训练。

训练计划：每组 20 次，每次 3 组。

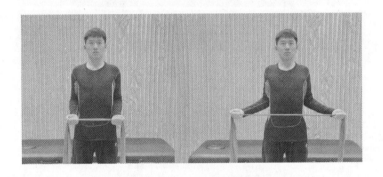

图 29　肩关节外旋训练示意

8. 静态改良"农夫行走"训练

操作方法：取两个弹力带（重量根据自身情况而定），分别放置于两手，双肩同时外展约 45 度，开始行走。

训练计划：每组行走 15—20 米，每次 2—3 组。

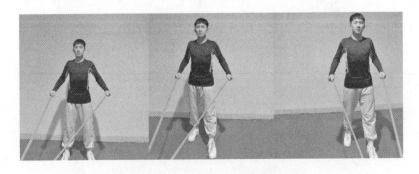

图 30　静态改良农夫行走训练示意

9. 肩关节本体感觉训练

操作方法：取一个瑜伽球，双手夹紧，操作者对瑜伽球施加不稳定的随机力量，要求患者始终保持身体和肩部稳定。

计划：每组 30 秒，每次 1—2 组。

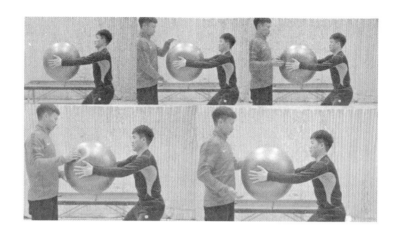

图 31　肩关节本体感觉训练示意

10. *胸椎灵活性训练*

方法：起始姿势跪姿、双手作支撑，然后一侧手抬起抱头，做身体翻转的动作（每次翻转时都要做到极限，左右两边都要做），完成以上动作时觉得哪边动作完成时肌肉更紧张，这个方向需要多做几次。此外，该动作也可以使效果更优化，即在以上动作基础上，臀部向后坐到脚后跟上，其目的是固定骨盆。注意在转动的时候不能让腰椎跟着转动。

计划：感受哪一侧胸椎旋转更加困难，困难一侧做 3 组，另一侧做 2 组。

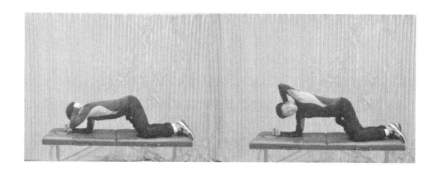

图 32　胸椎灵活性训练示意

八　运动处方执行频率

前三周可根据自身情况调整训练计划，前三周中每周进行 3—5 次训练，三周后每周进行 2—3 次训练，保持训练 2—3 个月。

九　预防原则

（1）增强肩袖肌群的力量。

（2）维持体态的中立位。

（3）减少肩关节非必要的上举动作。

案例三　筋膜链张力失衡导致网球肘

一　案例描述

患者：李某，男，年龄23，网球爱好者，右侧肱骨外上髁疼痛，三角肌多次拉伤，斜方肌局部常常出现疼痛。在打网球或在打网球之后出现持续疼痛，休息之后，症状减轻，再次打网球或者长期在电脑前工作后，症状再次复发，在疼痛时期提重物或者拧毛巾疼痛明显。

二　损伤名称及定义

网球肘，又称肱骨外上髁炎，肘关节外侧前臂伸肌起点处肌腱发炎疼痛。疼痛的产生是由于前臂伸肌重复用力引起的慢性撕拉伤造成的。患者会在用力抓握或提举物体时感到患部疼痛。网球肘是过劳性综合征的典型例子。网球、羽毛球运动员较常见，家庭主妇、砖瓦工、木工等长期反复用力做肘部活动者，也易患此病。

三　损伤常见原因

（1）伸腕肌群由于长时间的错误或者过度使用，导致伸腕肌群紧张；

（2）桡神经受到激惹；

（3）伸腕肌群的协同肌无力或者拮抗肌紧张；

（4）筋膜链上的其他肌肉出现问题。

四　检查方法

1. 网球肘特异性检查

检查方法：操作者拇指固定受试者肘部（下图），受试者握拳，前臂旋前且桡偏做与操作者对抗的伸腕运动。肱骨外上髁部突然的剧烈疼痛为阳性体征，触诊可以确定疼痛点。

检查结果：在检查过程中，受试者出现疼痛，即评估结果为阳性。

2. 筋膜链肌肉检查

（1）斜方肌检查。

检查方法：受试者俯卧，手臂放于两侧。触及肩胛骨内侧缘；用掌缘沿肌腹内侧向脊柱方向触诊；沿着三个不同肌纤维方向对肌腹进行触诊；沿枕骨方向向上触诊，向上部胸椎水平触诊，向下部胸椎向下触诊；受试者抵抗肩胛骨缩回，以感受该肌张力。

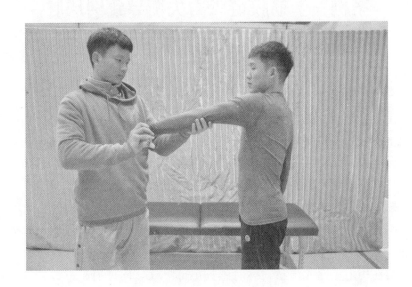

图1 网球肘特异性检查示意

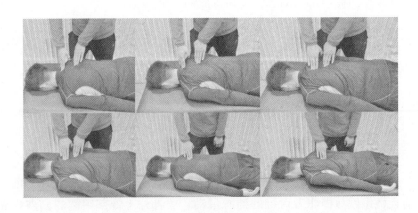

图2 斜方肌检查示意

检查结果：斜方肌存在过度紧张。

（2）三角肌检查。

检查方法：三角肌检查：操作者将受试者上肢置于体侧，或将其肩关节外展90度（根据受试者肩关节具体情况进行调整）检查，在该体位下以便视诊及触诊。在上述体位通过抗阻外展、前屈、后伸，可以分别视诊、触诊三角肌外侧头、前侧头、后侧头。

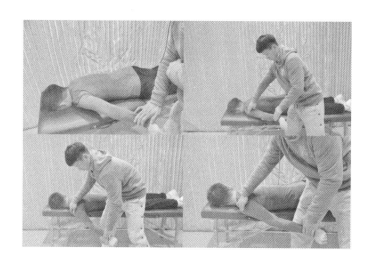

图3　三角肌检查示意

检查结果：三角肌外侧头、前侧头、后侧头均存在过度紧张问题。

（3）伸腕肌群检查。

检查方法：屈曲肘关节，操作者触及肱骨外上髁远侧的前臂外面；在外上髁远端捏夹肱桡肌肌腹，并朝其桡骨茎突止点处触摸；受试者抵抗屈肘，以感受该肌张力。

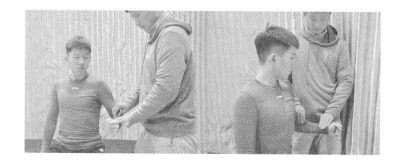

图4　伸腕肌群检查示意

检查结果：伸腕肌群存在过度紧张。

（4）屈腕肌群检查。

检查方法：用拇指及掌长肌的肌腹。沿内侧移动拇指至尺侧腕屈肌的肌腹。

受试者抵抗屈腕，以确认正确的触诊位置。

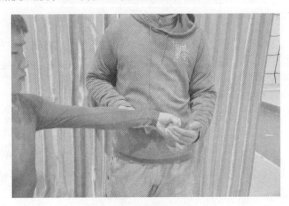

图 5　屈腕肌群检查示意

检查结果：屈腕肌群存在无力紧张现象。

五　评估结果

受试者的斜方肌、三角肌、外侧肌间隔、伸腕肌群存在张力过大，且屈腕肌肉群存在无力现象。

六　处理方法

1. 斜方肌放松

操作者可使用筋膜枪放松患者斜角肌。

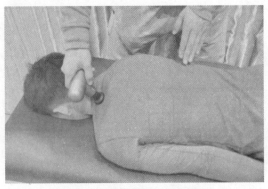

图 6　筋膜枪放松斜角肌示意

2. 三角肌放松

筋膜枪放松三角肌。

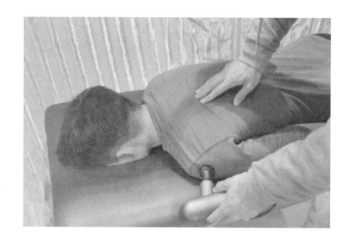

图 7　筋膜枪放松三角肌示意

3. 伸腕肌群放松

筋膜枪放松伸腕肌群。

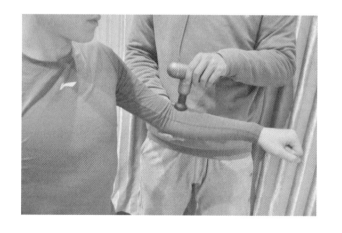

图 8　筋膜枪放松伸腕肌群示意

4. 屈腕肌群激活

取患者站立位，维持身体直立，手臂自然下垂，固定肘关节抗阻进行屈手腕和手指。

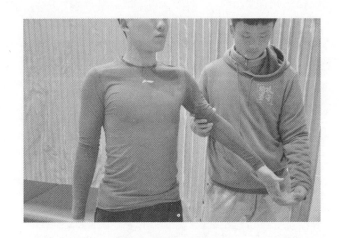

图 9 屈腕肌群激活示意

5. 扎贴

处理之后患者疼痛很快消失，配合针对性的运动处方可以达到完全康复的效果。

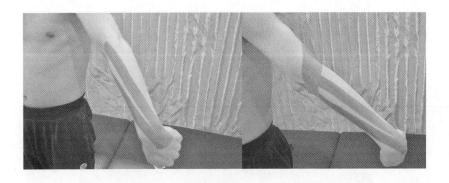

图 10 扎贴示意

七 运动处方

1. 斜方肌拉伸

方法：取坐立位或者站立位，头侧屈，对侧旋转，屈曲颈部进行拉伸。

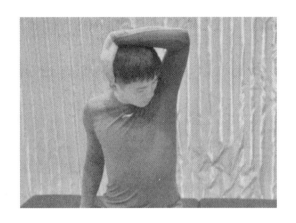

图 11　斜方肌拉伸示意

计划：每组 30 秒，每次 2 组。

2. 三角肌放松

方法：取患者站立位，取一个泡沫轴或网球，靠墙进行三角肌放松按摩。

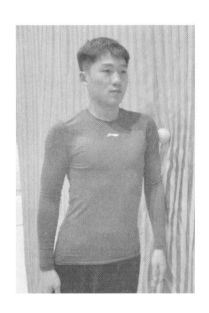

图 12　三角肌放松示意

计划：每次3—5分钟，痛点和粘连点需要重点放松。

3. 伸腕肌群自我松解

方法：肘关节外侧向上四横指的位置，非松解手按压此点，进行来回屈肘和伸肘。

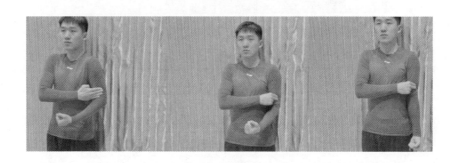

图13 伸腕肌群自我松解示意

计划：每组8—10次，每次2—3组。

4. 屈腕肌肉群训练（在非急性期锻炼）

方法：手指伸直，五指相聚，在五指指尖套一个橡皮筋，用力使五指展开。练习时，每组10次，每天3组。

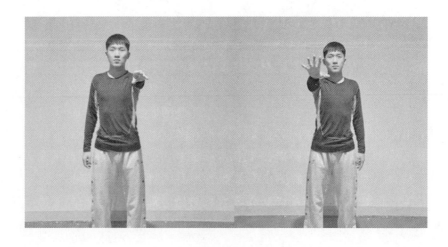

图14 屈腕肌肉群训练示意

计划：每组 10—20 次，每次 3 组。

5. 桡神经自我松动

方法：取患者坐立位或者站立位，双手拇指与食指形成一个 OK 的姿势，向后旋转 180 度，戴在眼睛周围。

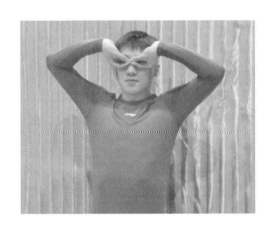

图 15　桡神经自我松动示意

计划：日常生活、工作闲暇时间都可以进行该动作练习，可大量重复。

八　运动处方执行频率

此运动处方既可以治疗网球肘，同样也能预防网球肘，建议每天训练至少 3 次。

九　日常生活预防原则

（1）纠正直臂击球的动作，让大臂和小臂无论在后摆还是前挥时都保持一个固定且具弹性的角度。

（2）用支撑力较强的护腕和护肘把腕、肘部保护起来。限制腕、肘部的翻转和伸直。

（3）打球时于前臂肌腹处缠绕弹性绷带，可以减少疼痛发生，但松紧需适中。

（4）一旦被确诊为网球肘，则最好能够中止练习，待完全康复再进行运动。

案例四　筋膜链张力失衡导致腱鞘炎

一　案例描述

患者：刘某，男，年龄 40，长期伏案工作者。最近经过一周的大强度伏案工作，导致手腕疼痛，手指活动受到限制，热敷后疼痛减轻，并且还伴随胸部出现扳机点，药物治疗后没有明显改善。

二　损伤名称及定义

人类手指之所以能够灵活地运动，就是因为在手指骨的两面都有肌腱，肌肉收缩，肌腱就拉动关节，发生关节弯曲和伸直。腱鞘是包裹在肌腱外面的一圈组织，对肌腱起保护作用，腱鞘内部分泌少量滑液，在肌腱的活动中起到润滑的作用。而腱鞘炎的成因就是由于我们反复大量的活动肌腱，使肌腱劳损肌腱和腱鞘反复地摩擦使肌腱某一部分增粗或者腱鞘某一部分变得肥厚。而这就使得原本光滑、匹配的肌腱通过腱鞘时，变得不那么通畅。使局部的血液循环变差，导致炎症的出现。腱鞘炎的常见种类有手指的"屈指肌腱腱鞘炎"和手腕的"桡骨茎突狭窄性腱鞘炎"。

三　损伤常见原因

（1）屈腕肌群由于长时间的错误或者过度使用，导致屈腕肌群紧张；

（2）屈腕肌肉群神经受到激惹；

（3）屈腕肌群的协同肌无力或者拮抗肌紧张；

（4）筋膜链上的其他肌肉出现问题。

四　检查方法

1. 腱鞘炎的特异性检查

检查方法：首先把手伸出，大拇指弯曲放在掌心，用其他四只手指用力握住大拇指，握成拳，竖起来，保持食指在上，小拇指在下。然后沿着竖直向下的方向，弯曲手腕，用力下压，坚持 5 秒。

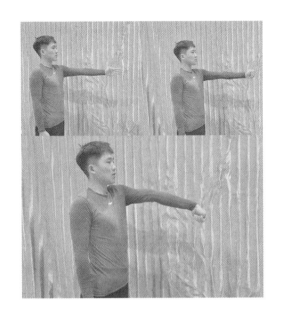

图 1　腱鞘炎体态评估示意

检查结果：判断该受试者在此动作中出现明显疼痛，则表明评估结果为阳性，患有腕部腱鞘炎即"桡骨茎突狭窄性腱鞘炎"。

2. 筋膜链肌肉检查

（1）胸大肌检查。

检查方法：操作者首先锁定锁骨，在其下面沿肌腹至其锁骨、胸骨、肋软骨和肱骨大结节的附着触及胸大肌；受试者拮抗内旋内收肩关节，以感受该肌张力。

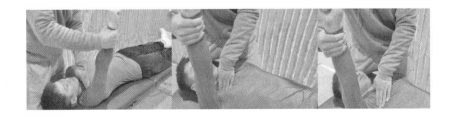

图 2　胸大肌检查示意

检查结果：通过受试者肌肉张力，来判断该受试者胸大肌存在过度紧张。

（2）屈腕肌群检查。

检查方法：用拇指扪及掌长肌的肌腹。沿内侧移动拇指至尺侧腕屈肌的肌腹。受试者抵抗屈腕和尺偏，以确认正确的触诊位置。

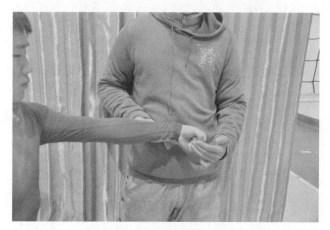

图 3　屈腕肌群检查示意

检查结果：经过正确触诊测试后，判断该受试者屈腕肌群存在过度紧张。

（3）伸腕肌群检查。

检查方法：屈曲肘关节操作者触及肱骨外上髁远侧的前臂外面；在外上髁远端触及肱桡肌肌腹，并朝其桡骨茎突止点处触摸；受试者抵抗屈肘，以感受该肌张力。

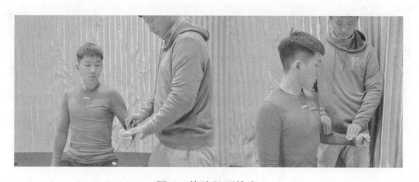

图 4　伸腕肌群检查

检查结果：经过检查后，判断该受试者伸腕肌群存在紧张且无力。

五　评估结果

受试者的胸大肌—内侧肌间隔—屈腕肌群存在张力过大且伸腕肌肉群存在无力现象。

六　处理方法

1. 胸大肌松解

筋膜枪放松胸大肌。

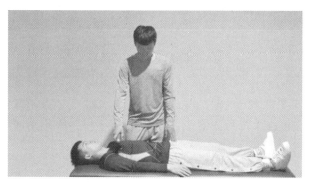

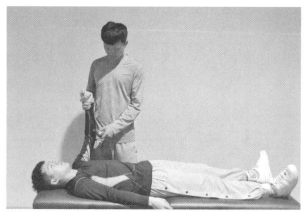

图5　筋膜枪放松胸大肌示意

2. 屈腕肌群松解

筋膜枪放松屈腕肌群。

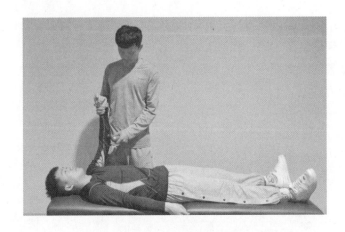

图 6　筋膜枪放松屈腕肌群

3. 伸腕肌群激活

患者站立位，维持身体直立，手臂自然下垂，固定肘关节抗阻进行伸手腕和手指。

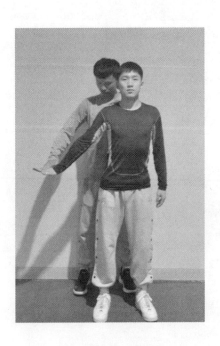

图 7　伸腕肌群激活

4. 扎贴

处理之后患者疼痛会很快消失，配合针对性的运动处方可以达到完全康复的效果。

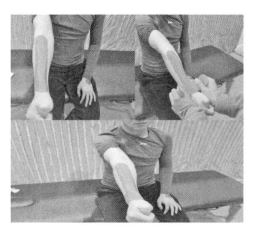

图8　扎贴示意

七　运动处方

1. 牵拉伸腕肌群

（1）方法：用手背抵墙或者自己用另一只手牵拉，待前臂出现牵拉感时保持30秒，待30秒之后做一个持续6秒以上的抗阻，通过神经进一步放松。

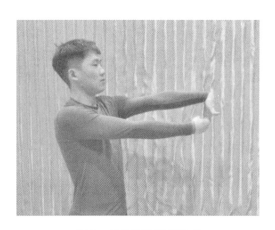

图9　牵拉伸腕肌群示意

计划：每组 30—40 秒，每次 3 组。

2. 牵拉腕屈肌群

方法：牵拉腕屈肌群：用手心抵墙或者四足支撑位，前臂出现牵拉感时保持 30 秒，待 30 秒之后做一个持续 6 秒以上的抗阻，通过神经进一步放松。

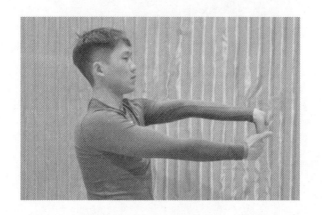

图 10　牵拉腕屈肌群示意

计划：每组 30—40 秒，每次 3 组。

3. 对指拉伸练习

方法：手臂放松，手掌打开，掌心向上，用力使拇指指尖与小指指尖对合，并维持姿势不动。

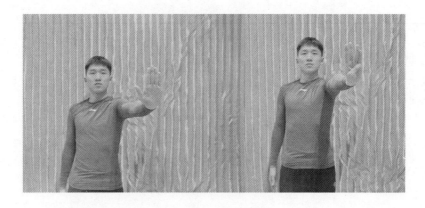

图 11　对指拉伸练习示意

计划：每组 30—40 秒，每次 3 组。

4. 增加关节活动度

方法：屈指、屈腕到最大程度，维持 6 秒，然后放松。伸直手指，腕关节背伸，维持 6 秒，然后放松。握拳，腕关节向小指侧屈，维持 6 秒，然后放松。握拳，腕关节向大拇指侧屈，维持 6 秒，然后放松。

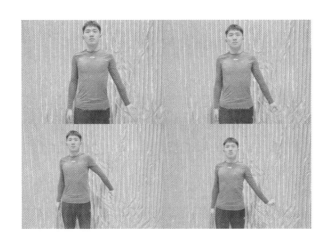

图 12 关节活动度练习示意

计划：每组 5 次，每次 3 组。

5. 腕关节屈曲（力量）练习

方法：掌心向上，手握 1 千克哑铃或弹力带；匀速向上用力使腕关节屈曲，然后缓慢放松回到原位。

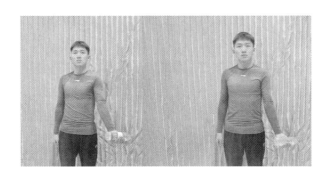

图 13 腕关节屈曲（力量）练习

计划：每次 3 组，每组 8—10 次。

6. 腕关节背伸（力量）练习

方法：掌心向下，手握一听可乐或弹力带；匀速向上用力使腕关节屈曲，然后缓慢放松回到原位。

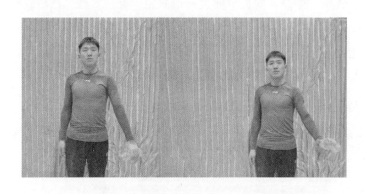

图 14　腕关节背伸（力量）练习

计划：每组 8—10 次，每次 3 组。

7. 握力练习

方法：手握住橡皮球或橡皮圈；用力抓紧，并维持姿势不动。

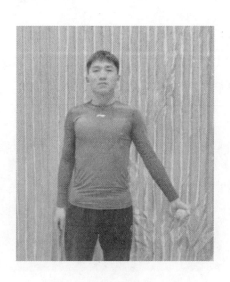

图 15　腕关节力量握力练习

计划：每组 30—60 秒，每次 5 组。

此运动处方既可以治疗腱鞘炎，同样也能预防腱鞘炎，建议每天训练至少一次。在疼痛期，不建议进行力量训练。等非急性期，适当逐渐进行力量训练。

8. 指簧练习

方法：手指伸直，五指相聚，在五指指尖套一个橡皮筋，用力使五指展开。

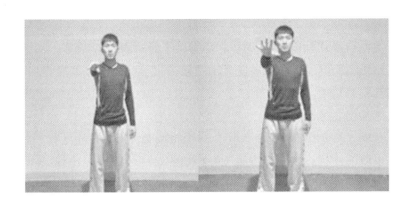

图 16　指簧练习示意

计划：每组 8—10 次，每次 3 组。

八　运动处方执行频率

此运动处方既可以治疗腱鞘炎，同样也能预防腱鞘炎，建议每天训练至少一次。

九　预防原则

（1）避免长时间的保持相同的动作，尤其是在错误的姿势下。

（2）在经过手指、手腕一段时间的练习之后，可以休息一下身体，进行一些手指手腕关节活动度的练习。

（3）增强手腕周围肌群的耐力和力量，能够十分有效地预防腱鞘炎的形成。

案例五　骶髂关节紊乱导致的下背痛

一　案例描述

患者：李某，女，年龄 24 岁，健身运动爱好者，反复腰痛半年。久坐或者久站后腰痛加剧，疼痛出现后约一个月进行医疗检查，X 光片显示无骨组织结构问题，核磁共振显示腰肌劳损。休息、按摩后疼痛减轻，但还是会频繁复发。

二　损伤名称及定义

下背痛（Low Back Pain，LBP）表现为腰骶臀部的疼痛症状，伴有或不伴有下肢的症状。又称"腰痛""下腰痛"。下背痛不是一种疾病诊断，而是以背部疼痛为代表的一组症候群或症状综合征。

三　损伤常见原因

（1）先天性疾患：软组织损伤、腰椎间盘突出、腰椎骨关节退行性变腰椎管狭窄、腰椎失稳、病毒感染以及腰骶部移行椎等；

（2）炎症性疾患：强直性脊柱炎、腰椎结核、化脓性关节炎等；

（3）肿瘤性疾患：腰椎转移瘤、椎管内肿瘤等；

（4）内脏疾患：肾脏疾病、输尿管结石、盆腔炎等；

（5）其他：情绪、压力等心理因素。

四　检查方法

1. 骨组织错位检查

（1）骨盆的回旋检查。

检查方法：取受试者仰卧位，操作者首先找到髂前上棘，操作者使用手刀对左右侧髂前上棘，进行按压检查。对比两侧哪一侧受到的阻力较大，受到阻力较大的一侧，即为骨盆向对侧回旋。

检查结果：受试者左侧髂前上棘再检查时，受到的阻力较大，即受试者的骨盆向右侧回旋。

（2）髂骨旋前和旋后检查。

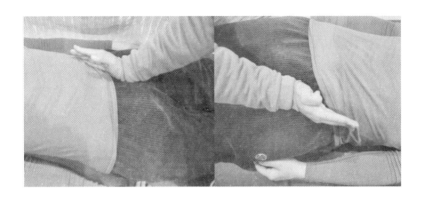

图1　骨盆的回旋检查示意

检查方法：取受试者站立位，闭眼原地踏步10秒，立定之后，操作者找到受试者的髂前上棘和髂后上棘，对侧两侧的髂前上棘和髂后上棘，若一侧的髂前上棘低于另一侧的髂后上棘，髂后上棘高于另一侧的髂后上棘，则此侧的髂骨相对于另一侧的髂骨旋前，另一侧的髂骨相对于一侧的髂骨旋后。若髂前上棘和髂后上棘未出现此情况，则进一步进行评估，取受试者仰卧位，髌骨朝向天花板，骨盆来回晃动摆到正位，取受试者仰卧位，操作者把拇指放在内踝的下方，根据内踝比较两侧的腿哪一个长，哪一个短，然后让受试者仰卧坐起来，再次比较两侧的腿部长短，若长变短，则短侧的腿部髂骨旋后；若短变长，则短侧的腿旋前。

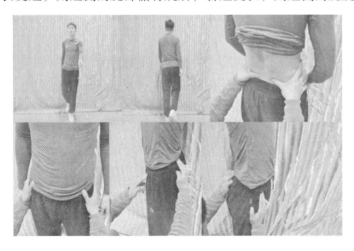

图2　髂骨旋前和旋后检查示意

检查结果：受试者的左侧髂骨旋后，右侧的髂骨旋前。

（3）髂骨的内旋和外旋检查。

检查方法：取受试者站立位，闭眼原地踏步 10 秒，立定之后，操作者找到受试者的髂后上棘，对比两侧相对腰椎的程度，远离腰椎一侧的为内旋，靠近腰椎的一侧为外旋。

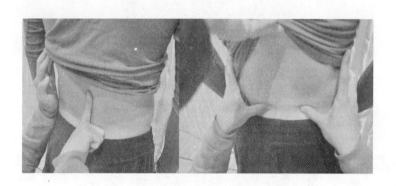

图 3 髂骨的内旋和外旋检查示意

检查结果：左侧髂骨内旋，右侧髂骨外旋。

（4）骨盆侧倾检查。

检查方法：取受试者站立位，原地踏步 10 秒，立定之后，操作者找到受试者两侧髂嵴的最高点，对比左右两侧的高度。

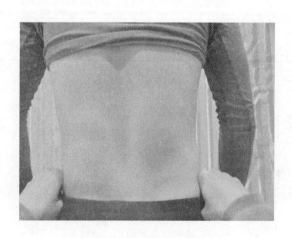

图 4 骨盆侧倾检查示意

检查结果：左侧高，右侧低，即骨盆向右侧倾斜。

2. 肌肉检查

（1）竖脊肌检查。

检查方法：操作者站在受试者的侧边，手指放在受试者腰椎棘突外侧的椎板沟内，要求受试者后伸躯干，感受该肌肉的张力。

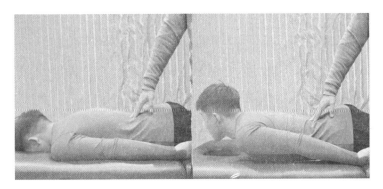

图 5　竖脊肌检查示意

检查结果：右侧竖脊肌相比左侧竖脊肌紧张。

（2）腰方肌检查。

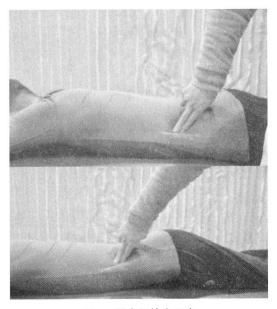

图 6　腰方肌检查示意

检查方法：受试者俯卧位，操作者定位腰部竖脊肌外侧，让受试者抬高同侧骨盆，感受该肌肉的张力。

检查结果：右侧腰方肌比左侧腰方肌紧张。

（3）髂腰肌检查。

检查方法：受试者仰卧位，定位髂前上棘（髂肌）和肚脐旁开四指（腰方肌），分为按压触诊并让受试者抬高同侧腿部。

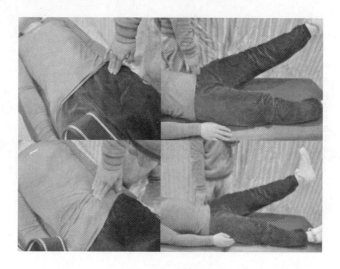

图7 髂腰肌检查示意

检查结果：两侧髂腰肌都存在紧张的现象。

（4）阔筋膜张肌检查。

检查方法：面向受试者大腿，站在其一侧，指尖触及髂前上棘；指尖向外下方朝向大腿外滑动，沿阔筋膜张肌触诊，其会在髂胫束变得较厚和光滑；受试者轻轻抵抗外展和屈曲髋关节，以感受其张力。

检查结果：左侧阔筋膜张肌紧张，右侧阔筋膜张肌无力。

（5）内收肌检查。

检查方法：受试者仰卧在检查台上，操作者让受试者主动进行伤侧腿外展，观察腿外展角度是否达到45度，如果不足45度则说明内收肌肉紧张。

触诊：内收肌是否出现压痛，对比两侧内收肌肌肉力量是否相差较大。

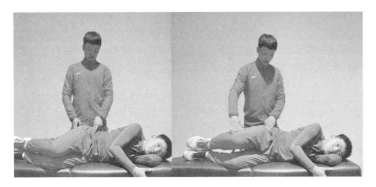

图8　阔筋膜张肌检查示意

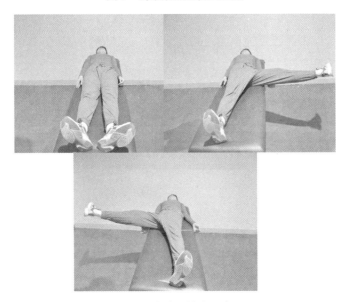

图9　内收肌检查示意

检查结果：右侧内收肌无力，左侧内收肌紧张。

（6）腘绳肌检查。

检查方法：受试者仰卧在检查台上，操作者被动将受试者的伤侧腿进行直腿抬高，在正常情况下，女性能达到90度左右，男性能达到85度左右，如果角度达不到，则说明受试者腘绳肌紧张，进行进一步评估，把受试者伤侧腿分别进行内旋和外旋，看角度是否增大。若外旋角度变大，则提示受试者股二头肌紧张。若内旋角度变大，则提示受试者半腱肌和半膜肌紧张。

触诊：腘绳肌是否出现压痛，对比两侧腘绳肌肌肉力量是否相差过大。

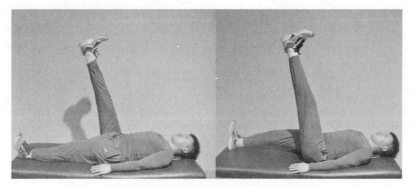

图 10 腘绳肌检查示意

检查结果：两侧腘绳肌出现过度紧张，且右侧比左侧紧张。

（7）股四头肌检查。

检查方法：受试者俯卧在检查台上，操作者让受试者主动屈膝，看屈膝角度是否能够达到135度，如果角度达不到则说明受试者股四头肌紧张。

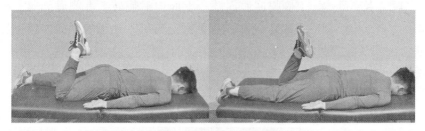

图 11 股四头肌检查示意

检查结果：两侧股四头肌出现过度紧张，且右侧比左侧紧张。

五 评估结果

受试者骨盆向右回旋，左侧髂骨旋后，右侧髂骨旋前，左侧髂骨内收，右侧髂骨外展。对受试者的关节和肌肉进行评估，两者互相检验，不存在理论上的冲突，所以我们有理由相信评估结果的合理性。

六 处理方法

1. 意识松解

取患者俯卧位，使用筋膜枪对全身进行放松，在放松过程中，让患者进行大程度的腹式呼吸。

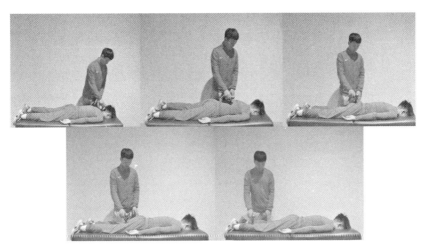

图12　意识松解示意

2. 软组织松解

（1）腰方肌松解。

取患者侧卧位，上侧腿屈髋屈膝，上肢向后旋转，上侧肩部向上抬起至最大，操作者一手固定骨盆，一手固定肩部，让患者在此体位下进行腹式呼吸。持续60秒。

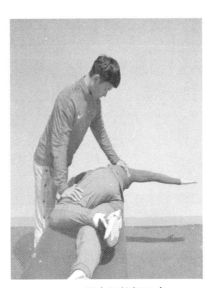

图13　腰方肌松解示意

（2）髂腰肌松解。

取患者仰卧位，定位到肚脐旁开四指的位置和髂前上棘的位置，按压住，让患者进行外展，外旋，并且对按压部位进行拨筋。

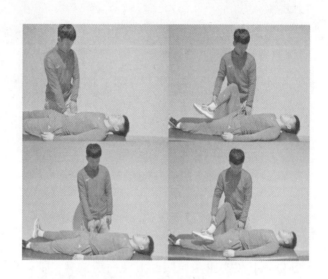

图14 髂腰肌松解示意

（3）竖脊肌松解。

筋膜枪对竖脊肌进行松解。

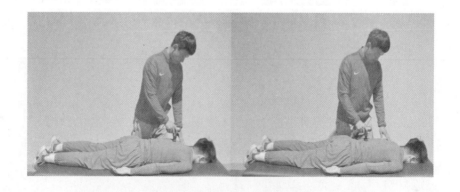

图15 竖脊肌松解示意

（4）内收肌松解。

让患者仰卧位，屈髋屈膝，两脚放于操作者膝关节处，操作者在不同屈髋角度下进行拉伸。

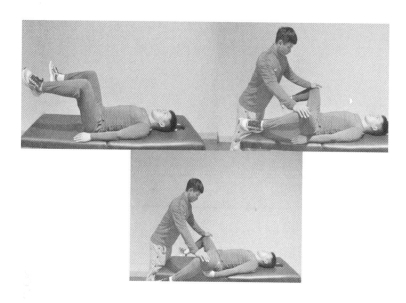

图 16　内收肌松解示意

3. 骨组织松解

（1）骨盆回旋纠正。

取患者俯卧位，操作者一手固定髂嵴，一手固定髂前上棘，持续进行骨盆的旋转，旋转方向与骨盆回旋方向相反。

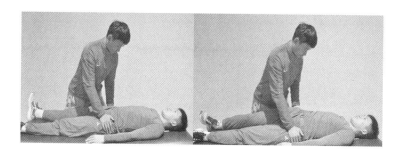

图 17　骨盆回旋纠正示意

（2）骨盆旋前纠正。

取患者侧卧位，上侧腿部屈髋屈膝，治疗者两个肘关节包裹旋前髂嵴，持续并且逐渐加大力度进行旋后方向的纠正。

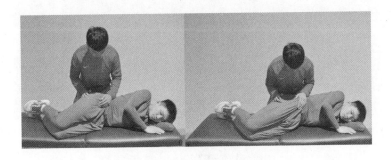

图18　骨盆旋前纠正示意

（3）骨盆旋后纠正。

患者侧卧位，一只手垂直定位与髂后上棘，在患者边上身起立过程中，对髂后上棘持续施加力量。

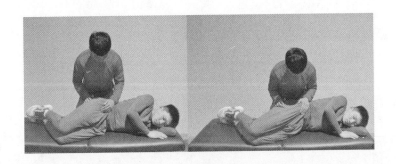

图19　骨盆旋后纠正示意

（4）骨盆内收纠正。

取患者侧卧位，一只手垂直定位与髂后上棘，让患者做蚌式开合的开合动作时，对其施加顿挫力。

（5）骨盆外展纠正。

取患者侧卧位，一只手垂直定位于髂骨，让患者做蚌式开合的闭合动作时，对其施加顿挫力。

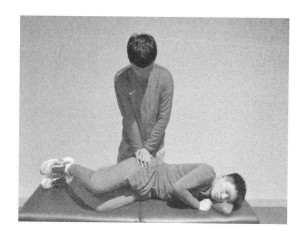

图 20　骨盆内收纠正示意

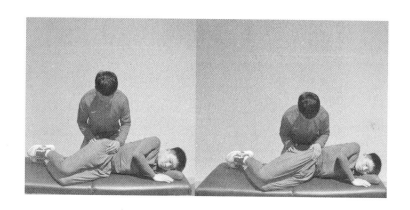

图 21　骨盆外展纠正示意

4. 肌肉激活

（1）股四头肌激活。

取患者坐立位，双脚腾空，治疗者一手固定脚踝，一手固定膝关节，让其抗阻伸膝，对股四头肌进行离心收缩激活。

（2）腘绳肌激活。

取患者俯卧位，一手固定于脚踝，让其抗阻进行屈膝，对腘绳肌进行离心收缩激活。

（3）阔筋膜张肌激活。

取患者侧卧位，上侧腿屈髋屈膝，定位髂前上棘和髂后上棘中外侧

1/3 处，上侧腿外展膝关节并且使其与髂前上棘和髂后上棘中外侧 1/3 共
线，操作者一手定位于髂前上棘，一手固定脚踝，让其抗阻屈膝。

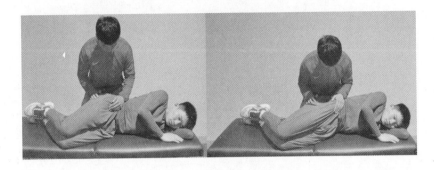

图 22　股四头肌激活示意

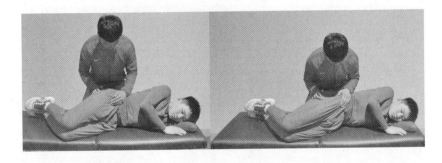

图 23　腘绳肌激活示意

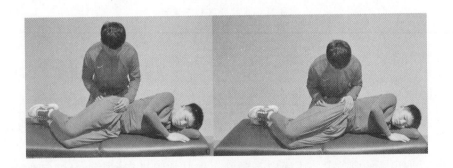

图 24　阔筋膜张肌激活示意

（4）臀中、小肌激活。

　　取患者侧卧位，上侧腿屈髋屈膝，定位髂前上棘和髂后上棘中侧 1/3 处，上侧腿外展膝关节并且使其与髂前上棘和髂后上棘中外侧 1/3 共线，操作者一手定位于髂前上棘，一手固定脚踝，让其抗阻屈膝。

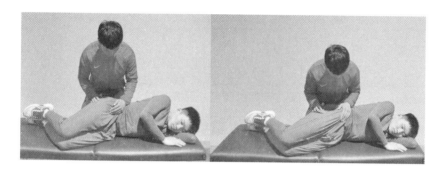

图 25　臀中、小肌激活示意

　　（5）臀大肌激活。

　　取患者侧卧位，上侧腿屈髋屈膝，定位髂前上棘和髂后上棘中内侧 1/3 处，上侧腿外展膝关节并且使其与髂前上棘和髂后上棘中外侧 1/3 共线，操作者一手定位于髂前上棘，一手固定脚踝，让其抗阻屈膝。

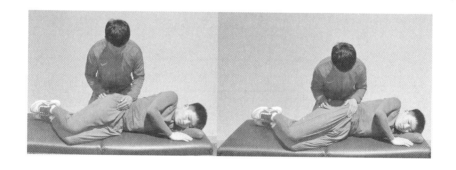

图 26　臀大肌激活示意

　　（6）内收肌激活。

　　取患者仰卧位，激活一侧腿伸直，另一侧屈髋屈膝，操作者取一条弹力带在一侧并缠在伸直腿，分别在不同的高度下进行抗阻内收动作。

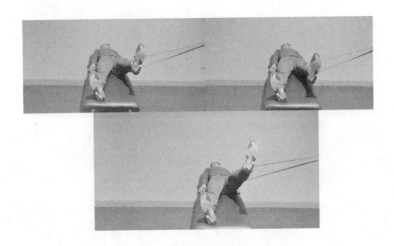

图 27　内收肌激活示意

（7）扎贴。

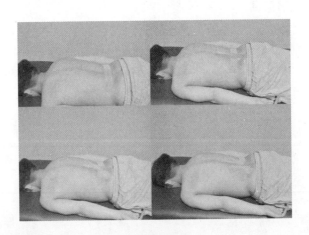

图 28　扎贴

处理之后患者疼痛会很快消失，配合针对性的运动处方可以达到完全康复的效果。

七　运动处方

（1）腰方肌拉伸。

方法：侧身对墙，双脚交叉，拉伸一侧在外面，侧屈身体，双手扶墙，静态保持 30 秒。

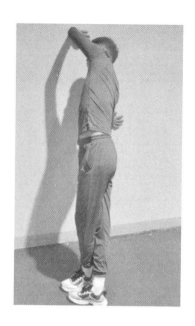

图29 腰方肌拉伸示意

计划：左侧 3 组，右侧 2 组。

（2）髂腰肌自我松解。

方法：取仰卧位，分别定位髂前上棘和肚脐旁开四指，按压定点时，持续屈伸髋关节。

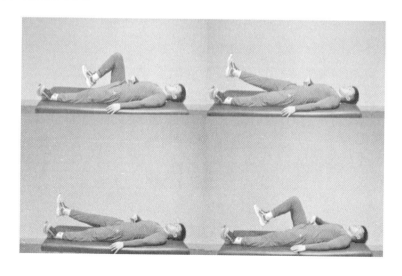

图30 髂腰肌自我松解示意

计划：左侧 2 组，右侧 3 组，每组屈髋 15—20 次。

（3）股四头肌拉伸。

方法：取站立位或者俯卧位，单手抓住拉伸一侧的脚踝，屈膝进行拉伸，持续 30 秒。

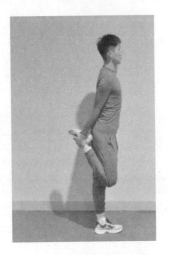

图 31 股四头肌拉伸示意

计划：右侧拉伸 3 组，左侧拉伸 2 组。

（4）腘绳肌拉伸

方法：取患者仰卧位，拉伸一侧大腿前屈越过 90 度，靠在一面墙上，保持 30 秒。

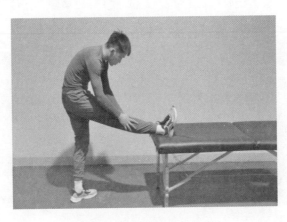

图 32 腘绳肌拉伸示意

计划：右侧拉伸 2 组，左侧拉伸 3 组。

（5）臀大肌训练。

方法：取患者侧卧收紧腹部及下腰部并保持身体核心稳定。肩部与髋部应在一条直线上。保持膝关节弯曲角度由臀部发力将一侧腿部向外侧抬起。感受臀部侧上方的发力。

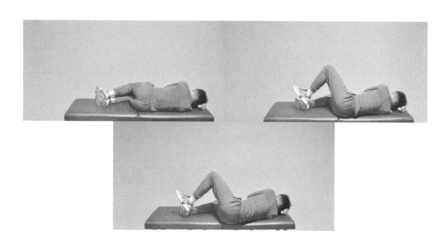

图 33　臀大肌训练示意

计划：每组 12—15 次，每次 3—5 组。

（6）内收肌训练。

方法：取患者仰卧位，激活一侧腿伸直，另一侧屈髋屈膝，取一条弹力带一端固定，另一侧并缠再伸直腿，分别在不同的高度下进行抗阻内收动作。

计划：每组 12—15 次，每次 3—5 组。

方法：取患者仰卧位，双膝弯曲，双手伸直，放在大腿前侧，保持核心稳定，收缩腹部，上提起身躯，做一次卷腹动作，保持动作平稳，返回初始姿势。

计划：每组 12—15 次，每次 2—3 组。

（7）髋关节灵活性训练。

方法：髋关节坐立，两腿、两侧的大腿和小腿，呈三个 90 度，然后在保持三个 90 度的情况下进行来回转髋。

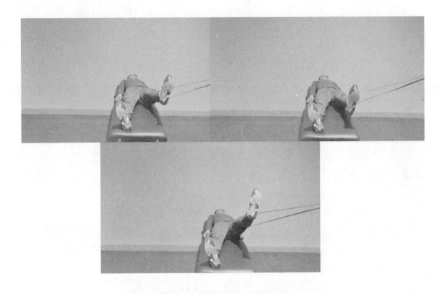

图34 内收肌训练示意

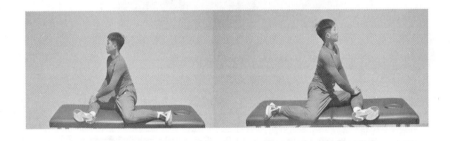

图35 髋关节灵活性训练示意

计划：每组 12—15 次，每次 3—5 组。

八 运动处方执行频率

由于骶髂关节紊乱牵扯的组织比较多，所以建议每天训练一次。

九 日常生活中预防原则

（1）避免久坐，若需久坐时应以背垫支撑下背，并使用高背座椅，且坐时姿势要端正。

（2）日常生活中，以平躺时脊椎所受的压力最小。

（3）卧床休息时应选用木板床，并可加层被子或榻榻米，如此躺着，腰部的姿势比较自然伸直。不要睡太软的床，因为屁股会沉下去，如此躺着好像孕妇挺出肚子一样，对腰椎间盘压迫神经的状况会恶化。

（4）卧床休息时可于膝下垫一个枕头。

（5）避免急速前弯及旋转、身体过度向后仰等可能会伤害背部的动作。

（6）需转身去接或拿东西时，不要只扭转上半身，应尽量整个身体转过来。拿举重物时应将两脚分开约 45 厘米，一脚在前，另一脚稍微在后，膝盖弯曲蹲下，保持背部平直，物品尽量靠近身体，两腿用力站直，将物品举起。弯腰提重物是腰部最吃力的动作，腰背不适时应尽量避免。

案例六　交叉韧带损伤伴随半月板损伤术后关节疼痛

一　案例描述

患者：岳某，男，年龄 21 岁，膝关节在近几年中出现多次损伤，第一次是两年前由于打篮球导致膝关节扭伤，当时休息一段时间后有所好转，并没有在意。最后一次是一年前在跳远时，蹬地发力时膝关节再次扭伤，后就医检查为膝关节韧带伴随半月板损伤，在北医三院进行了韧带重建和半月板切除手术。手术之后及时地进行了运动康复，膝关节功能基本恢复。但是由于术后功能训练时间较短以及专项训练较多，膝关节又出现了肿胀和酸痛等症状，希望通过运动康复评估出具体问题，加以锻炼解决膝关节问题。

二　损伤名称及定义

（1）半月板损伤。

半月板损伤是指膝关节在不同诱因下半月板完整性和连续性遭到破坏所产生的一系列临床症状。包括膝关节急性扭伤或关节不稳所致的股骨髁与胫骨之间旋转挤压，所致的半月板撕裂，也可能是由膝关节慢性劳损或者发育异常所导致。

（2）前十字交叉韧带损伤。

前十字交叉韧带损伤是指在外伤、暴力等因素的作用下，前十字交叉韧带的连续性被破坏，发生部分或完全的撕裂甚至断裂，多见于非接触性的运动损伤中，急性损伤患者通常会出现膝关节撕裂声、疼痛、肿胀，甚至活动受限等症状，慢性患者多表现为急停急转运动时的关节不稳，多表现为打软腿、关节错动等症状。

三　损伤常见原因

（1）半月板损伤。

多由膝关节扭伤引起，当膝关节屈曲，相应足固定，大腿猛然内/外旋，半月板在股骨髁与胫骨之间受到旋转剪切力，这种动作对半月板产生压迫、旋转和剪切应力，从而导致半月板损伤。老年人半月板退行性变，弹性变弱，轻微的外力即可引起半月板损坏。发育不良，主要是指膝关节发育异常和半月板发育异常，膝关节发育异常主要是膝内/外翻畸形又称为"O"型腿或者"X"型腿，常见于中老年患者，由于下肢力线不良，内/外侧膝关节负重过多，关节内/外侧压力过大所导致的半月板损伤；半月板发育异常，通常指盘状半月板，盘状半月板的形态与股骨髁与胫骨平台并不匹配，因此并不利于膝关节的负荷传导，压力常常集中于盘状半月板的中央，应力的集中容易造成其过早退变，从而发生半月板撕裂。

对于举重运动员或需要长期负重下蹲的人群，半月板承受的压力较大，长期的慢性劳损。膝关节韧带的损伤所致的膝关节不稳定，导致的半月板的继发性损伤。

（2）前十字交叉韧带损伤。

非接触的运动损伤是前十字交叉韧带损伤的常见原因，常见的损伤机制主要是膝关节在伴有过伸和（或）旋转力矩下的扭转或者减速运动。同时，交通伤、高处坠落伤等接触性损伤也是前交叉韧带损伤的常见原因。前十字交叉韧带的基本病因分为两种：一种是运动损伤前交叉韧带损伤好发于足球、篮球、体操、柔道和摔跤等运动项目，如果运动员在运动时突然减速或变向、突然停止或膝盖受到猛烈撞击，就容易造成前交叉韧带损伤。另一种则是交通事故。发生交通事故时，机动车碰撞产生的巨大能量作用于驾驶员或乘客的膝关节，也容易造成前十字交叉韧带损伤，但是这种情况下由于医生往往更加关注患者的致命伤，前十字交叉韧带损伤容易被忽视。

四　检查方法

1. 膝关节组织损伤评估

（1）漂浮实验（检查是否有积液）。

检查方法：受试者仰卧在检查台上，膝关节被动伸展。将一只手的手指置于受试者髌骨下端。另一只手在受试者大腿前方的膝部上方的髌骨周围施加压力。从近心端至远心端移动，将液体推向位于髌骨下方的另一只手部。如果当压迫膝部近心端，会使髌骨下方的手指向上升高，表示膝部内含有积液。

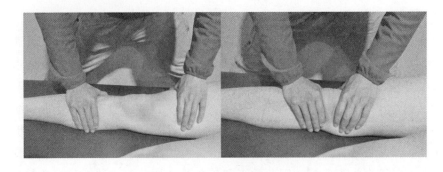

图 1　漂浮实验示意

检查结果：髌骨在评估之后，活动性增加，处于漂浮状态，评估结果呈阳性。

（2）前后抽屉实验（检查前交叉韧带是否损伤）。

检查方法：受试者屈膝 90 度，操作者在受试者屈膝侧的足上，将胫骨近端往前推或者将胫骨往后推。看是否有无力感或者移动幅度较大。

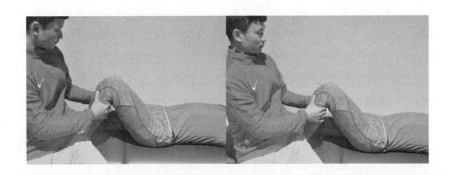

图 2　前后抽屉实验示意

检查结果：没有落空感和较大位移，检查结果为阴性。

（3）膝关节内外翻实验（检查内外侧副韧带是否损伤）。

检查方法：受试者仰卧在检查台上，膝关节被动伸展且外展 30 度。操作者两腿夹住受试者腿，两手握在受试者膝关节进行膝关节外翻或者内翻，看是否有无力感或者移动幅度较大。

检查结果：没有落空感和较大位移，检查结果为阴性。

（4）碾磨实验（检查半月板损伤）。

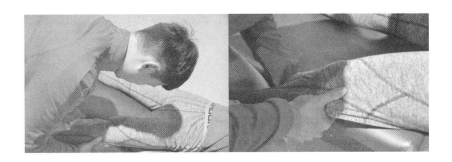

图3　膝关节内外翻示意

检查方法：受试者俯卧位，屈膝90度，操作者用腿固定住股骨的位置，两手卡着踝关节的位置，向上做提拉，如果膝关节的右后内侧、外侧有疼痛，此时停止研磨试验，进行韧带测试；如果向上提拉没有疼痛，继续测试，一手卡着距骨，另一手压着足底，踝关节背屈90度垂直下压，外旋有疼痛屈曲位置，判定内侧半月板的前角，外旋伸直外侧半月板的后角有问题；内旋屈曲有疼痛，判定内侧半月板的后角，内旋伸直外侧半月板的前角有问题。

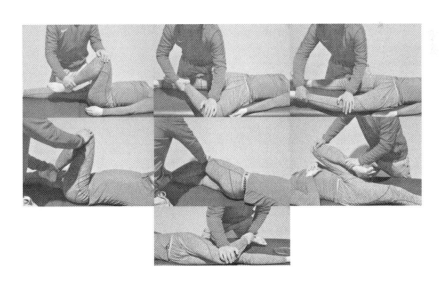

图4　碾磨实验示意

检查结果：在内旋伸直时出现疼痛，外旋屈曲时出现疼痛，则外侧半月板前角，内侧半月板前角提示有可能损伤。

（5）髌骨软骨检查。

检查方法：受试者仰卧在检查台上，膝关节被动伸展。操作者：对髌骨施加向下的压力，然后进行上下左右的移动，看是否会发出碾压声或者移动受阻。

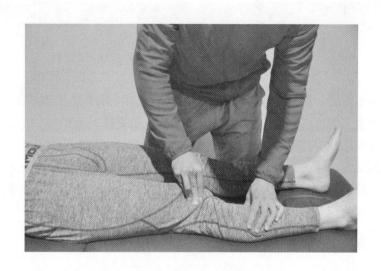

图5　髌骨软骨检查示意

检查结果：在向下加力移动的过程中出现碾压声，提示髌骨软骨受损。

2. 膝关节周围肌肉检查

（1）小腿三头肌检查。

检查方法：受试者仰卧在检查台上，操作者让受试者主动背屈脚踝，看角度是否在25—30度，如果角度没达到，则说明受试者小腿三头肌紧张，进行进一步评估，让受试者被动屈膝再进行背屈脚踝，若此时受试者脚踝背屈角度增大，则说明是由于腓肠肌紧张导致，反之则由于比目鱼肌导致或者有两块肌肉共同紧张导致。

触诊：小腿三头肌是否出现压痛，对比两侧小腿三头肌肌肉力量是否相差过大。

检查结果：角度正常，且患侧与健侧小腿三头肌力量相差不大，肌肉评估为阴性。

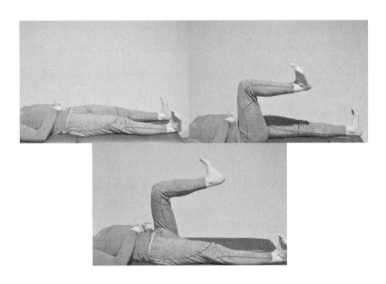

图6 小腿三头肌检查示意

（2）胫骨前肌检查。

检查方法：受试者仰卧在检查台上，操作者让受试者脚踝趾屈，在正常情况下脚踝能和胫骨呈180度，如果达不到这个角度，则说明胫骨前肌紧张。

触诊：胫骨前肌是否出现压痛，对比两侧胫骨前肌肌肉力量是否相差过大。

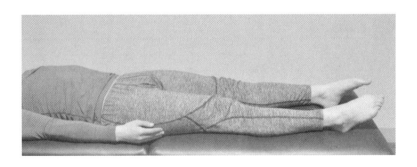

图7 胫骨前肌检查示意

检查结果：角度正常，且患侧与健侧肌肉力量相差不大，肌肉评估为阴性。

（3）腘绳肌检查。

检查方法：受试者仰卧在检查台上，操作者被动将受试者的伤侧腿进行直腿抬高，在正常情况下，女性能达到90度左右，男性能达到85度左右，如果角度达不到，则说明受试者腘绳肌紧张，进行进一步评估，把受试者伤侧腿分别进行内旋和外旋，看角度是否增大。若外旋角度变大，则提示受试者股二头肌紧张。若内旋角度变大，则提示受试者半腱肌和半膜肌紧张。

触诊：腘绳肌是否出现压痛，对比两侧腘绳肌肌肉力量是否相差过大。

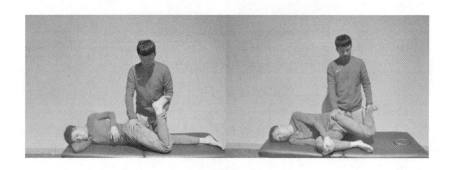

图8　腘绳肌检查示意

检查结果：角度正常，但是患侧与健侧肌肉力量相差较大，存在肌肉萎缩现象，肌肉评估为阳性。

（4）内收肌检查。

检查方法：受试者仰卧在检查台上，操作者让受试者主动进行伤侧腿外展，看角度是否能够达到45度，如果角度达不到则说明内收肌肉紧张。

触诊：内收肌是否出现压痛，对比两侧内收肌肌肉力量是否相差较大。

检查结果：角度正常，但是患侧与健侧肌肉力量相差较大，存在肌肉萎缩现象，肌肉评估为阳性。

（5）股四头肌检查。

检查方法：受试者俯卧在检查台上，操作者让受试者主动屈膝，看屈膝角度是否能够达到135度，如果角度达不到则说明受试者股四头肌紧张。

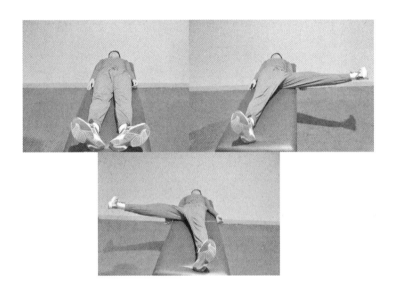

图9　内收肌检查示意

触诊：股四头肌是否出现压痛，对比两侧股四头肌肌肉力量是否相差过大。

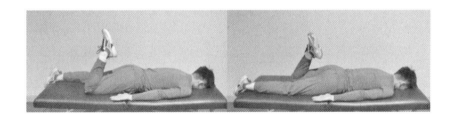

图10　股四头肌检查示意

检查结果：角度正常，但是患侧与健侧肌肉力量相差较大，存在肌肉萎缩现象，肌肉评估为阳性。

（6）阔筋膜张肌和髂胫束检查。

检查方法：受试者侧躺在检查台上，操作者让受试者抱住下侧腿，将上侧的腿屈膝抬起且后伸，然后将膝盖缓慢下落，若膝盖能够触及检查台则说明受试者存在阔筋膜张肌和髂胫束过紧的现象。

触诊：阔筋膜张肌和髂胫束是否出现压痛。

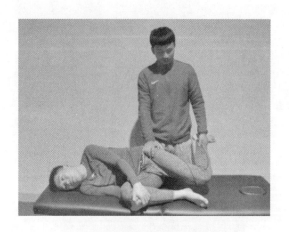

图 11　阔筋膜张肌和髂胫束检查示意

检查结果：角度正常，但是患侧与健侧肌肉力量相差较大，存在肌肉萎缩现象，肌肉评估为阳性。

（7）臀大肌和臀中肌检查。

检查方法：受试者俯卧位在检查台上，操作者让受试者主动屈膝且抬高，操作者在大腿后侧给予适当阻力，看腰部肌肉是否出现过多代偿和抗阻力量是否充足，来评估臀大肌和臀中肌是否存在无力现象。

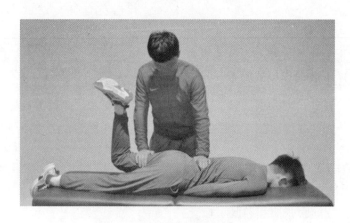

图 12　臀大肌和臀中肌检查示意

检查结果：伤侧腿臀部力量有一定的丢失，腰部有明显代偿。肌肉检查为阳性。

（8）腘肌检查。

检查方法：受试者俯卧位在检查台上，触诊腘肌和对比两侧腘肌的力量（因为腘肌对膝关节的功能影响比较大，但是没有特别好的检查方式，只能通过触诊和比较两侧的力量来进行检查评估，一般膝关节经历过大伤病的人，腘肌都会代偿性的紧张）。

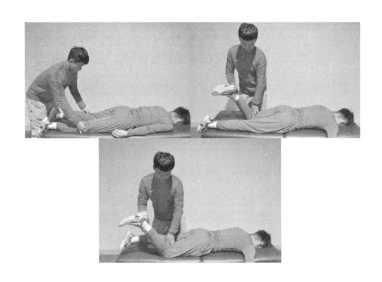

图 13　腘肌检查示意

检查结果：患侧有十分明显的压痛，肌肉评估为阳性。

3. 下肢生物力学和动作模式筛查

（1）下肢动作模式筛查。

检查方法：让受试者原地踏步 10 秒，之后进行正常蹲起，操作者在身后和身前分别进行观察蹲起的动作模式。正确的蹲起模式应该是下蹲时臀部主导，腰部没有代偿发力，膝关节蹲下时稍外展，没有膝关节踝关节内扣。如果动作模式检查出现问题，外力介入纠正动作模式之后，疼痛或者不适消失，则说明膝关节损伤是由于动作模式错误导致；如果动作模式错误，或者动作模式纠正之后，疼痛以及不适感没有消失则进行进一步评估。

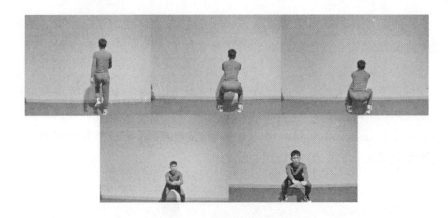

图14 下肢动作模式筛查示意

检查结果：动作模式正确，评估结果为阴性。

（2）骨盆位置筛查。

检查方法：让受试者闭眼原地踏步10秒，之后操作者分别比较受试者髂前上棘和髂后上棘的高度，看骨盆存在什么问题，当检测骨盆出现侧倾或者旋转问题，则给予受试者矫正的力，再让其进行下蹲，当下蹲时疼痛完全消失，则说明膝关节疼痛损伤是由于受试者骨盆问题导致；若在给予受试者矫正的力之后，疼痛没有消失或者减轻幅度较小，则进行下一步评估。

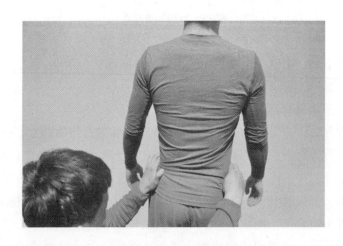

图15 骨盆位置筛查示意

检查结果：左侧骨盆高，存在骨盆前倾和右旋，骨盆评估为阴性。

（3）髌骨滑动机制筛查。

检查方法：让受试者坐立于检查台上，找到髌骨的中心点和四个角的点，移动髌骨，观察髌骨静态的位置，和动态的移动方向，从而评估出髌骨位置处于哪个位置。或者在下蹲时分别对伤侧膝关节进行内侧和外侧的额外推力，看哪一侧施加推力，疼痛会减轻。检查出髌骨位置之后，进行手法处理，看膝关节疼痛或者不适是否消失，没有完全消失，则继续进行下一步评估。

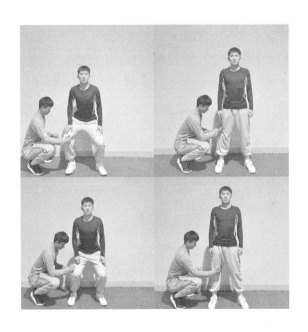

图16　髌骨滑动筛查示意

检查结果：无论是从内侧还是外侧施加力量，都会使其下蹲疼痛感消失，髌骨位置评估为阳性。

（4）胫骨的滑动机制筛查。

检查方法：让受试者站立，操作者两手分别放置于胫骨和股骨，下蹲时胫骨一侧的手向前方推出，股骨一侧的手向后推出。起立时推的方向相反，看受试者在此过程中疼痛有没有缓解，或者不适完全消失。否则，进行下一步评估。

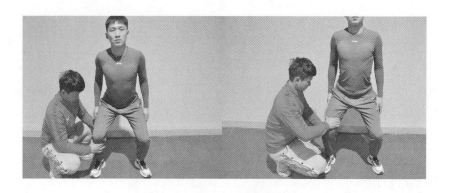

图 17 胫骨的滑动机制筛查示意

检查结果：在下蹲时，对股骨施加向前的力量，胫骨施加向后的力量，下蹲时的不适完全消失，表明胫骨滑动机制出现问题。评估结果为阴性。

（5）胫骨的滚动机制筛查。

检查方法：同胫骨的滑动机制，在蹲起时将胫骨手进行内旋，股骨手进行外旋，起立时相反，看受试者的疼痛是否消失。或者在纠正髌骨位置之后，找到胫骨粗隆，比较两者的位置，检查胫骨是否有过度的内旋和过度的外旋。

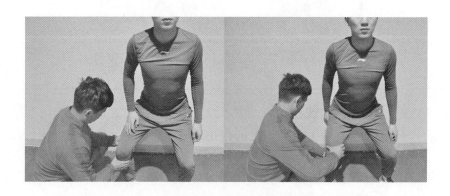

图 18 胫骨的滚动机制筛查示意

检查结果：在下蹲时，对股骨施加外旋的力量，对胫骨施加内旋的力量，下蹲时的不适完全消失，表明胫骨旋转机制出现问题。评估结果为阴性。

（6）扁平足和足跟内外翻筛查。

检查方法：受试者光脚站于地面，原地踏步 10 秒之后，看内侧中足是否能插入手指的单个关节，如果能则说明无扁平足，如果不能则需要进行进一步的评估看扁平足是否为结构性和功能性。受试者俯卧躺于检查台，脚踝腾空，评估脚踝的内外翻。

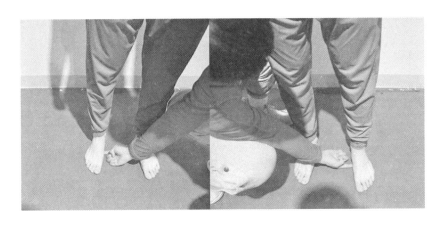

图 19　扁平足和足跟内外翻筛查示意

检查结果：无扁平足，但是两脚外展角度不一样，并且有足内翻，表明足踝结构力线出现问题，评估结果为阳性。

五　诊断结果

受试者骨盆存在偏移，导致其下肢存在不等长现象，胫骨的旋转机制和滑动机制都出现问题，脚踝也存在重力线紊乱的问题。这些有可能是在膝关节损伤之前就存在的，也可能是膝关节损伤之后，机体的代偿现象导致。如果在膝关节损伤之前存在，那可能就是导致膝关节损伤的根本原因。经过膝关节的立线和肌肉的评估，两者互相检验，不存在理论上的冲突，所以我们有理由相信评估结果的合理性。

六　处理方法

1. 肿胀处理

淋巴贴消肿。

2. 肌肉松解

（1）髂腰肌拉伸。

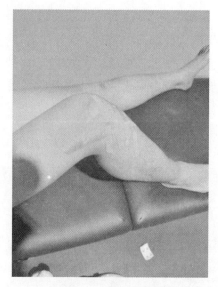

图 20　淋巴贴消肿示意

取患者仰卧位，定位到肚脐旁开四指的位置和髂前上棘的位置，按压住，让患者进行外展，外旋，并且对按压部位进行拨筋。

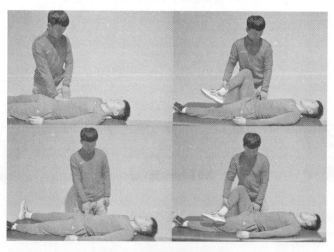

图 21　髂腰肌拉伸示意

（2）腰方肌拉伸。

取患者侧卧位，上侧腿屈髋屈膝，上肢向后旋转，上侧肩部向上抬起至最大，操作者一手固定骨盆，一手固定肩部，让患者在此体位下进行腹式呼吸，持续 60 秒。

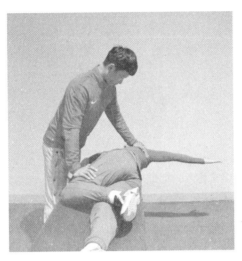

图 22　腰方肌拉伸

（3）腘绳肌放松。

筋膜枪放松。

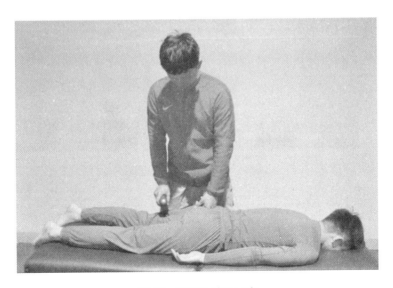

图 23　腘绳肌放松示意

（4）股四头肌放松。

筋膜枪放松。

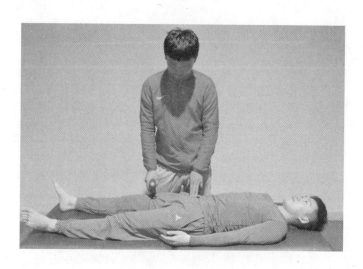

图24　股四头肌放松示意

（5）内收肌拉伸。

取患者仰卧位，屈髋骨宽屈膝，两脚放于操作者膝关节处，操作者在不同屈髋角度下进行拉伸。

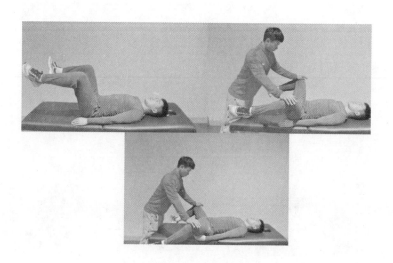

图25　内收肌拉伸示意

（6）腘肌放松。

取患者俯卧位，定位与膝关节后侧，对定位腘肌部位先进行按压，推压放松。

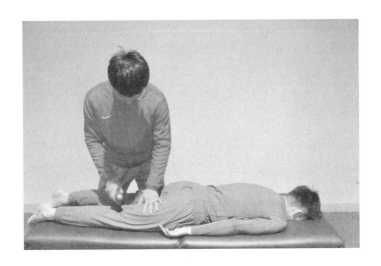

图26 腘肌放松示意

（7）髂胫束放松。

筋膜枪放松。

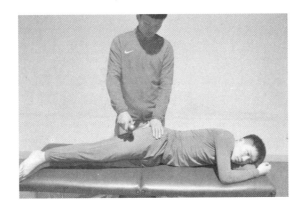

图27 髂胫束放松示意

3. 骨组织松解

（1）骨盆前倾。

取患者侧卧位，上侧腿部屈髋屈膝，治疗者两个肘关节包裹旋前髂嵴，持续并且逐渐加大力度进行旋后方向的纠正。

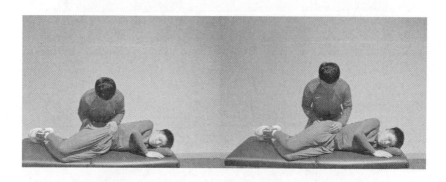

图 28　骨盆前倾松解示意

（2）骨盆右旋。

取患者俯卧位，操作者一手固定髂嵴，一手固定髂前上棘，持续进行骨盆的旋转，旋转方向与骨盆旋转方向相反。

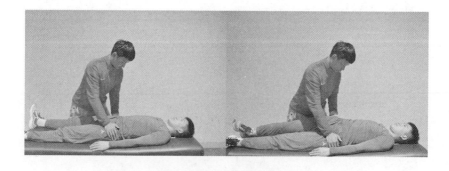

图 29　骨盆右旋松解示意

（3）髌骨偏移。

取患者站立位，操作者用手先固定髌骨，让患者屈膝，在屈膝过程中，始终施加向内部的力量，重复动作几次。

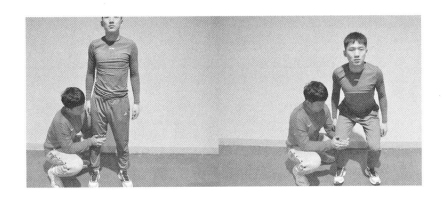

图30　髌骨松解示意

（4）胫骨旋转。

取患者坐立位置，操作者首先定位于胫骨粗隆和脚踝处，在患者屈膝时，同时向内旋转小腿，重复动作几次。

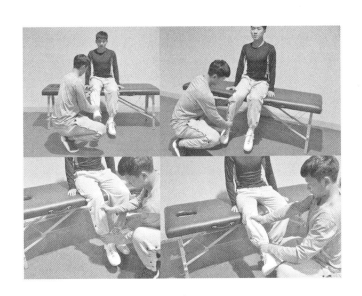

图31　胫骨旋转示意

4. 肌肉激活

（1）腘绳肌激活。

取患者俯卧位，一手固定于脚踝，让其抗阻进行屈膝，对腘绳肌进行离心收缩激活。

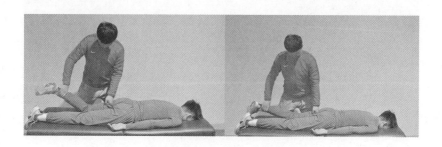

图 32 腘绳肌激活示意

（2）股四头肌激活。

取患者坐立位，双脚腾空，治疗者一手固定脚踝，一手固定膝关节，让其抗阻伸膝，对股四头肌进行离心收缩激活。

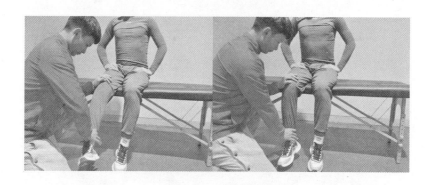

图 33 股四头肌激活示意

（3）内收肌激活。

取患者仰卧位，激活一侧腿伸直，另一侧屈髋屈膝，操作者取一条弹力带在一侧缠在并伸直腿，分别在不同的高度下进行抗阻内收动作。

（4）小腿三头肌激活。

取患者坐立位，固定膝关节，抗阻屈曲踝关节。

（5）胫骨长短肌激活。

取患者坐立位，伸膝 180 度，脚踝腾空，脚踝旋外抗阻。

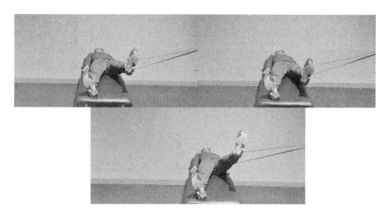

图 34　内收肌激活示意

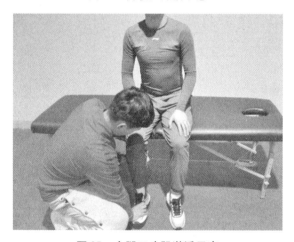

图 35　小腿三头肌激活示意

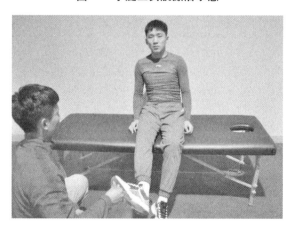

图 36　胫骨长短肌激活示意

5. 扎贴

处理之后患者的下蹲疼痛由5分痛减轻至2分痛，膝关节后侧紧张完全消失。相信经过科学的功能训练其疼痛将会完全消失。

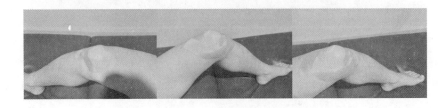

图37 扎贴示意

七 运动处方

1. 髂腰肌拉伸

方法：患者单腿跪姿，另一侧腿屈曲90度，身体同侧旋转，对侧回旋，拉伸髂腰肌。

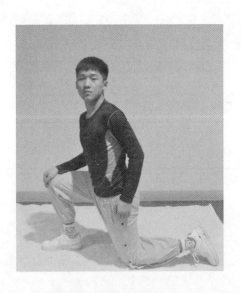

图38 髂腰肌拉伸示意

计划：左右各2组，每组30秒。

2. 腰方肌拉伸

方法：侧身对墙，双脚交叉，拉伸一侧在外面，侧屈身体，双手扶墙，静态保持。

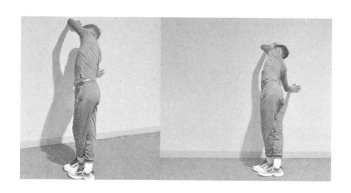

图39 腰方肌拉伸示意

计划：左右各2组，每组30秒。

3. 股四头肌拉伸

方法：取站立位或者俯卧位，单手抓住拉伸一侧的脚踝，屈膝进行拉伸。

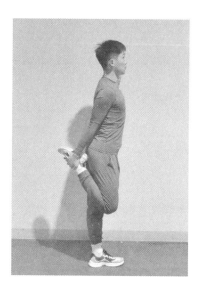

图40 股四头肌拉伸示意

计划：左右各 2 组，每组 30 秒。

4. 腘绳肌拉伸

方法：取患者站立位，拉伸一侧大腿前屈约 90 度，靠在一面墙上，静态保持。

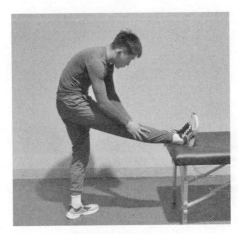

图 41 腘绳肌拉伸

计划：左右各 2 组，每组 30 秒。

5. 小腿三头肌拉伸

方法：让患者站立位，足踝后伸至最大角度，靠在墙壁上，进行静态的保持。

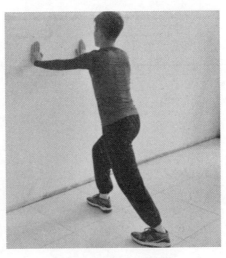

图 42 小腿三头肌拉伸

计划：左右各 2 组，每组 30 秒。

6. 髂胫束放松

方法：使用泡沫轴，放松髂胫束。

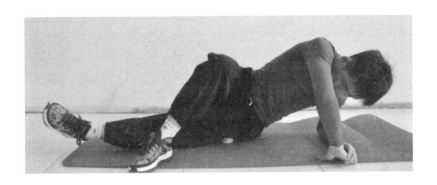

图 43　髂胫束放松示意

计划：每组 30—60 秒，左右各一组。

7. 腘绳肌训练

方法：弹力带抗阻屈膝。

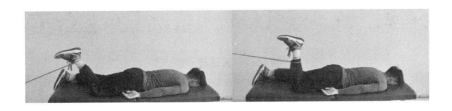

图 44　腘绳肌训练示意

计划：每组 8—10 次，左右侧各 2 组，在弱侧组需要注入更多的注意力去练习。

8. 股四头肌训练

方法：弹力带抗阻伸膝。

计划：每组 8—10 次，左右侧各 2 组，在弱侧组需要注入更多的注意力去练习。

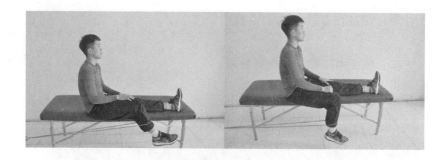

图45　股四头肌训练示意

9. 臀肌训练

方法：取患者侧卧收紧腹部及下腰部并保持身体核心稳定。肩部与髋部应在一条直线上。保持膝关节弯曲角度由臀部发力将一侧腿部向外侧抬起。感受臀部侧上方的发力。

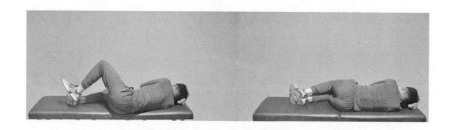

图46　臀肌训练示意

计划：每组12—15次，每次3—5组。在弱侧组需要注入更多的注意力去练习。

10. 弹力带抗阻弓箭步训练

方法：在患侧腿膝盖或者腰部处施加一个弹力带刺激，患侧腿在前支撑，后健侧腿在后保持稳定，做下蹲动作。

计划：每组8—10次，每次3组。

11. 单腿本体感觉训练

方法：在不稳定平面下或者干扰下进行最大程度的下蹲训练。

计划：左右训练时间相同，训练时间与弱侧（弱侧能保持的最长时间）相同。

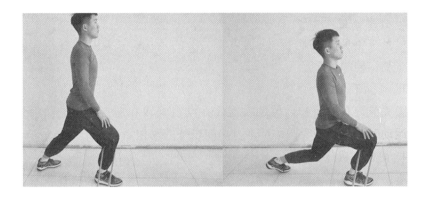

图 47　抗阻弓箭步训练示意

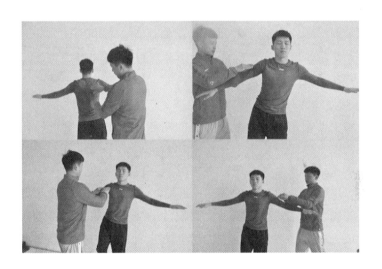

图 48　单腿本体感觉训练

八　运动处方执行频率

由于患者已经受到了组织损伤并且进行了手术，但是运动处方内容比较多，所以建议每两天训练一次。

九　日常生活中预防原则

1. 充分的准备活动

参加体育锻炼时要做好准备活动，轻缓地舒展膝关节，让膝关节充分活动开以后再参加剧烈运动。

2. 控制体重

尽量避免身体肥胖，防止加重膝关节的负担，一旦身体超重，就要积极减肥，控制体重。

3. 减少不合理的运动

膝关节只有前屈和后伸的功能，并没有旋转和左右移动的功能，我们在运动时要尽量减少膝关节本身功能之外的动作。

4. 增强自我保护意识

不要经常蹲下或跪下取物，也尽量不要坐矮凳子，避免增加关节的摩擦和负重。走远路时不要穿高跟鞋，要穿厚底而有弹性的软底鞋，以减少膝关节所受的冲击力，避免膝关节发生磨损。

5. 平常加强对下肢肌肉力量的训练

加强下肢肌肉（包括大腿、小腿和臀部）力量和功能，才能更好地支撑、稳定、保护膝盖，更好地承受重复跳跃和瞬间改变方向带来的压力，避免受伤，这一点非常重要。

6. 下肢力线的纠正

针对膝关节损伤来说，下肢力线的问题才是最为重要的，是导致膝关节损伤的根本原因。当下肢生物力学紊乱时，下肢所有的关节受力都是异常的。比如，当患者出现扁平足时，一段时间后，身体会出现适应性的代偿，扁平足导致胫骨的旋转，胫骨的内旋或者外旋会导致患者内侧或者外侧韧带，在安静情况下受到额外的压力和张力，再进而使股骨相对的外旋，此时肌肉也会产生代偿来防止骨骼的力线偏移过多，这样一来，下肢所有的关节肌肉和关节都会处于异常状态，随着患者运动过多，患者的下肢韧带或者肌肉出现了失代偿现象，从而会导致患者损伤的出现。所以平常注意身体的下肢力线也是对预防膝关节损伤极其重要的一点。

案例七 骶椎侧偏导致腘绳肌习惯性拉伤

一 案例描述

患者：王某，男，年龄 19 岁，体育专业田径专项学生。第一次腘绳肌拉伤是在去年冬训时期，拉伤之后腿部活动受限，后静养，有所好转，但每一次在运动后拉伸腘绳肌时，都会感受到疼痛，随着田径专项课的增加和考核，又断断续续地拉伤几次，现在运动水平下降，希望通过运动康复来解决此问题，恢复自己的运动水平。

二 损伤名称及定义

肌肉拉伤是肌肉在运动中急剧收缩或过度牵拉引起的损伤。在引体向上和仰卧起坐练习时容易发生。肌肉拉伤后，拉伤部位剧痛，用手可摸到肌肉紧张形成的索条状硬块，触疼明显，局部肿胀或皮下出血，活动明显受到限制。肌肉习惯性地拉伤就是肌肉的同一位置，在相同或者不同条件下重复损伤。

三 损伤常见原因

（1）可能是由于身体缺钙、营养不足引起的。

（2）可能是做运动的时候由于方法的不正确，或者是姿势的不准确，造成肌肉经常拉伤。

（3）因为有陈旧性的伤痛，由于肌肉拉伤以后没有能够充分地休息，没有能够认真地对待，所以病情没有彻底地恢复好。在某一些诱因的情况下导致反复发作，就会出现再次肌肉拉伤的症状。

四 检查方法

1. 腘绳肌检查

检查方法：触诊坐骨粗隆的下方，在受试者膝关节屈曲时，给予阻力，且感受大腿后侧肌肉的收缩，垂直拨动肌纤维，沿着肌二头肌触诊到腓骨头，重复此步骤，从坐骨粗隆沿内侧触诊到胫骨，膝关节屈曲，受试者的小腿在膝关节处旋转时，可触诊到绳肌，受试者外旋小腿时触诊股二头肌，内旋小腿时，触诊半腱肌半膜肌。

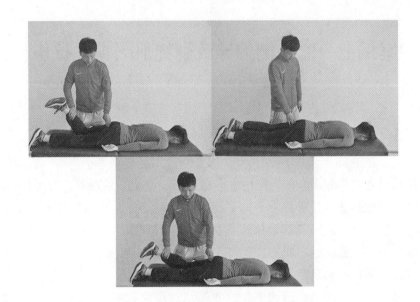

图1 腘绳肌检查示意

检查结果：腘绳肌整体处于紧张状态，外侧的股二头肌比内侧的半腱肌半膜肌更紧张。

2. 筋膜链检查

（1）小腿三头肌检查。

检查方法：手指触及腘窝远端的大块肌肉；手向内，外侧滑动辨识处腓肠肌，让受试者抵抗脚踝跖屈，感受张力。

检查结果：小腿三头肌处于紧张状态。

（2）竖脊肌检查。

检查方法：操作者位于受试者的侧边，手指放在受试者腰椎棘突外侧的椎板沟内，要求受试者后伸躯干，感受肌肉的张力。

检查结果：双侧竖脊肌紧张。腘绳肌拉伤一侧的竖脊肌更加紧张。

3. 骶椎检查

检查方法：取受试者俯卧位，在固定上肢，膝盖稳定的情况下，向后伸展大腿，比较两侧举起的高度。

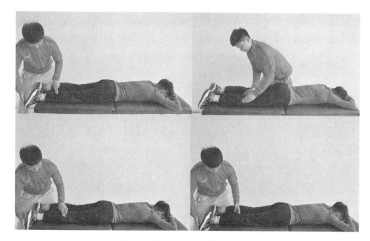

图2 小腿三头肌检查示意

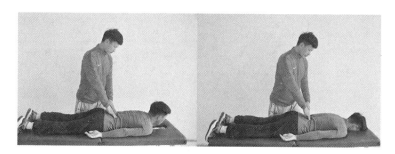

图3 竖脊肌检查示意

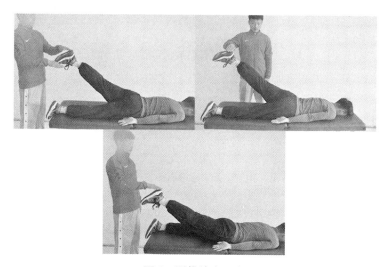

图4 骶椎检查示意

检查结果：受试者腘绳肌损伤一侧抬起幅度较小，说明其骶椎向腘绳肌损伤一侧偏移。

五 诊断结果

腘绳肌紧张是由于竖脊肌—骶髂韧带—腘绳肌—小腿三头肌筋膜链紧张导致的。

六 处理方法

1. 竖脊肌放松

竖脊肌筋膜枪放松。

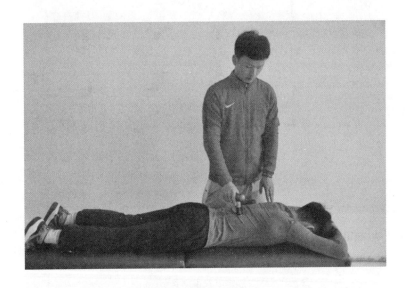

图 5 竖脊肌放松示意

2. 小腿三头肌放松

小腿三头肌筋膜枪放松。

3. 腘绳肌放松

腘绳肌筋膜枪放松。

4. 骶椎偏移手法操作

取患者俯卧位，腘绳肌损伤一侧后伸抬起大腿，首先腿部分别内收、外展抗阻，之后保持伸直抬起姿势，操作者施加一个向内侧的顿挫力量，回归骶椎的偏移。

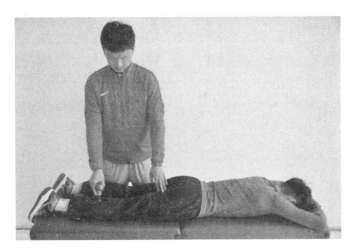

图 6　小腿三头肌放松示意

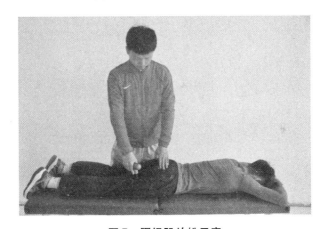

图 7　腘绳肌放松示意

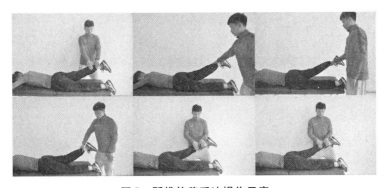

图 8　骶椎偏移手法操作示意

5. 臀大肌激活

蚌式开合抗阻震动训练。

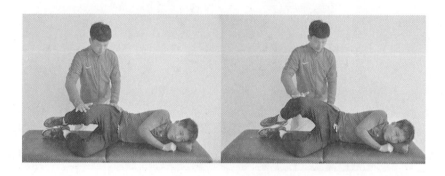

图 9　臀大肌激活示意

6. 扎贴

处理之后患者腘绳肌拉伸疼痛从 5 分痛减轻至 2 分痛即可，配合针对性的运动处方可以达到完全康复的效果。

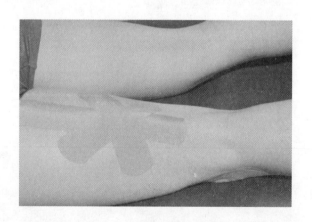

图 10　扎贴示意

七　运动处方

1. 泡沫轴放松竖脊肌

方法：取患者站立位，靠墙，压住泡沫轴，来回滚动，放松竖脊肌。

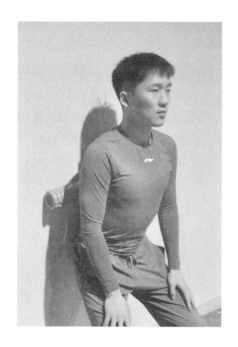

图 11　泡沫轴放松竖脊肌

计划：每组 45 秒，每次 2 组。

2. 泡沫轴放松腘绳肌

方法：取患者坐立位，腘绳肌下放置泡沫轴，通过来回滚动放松腘绳肌。

计划：每组 45 秒，每次 2 组。

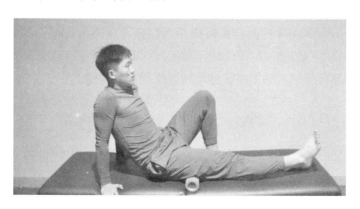

图 12　泡沫轴放松腘绳肌示意

3. 小腿三头肌三维拉伸

方法：患者在弓步下，双手推墙，拉伸腿放在后侧，注意拉伸时后侧腿伸直，拉伸腓肠肌，在拉伸感较强时保持。同样在后侧腿伸直的情况下，让我们的小腿分别做内外旋拉伸腓肠肌的外侧头和内侧头（前面分享腓肠肌功能时已经说过，外侧头和内侧头的收缩能使小腿内外旋），在拉伸感较强时保持。后侧腿微屈，拉伸比目鱼肌（因为比目鱼肌是一个非膝关节肌肉，膝盖微屈时能够很好地避免腓肠肌的干扰），在拉伸感较强时保持。

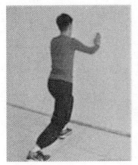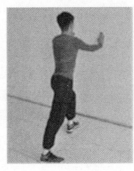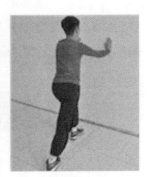

图 13　小腿三头肌三维拉伸示意

计划：每个体位下每组进行 20 秒，做 2 组。

4. 臀肌训练

方法：侧躺在平面上，身体与地面垂直，大腿和身体呈 135 度，小腿和大腿呈 90 度，两脚跟并拢，也就是身体要和脚后跟在一条直线上；接下来配合着呼吸在呼气的时候抬腿并且保证身体不向后仰，身体要保持稳定在最高处保持 2—3 秒，然后在吸气的时候缓慢地落下动作连贯匀速，在两膝盖微微接触的时候继续抬起做周期性运动。

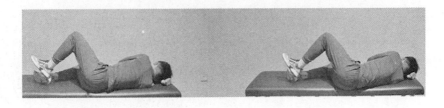

图 14　臀肌训练示意

计划：腘绳肌损伤一侧训练 1 组，对侧训练 2 组，每组 10—15 次。

5. 腘绳肌训练

方法：弹力带抗阻屈膝训练。

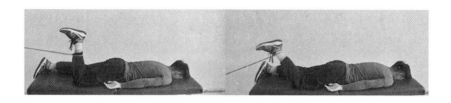

图 15　腘绳肌训练示意

计划：腘绳肌损伤一侧训练 2 组，对侧训练 1 组，每次 10—15 次。

6. 髋关节灵活性训练

方法：髋关节坐立，两腿、两侧的大腿和小腿，呈三个 90 度，然后在保持三个 90 度的情况下进行来回转髋。

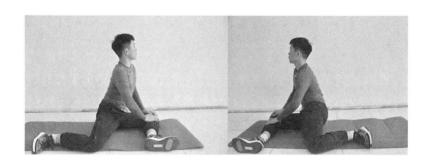

图 16　髋关节灵活性训练示意

计划：每组 12—15 次，做 3—5 组。

八　运动处方执行频率

建议每周训练 3—5 次。

九　日常生活预防原则

（1）在剧烈运动前，要充分做好准备活动，尤其是结合练习的部位做热身活动。

（2）锻炼过程中要注意肌肉的反应，若出现肌肉僵硬或疲劳时，可进行按摩或减少运动强度。

（3）要合理、科学、正确地掌握运动技术要领。注意锻炼环境的温度和运动场地情况，治愈后再参加锻炼时要注意循序渐进，预防再伤。

案例八　距骨歪斜导致足底筋膜炎

一　案例描述

患者：李某，女，年龄 24 岁，跑步爱好者。两个月前出现足底疼痛，尤其是早上起床下地时疼痛明显，活动几分钟后疼痛减轻消失，最近检查跑步运动后，发现症状加重，就医检查为足底筋膜炎，休息一段时间后好转，再次开始规律跑步时复发。

二　损伤名称及定义

足底筋膜炎是足底的肌腱或者筋膜发生无菌性炎症所致。最常见症状是脚跟的疼痛与不适，压痛点常在足底近足跟处，有时压痛较剧烈，且持续存在。晨起时疼痛感觉明显，行走疼痛感加剧，严重患者甚至站立休息时也有疼痛感。足底筋膜炎是运动引起的慢性损伤，过度训练也可导致跟骨疼痛，有时放射到足掌前面，这种疾病可影响所有年龄段的成人。

三　损伤常见原因

（1）由于超负荷压力的长期作用，造成足底筋膜的急性或慢性损伤。

（2）经常长时间走路包括登山健身、徒步旅行、逛商店等活动，就很容易引起足底的慢性损伤，从而导致足底筋膜炎。

（3）从结构上又导致足底筋膜不正常拉力之因素，例如扁平足、高弓足、足跟肌腱过短等，长期可能因行走时姿势着力不当，引起腰、髋、膝、踝等部位的疼痛。

四　检查方法

1. 足底筋膜炎的特异性检查

检查方法：取受试者坐立位，操作者分别定位受试者足跟和内侧足弓后 1/3，进行按压，看是否有压痛。

检查结果：压痛十分明显，检查结果为阳性，即患有足底筋膜炎。

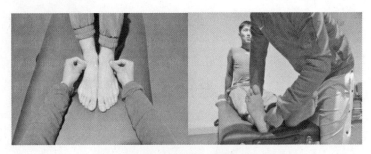

图 1 足底筋膜炎的特异性检查示意

2. 距骨位置评估

检查方法：取受试者仰卧位，屈髋屈膝，两脚并拢，操作者分别触诊距骨外侧突起处，看是否能够触诊到，左右对比，并且触诊后看脚朝向的方向是否为 4、5 脚趾的中间。

检查结果：患有足底筋膜炎的一侧踝关节距骨相对健侧，导致身体在受力时根骨压力过大。

3. 筋膜链检查

（1）小腿三头肌检查。

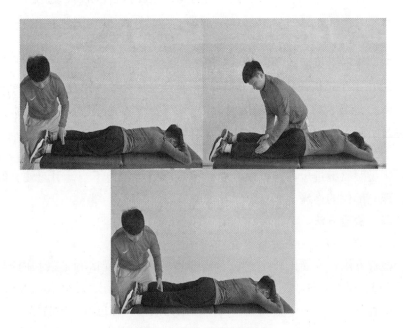

图 2 小腿三头肌检查示意

　　检查方法：手指触及腘窝远端的大块肌肉；手向内，外侧滑动辨识腓肠肌，让受试者抵抗脚踝跖屈，感受张力。

　　检查结果：小腿三头肌处于紧张状态。

　　（2）竖脊肌检查。

　　检查方法：操作者立于受试者的侧边，手指放在受试者腰椎棘突外侧的椎板沟内，要求受试者后伸躯干，感受该肌肉的张力。

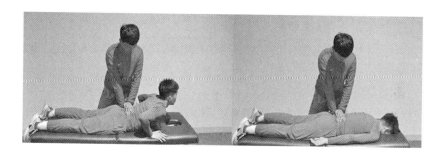

图 3　竖脊肌检查

　　检查结果：双侧竖脊肌紧张。足底筋膜炎一侧的竖脊肌更加紧张。

　　（3）腘绳肌检查。

　　检查方法：触诊坐骨粗隆的下方，在受试者膝关节屈曲时，给予阻力，且去感受大腿后侧肌肉的收缩，垂直去拨动肌纤维，沿着肌二头肌触诊到腓骨头，重复此步骤，从坐骨粗隆沿内侧触诊到胫骨；膝关节屈曲，受试者的小腿在膝关节处旋转时，可触诊到绳肌，受试者外旋小腿时触诊股二头肌，内旋小腿时，触诊半腱肌和半膜肌。

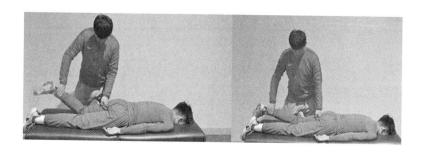

图 4　腘绳肌检查

检查结果：腘绳肌整体处于紧张状态。

五 评估结果

受试者由于距骨的偏移导致在足踝受力时，足底承受的压力变大，足底筋膜紧张导致竖脊肌—腘绳肌—小腿三头肌—足底筋膜链紧张。

六 处理方法

（1）放松竖脊肌。

筋膜枪放松竖脊肌。

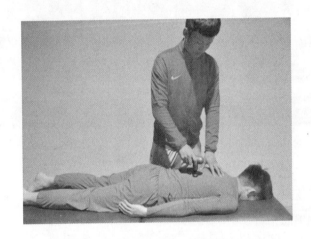

图5 放松腘绳肌示意

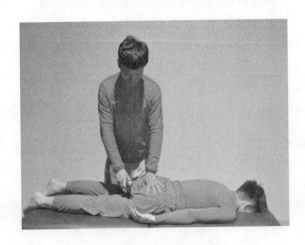

图6 放松小腿三头肌示意

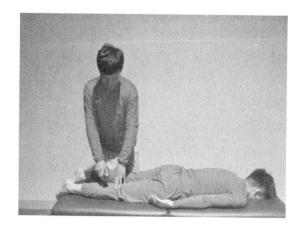

图 7　放松足底示意

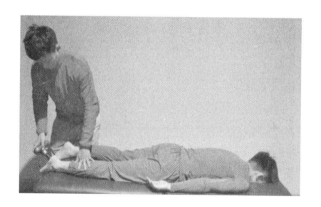

图 8　距骨位置纠正示意

取患者仰卧位，纠正一侧的腿部屈髋屈膝，操作者一手固定内踝上侧，一手固定大腿，内踝外翻，固定大腿一侧的手在边伸展边放下的同时施加顿挫力。

取患者位于仰卧位，操作者面向足底，提示患者抗阻伸展脚趾。

处理之后患者跑步时的足底疼痛从 5 分痛减轻至 2 分痛即可，配合针对性的运动处方可以达到完全康复的效果。

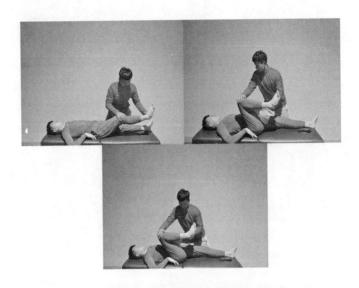

图 9　拇伸屈肌激活示意

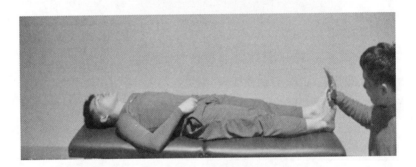

图 10　扎贴示意

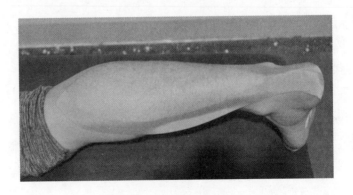

图 11　扎贴结果示意

七　运动处方

1. 腘绳肌检查

方法：取患者站立位，靠墙，背部与墙之间取一个泡沫轴，通过屈膝伸膝来按摩竖脊肌。

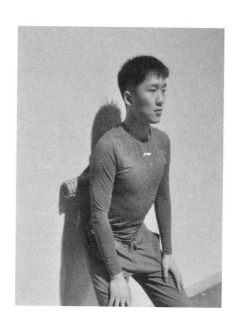

图12　腘绳肌检查示意

计划：每组12—15次，每次2组。

2. 腘绳肌放松

方法：取患者坐立位，腘绳肌下放置一个泡沫轴，通过身体在平面上的滑动放松腘绳肌。

计划：每组12—15次，每次2组。

3. 小腿三头肌拉伸

方法：拉伸者在弓步状态下，双手推墙，拉伸腿放在后侧，注意拉伸时不要让脚后跟离开地面。后侧腿伸直，拉伸腓肠肌，在拉伸感较强时保持。同样在后侧腿伸直的情况下，让我们的小腿分别做内外旋拉伸腓肠肌的外侧头和内侧头（前面分享腓肠肌功能时已经说过，外侧头和内侧头的收缩能使小腿内外旋），在拉伸感较强时保持。侧腿微屈，拉伸比目鱼肌（因为比目鱼肌是一个非跨关节肌肉，膝盖微屈时能够很好地避免腓肠肌的干扰），在拉伸感较强时保持。

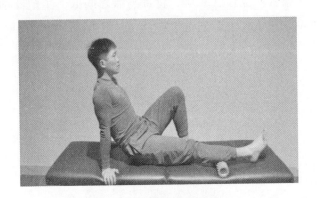

图 13　腘绳肌放松示意

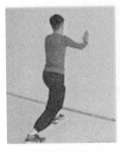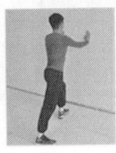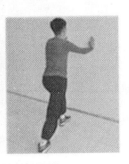

图 14　小腿三头肌拉伸示意

计划：每个体位下每组进行 20 秒，做 2 组。

3. 足底筋膜放松

方法：取一个筋膜球放置于脚下，通过脚的滑动来放松足底筋膜。

计划：每组 15—20 次，每次 2 组。

4. 拇指屈肌训练

方法：患者光脚踩在地面上，通过拇指的屈伸来向前移动。

计划：每组行走 3—5 米，每次 2 组。

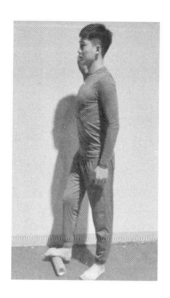

图 15　足底筋膜放松示意

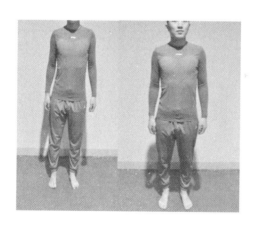

图 16　拇指屈肌训练示意

5. 提踵训练

方法：起始姿势为脚后跟腾空或者脚后跟抬起，呼气时脚踝跖屈，呼气时脚踝背屈。

计划：每组 12—15 次，每次 3 组。

6. 踝关节外翻抗阻训练

方法：取一条弹力带，一端固定，另一端固定于脚踝外侧，让脚踝进行抗阻外翻。

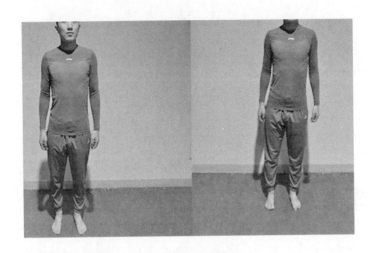

图 17　提踵训练示意

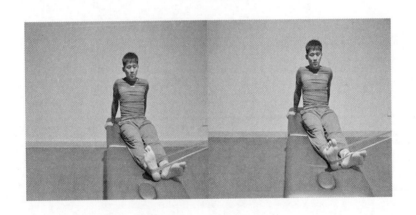

图 18　踝关节外翻抗阻训练

计划：每组 12—15 次，每次 3 组。

八　运动处方执行频率

每周训练 3—5 次。

九　预防原则

(1) 避免长时间用身体承担重物；

(2) 避免过度运动；

（3）不要穿不合脚的鞋子；

（4）不要长时间站立或行走于不平坦的路面；

（5）下肢力线的对位。

案例九　急性脚踝扭伤

一　案例描述

患者：张某，男，年龄20岁，体育专业篮球专项学生。十分钟前在篮球课过程中踩到同学脚踝，导致自己的脚踝向内扭伤，扭伤时伴随声响。扭伤之后脚踝活动受到限制，并且在活动时，会出现剧烈疼痛。

二　损伤名称及定义

踝关节扭伤是指行走或者运动过程中，踝关节因一次活动超过其正常活动度（过度内翻或者外翻），引起关节周围软组织如韧带、肌腱、关节囊等发生损伤。踝关节周围主要有内侧的三角韧带（包括跟舟韧带、跟胫韧带、距胫前韧带和跟胫韧带）和外侧的外侧副韧带（包括距腓前韧带、跟腓韧带、距腓后韧带），踝关节扭伤一般主要指这些韧带出现运动损伤。

三　损伤常见原因

（1）踝关节由于外力作用超出其组织最大的活动能力范围。

（2）平常运动较少，踝关节灵活性，稳定性差会增加扭伤的风险。

（3）天生关节韧带松弛。

四　检查方法

1. 脚踝背屈检查

（1）检查方法：检查受试者扭伤一侧和健侧在被动屈曲（无痛）角度的大小。

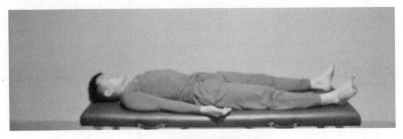

图1　脚踝背屈检查示意

（2）检查结果：扭伤一侧脚踝背屈角度低于健侧。

2. 脚踝外翻检查

（1）检查方法：检查受试者扭伤一侧和健侧在被动外翻（无痛）角度的大小。

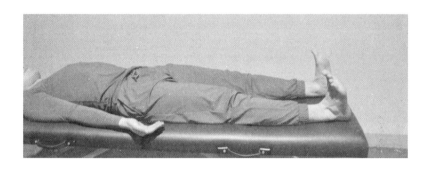

图2　脚踝外翻检查示意

（2）检查结果：受试者扭伤一侧脚踝外翻角度低于健侧。

五　诊断结果

受试者脚踝扭伤导致足踝背屈和外翻受到限制。

六　处理方法

1. 腓骨长短肌放松

筋膜枪放松腓骨长短肌。

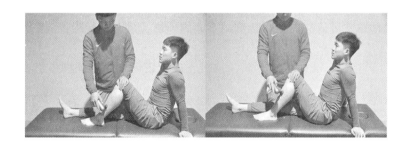

图3　腓骨长短肌放松示意

2. 小腿三头肌放松

筋膜枪放松小腿三头肌。

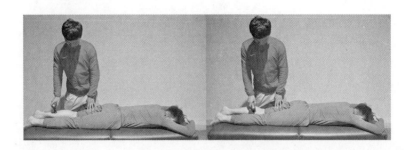

图4 小腿三头肌放松示意

3. 距骨松动

取患者半坐立位，操作者面向足底，双手食指和中指卡在距骨位置，向足底的反面进行距骨的松动。

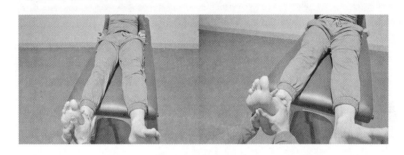

图5 距骨松动示意

4. 距骨的复位

取患者半坐立位，操作者一手卡在距骨，另一手放置于足底，足底的手推动脚踝进行屈曲，距骨侧的手向内施加力量，进行距骨的归位。

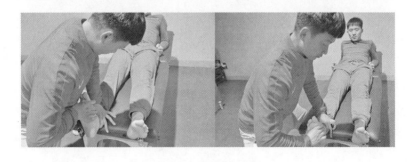

图6 距骨的复位示意

5. 足跟外翻纠正

取患者侧卧位，扭伤脚腾空，一手卡住足跟，另一手辅助，持续逐渐地施加内翻的力量，使其恢复原位。

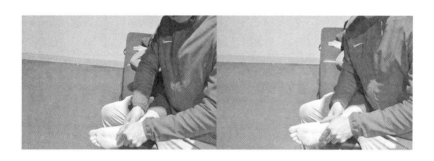

图7　足跟外翻纠正示意

6. 腓骨长短肌激活

取患者半坐立位，操作者面向足底，提示患者主动外翻前屈抗阻，在无痛的范围内尽可能多的对抗时间。

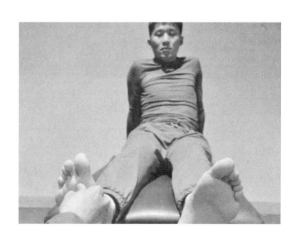

图8　腓骨长短肌激活示意

7. 拇指屈肌激活

取患者仰卧位，操作者面向足底，提示患者抗阻伸展脚趾。

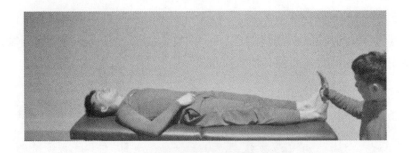

图 9　拇指屈肌激活示意

8. 扎贴

处理之后，足踝活动度增加，脚踝未肿胀，活动疼痛感从 5 分减少至 2 分。

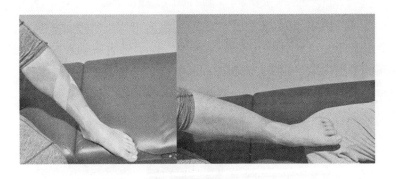

图 10　扎贴示意

七　运动处方

1. 腓骨长短肌松解

方法：筋膜枪自我放松。

计划：每次 60—120 秒。

2. 小腿三头肌拉伸

方法：拉伸者处于在弓步下，双手推墙，拉伸腿放在后侧，注意拉伸时脚跟不能离地。后侧腿伸直，拉伸腓肠肌（腓肠肌是一个胯关节肌肉，伸直时能很好地拉伸腓肠肌）在拉伸感较强时保持。同样在后侧腿伸直的情况下，让小腿分别做内外旋拉伸腓肠肌的外侧头和内侧头（前面分享腓肠肌功能时提过，外侧头和内侧头的收缩能使小腿内外旋），在拉伸感较强时保持。侧腿微屈，拉伸比目鱼肌（比目鱼肌是一个非胯关节肌肉，膝盖微屈时能够很好地避免腓肠肌的干扰），在拉伸感较强时保持。

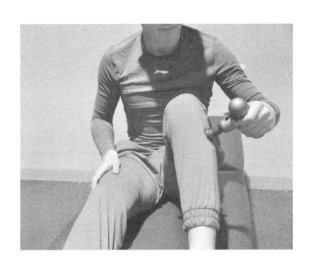

图 11　腓骨长短肌放松示意

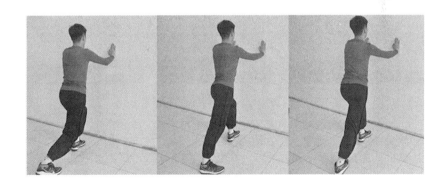

图 12　小腿三头肌拉伸示意

计划：每个体位下进行 2 组，每组 20 秒。

3. 胫骨前肌拉伸

方法：取拉伸者跪姿，两脚伸平（脚处在一个绷脚的状态），两侧的臀部压在两侧的脚跟上，双手放在大腿上方，身体保持正常呼吸。

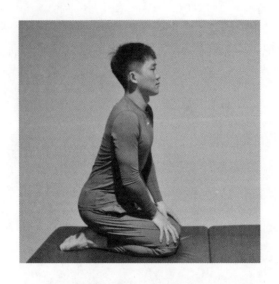

图 13　胫骨前肌拉伸示意

计划：每组 30 秒，每次 2 组。

4. 距骨自我松动

方法：取一条弹力带，一端固定，另一端套于足踝处，自己进行屈膝—伸膝练习对距骨进行松动。

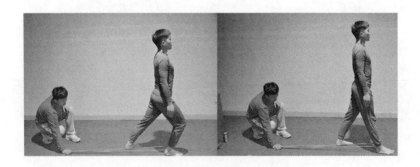

图 14　胫骨前肌拉伸示意

计划：每组 10—12 次，每次 2 组。

5. 外翻脚踝抗阻训练（急性期之后训练）

方法：在足踝位置拉一个弹力带，弹力带拉向内侧方向，同时用手扶住小腿，让患者的脚做外翻动作练习。

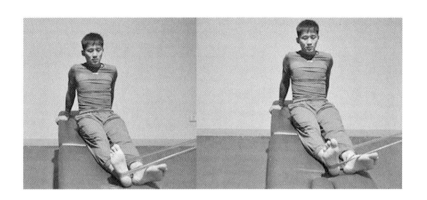

图 15　外翻脚踝抗阻训练示意

计划：每组 20 次，每次 3 组。

6. 单腿本体感觉训练

方法：在不稳定平面下进行最大程度的下蹲或者静态保持训练。

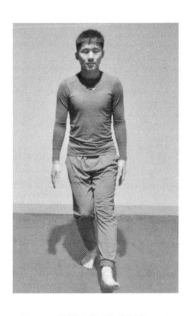

图 16　单腿本体感觉训练示意

计划：每组 30 秒，每次 2—3 组。

八 运动处方的执行频率

崴脚后 5 天内每天进行 2—3 次（不包括抗阻训练和本体感觉），5 天之后每天尽可能多地进行抗阻训练和本体感觉训练。

九 日常生活中的预防原则

（1）选择合适的运动鞋；

（2）掌握正确的运动姿势；

（3）对脚踝进行必要的保护；

（4）选择安全的运动场地；

（5）运动前踝关节必要的热身动作；

（6）踝部平时日常的力量与平衡性训练。

案例十 呼吸模式紊乱导致的身体肌肉失衡

一 案例描述

患者：李某，女，年龄 24 岁，科研人员。近两周出现颈部，胸部，腰部不适，感觉到腿部肌肉紧张，并且伴随出现易怒现象，在情绪高涨时会感觉到呼吸困难。去医院检查未果，经按摩店按摩，以上症状会消失，但是很快又出现相同症状，并且按摩维持效果的时间越来越短。

二 损伤名称及定义

身体肌肉失衡是指由于外力的介入或者不良的生活习惯导致身体原有的神经平衡或肌肉平衡功能出现紊乱，导致身体部分功能出现下降或丧失等症状，从而对人的生理和心理造成较大影响。

三 损伤常见原因

（1）情绪起伏较大；

（2）身体出现严重的失代偿，表现为严重的体态问题；

（3）交感神经过于兴奋；

（4）血压、心率过高。

四 检查方法

1. 三维呼吸评估之——上下径评估

检查方法：受试者俯卧位，首先让受试者先进行 4—5 次深呼吸，随后操作者一手放置于受试者的胸口，另一手放置受试者腹部，让其自然呼吸。若在呼吸过程中腹部的手后于胸口的手运动，则需要进一步评估，操作者的两手放置于上腹部和下腹部，让受试者呼吸，观察感知是否为下腹部的手先于上腹部的手运动，若是则受试者的呼吸上下径评估则为正确，否则为三维呼吸上下径出现问题。

检查结果：受试者胸口的手先于腹部的手运动，即受试者的上下径评估为阳性。

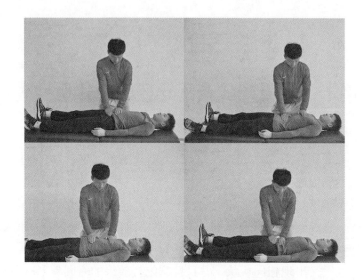

图 1 三维呼吸评估之——上下径评估示意

2. 三维呼吸评估之——左右径评估

检查方法：受试者俯卧位，依然让受试者先进行 4—5 次的深呼吸，然后操作者双手放于受试者的肋骨两侧，在受试者呼吸的过程中，观察感知受试者是否有两侧肋骨向外的扩张，若有即为评估结果阴性，否则为阳性。

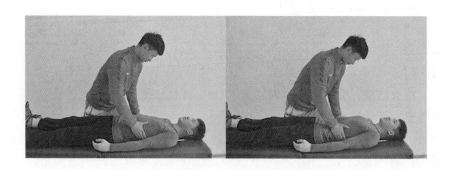

图 2 三维呼吸评估之——左右径评估示意

检查结果：受试者双侧肋骨扩张不明显，即评估结果为阴性。

3. 三维呼吸评估之——前后径评估

检查方法：受试者俯卧位，先让受试者进行 4—5 次的深呼吸，然后操作者双手放于受试者的肋骨两侧，在受试者呼吸的过程中，观察受试者和感知受试者是否有两侧肋骨上的扩张，若有即为评估结果阴性，否则为阳性。

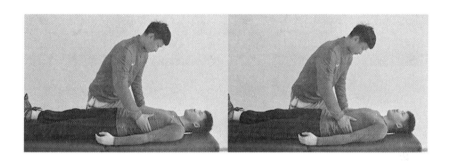

图3　三维呼吸评估之——前后径评估示意

检查结果：受试者双侧肋骨扩张不明显，即评估结果为阴性。

4. BOLT 值评估

评估方法：受试者通过鼻子正常吸气，然后用手指捏住鼻子，防止空气进入肺部，完全屏息，开始计时。测量从开始屏息到产生第一个明确的呼吸欲望或第一个呼吸冲动的时间间隔。这些感觉包括想吞口水、气管收缩等信号，有时也会感到腹部或喉咙的呼吸肌无意识地收缩（特别要注意这一点）；随后放开鼻子，停止计时，继续用鼻子呼吸，在吸气结束时屏住呼吸应是平静状态（不急促），直至回到正常呼吸模式。

BOLT 值评估结果分析：间隔时长大于 40 秒为优秀；30—40 秒为较好；20—30 秒为中等；10—20 秒为差；小于 10 秒为极差。

检查结果：受试者屏息时常为 11 秒，评估结果为差。

五　评估结果

受试者的呼吸模式存在严重紊乱现象，呼吸的三个维度都存在较大问题，导致受试者的呼吸生理指标也受到影响。

六　处理方法

1. 膈肌手法放松

取患者俯卧位，操作者双手定位肋骨下方，提示患者吸气，呼气，在患者呼气时双手顺着肋骨向下探入，触及至膈肌后，左右晃动放松。

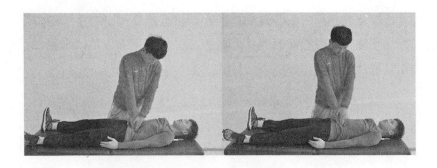

图4 膈肌手法放松示意

2. 膈肌拉伸

取正常站立位，以拉伸右侧为例，左手放在右侧肋骨处，右手上举，呼气保持不动，吐气向左侧倾斜，吐完之后，在最后部位保持不动闭气，坚持到自己最大时间限度。

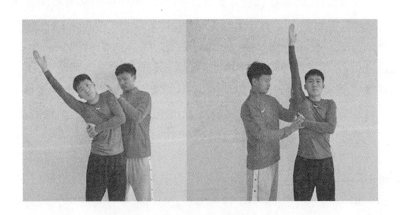

图5 膈肌拉伸示意

3. 膈肌激活

取患者仰卧位，双手外展呈8字，抵抗重力进行腹式呼吸，刻意在呼气时鼓起肚子。

4. 正确的腹式呼吸引导

取患者仰卧位，提示患者一手放置于胸口，另一手放置于腹部，在呼吸时感知并且控制自己，让自己在呼吸时腹部先于胸部扩张。

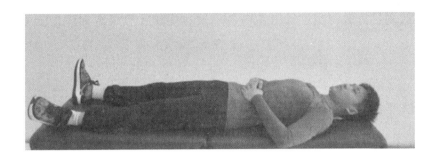

图 6　膈肌激活示意

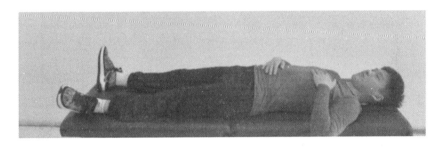

图 7　正确的腹式呼吸引导示意

七　运动处方

1. 膈肌的拉伸

方法：取正常站立位，以拉伸右侧为例，左手放在右侧肋骨处，右手上举，呼气时保持不动，吐气时向左侧倾斜，吐完之后，在最后部位保持不动闭气，坚持到自己最大时间限度。

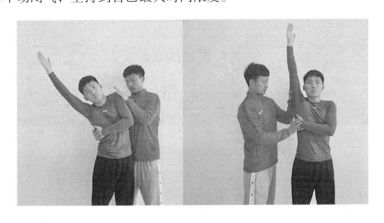

图 8　膈肌的拉伸示意

计划：每次 2 组，每组左右各一次。重建呼吸模式训练之上下径训练。

方法：取患者仰卧位，先让患者进行 4—5 次的深呼吸，然后一手放置于患者的胸口，另一手放置与患者的腹部，让其自然呼吸。刻意控制腹部先于胸部扩张，下腹部先于上腹部扩张。

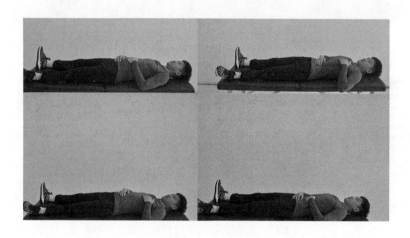

图 9　膈肌的拉伸示意

计划：每次 4 组，每组 15 个呼吸。

2. 重建呼吸模式训练之——左右径训练

方法：取患者仰卧位，先让患者进行 4—5 次的深呼吸，双手放置于肋骨两侧，让其自然呼吸。刻意提示患者肋骨向外侧扩张。

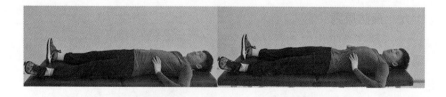

图 10　重建呼吸模式训练之——左右径训练

计划：每次 5 组，每组 15 个呼吸。

3. 膈肌抗阻收缩训练

方法：在重建呼吸模式的基础之上，通过在腹部添加重物来帮助提升膈肌的力量。

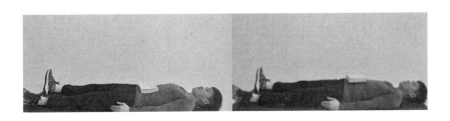

图 11　膈肌抗阻收缩训练

计划：在重建呼吸模式三个维度下都进行此训练，每次呼吸 10—15 次，每次 3 组。

4. 二氧化碳耐受能力提升

方法：通过鼻子正常呼吸；用手指捏住鼻子，防止空气进入肺部，开始完全屏息；开始计时，测量从开始屏息到产生第一个明确的呼吸欲望或第一个呼吸冲动时的时间间隔。这些感觉包括想吞口水、气管收缩等信号，有时也会感到腹部或喉咙的呼吸肌无意识地收缩（特别要注意这一点）；放开鼻子，停止计时，继续用鼻子呼吸。在吸气结束时屏住呼吸应是平静的，回到正常的呼吸。

八　运动处方执行频率

计划：每次 10 组，在一天内完成，每次至少 3 组。

建议每天训练 2 次。

九　预防原则

（1）在日常工作中注意身体姿势，维持体态的正常；

（2）注意平常情绪稳定；

（3）运动与工作相结合；

（4）日常增加身体的力量训练，增大身体的代偿能力。

参考文献

鲁智勇等：《改良运动损伤预防方案在前交叉韧带损伤预防中的应用》，《中国康复医学杂志》2021 年第 4 期。

苏玉莹：《飞轮等惯性训练对改善肌肉萎缩、预防运动损伤和康复治疗的研究进展》，《中国体育科技》2021 年第 4 期。

杜承润、王子朴：《电子竞技运动员竞技能力特征分析及损伤康复路径探讨》，《中国体育科技》2021 年第 3 期。

赵榕婷、盛蕾、王宇程：《水中运动康复对膝关节损伤患者功能恢复影响的 Meta 分析》，《体育与科学》2020 年第 6 期。

刘宏炜等：《冬奥会/冬青奥会运动损伤资料分析》，《中国康复理论与实践》2020 年第 10 期。

刘宝林、张阳：《运动干预对功能性踝关节不稳者康复治疗的研究进展》，《中国康复医学杂志》2020 年第 6 期。

刘恒源等：《橄榄球运动损伤特征、影响因素及监控策略研究》，《武汉体育学院学报》2020 年第 5 期。

李丹阳、张力为：《从严重受伤到重返冬奥：一位高风险项目运动员的心理康复历程》，《体育科学》2020 年第 3 期。

谷莉等：《踝关节运动损伤患者的焦虑抑郁状态及其影响因素》，《中国康复医学杂志》2020 年第 1 期。

苏荣海等：《受伤运动员康复遵医意图与行为的作用机制——基于计划行为理论的混合模型检验》，《上海体育学院学报》2019 年第 6 期。

苏宴锋、宋亚刚、司虎克：《基于 Web of 秒 cience 的国际篮球前沿与演进的可视化研究》，《西南师范大学学报》（自然科学版）2019 年第 10 期。

孙正、阿英嘎、张朋：《世纪以来中外排球运动研究热点对比分析——基于关键词共现聚类的透视》，《天津体育学院学报》2019 年第

1 期。

胡浩宇等：《上海国际马拉松跑者膝关节损伤情况及其影响因素分析》，《中国康复医学杂志》2019 年第 3 期。

杨亚琴：《运动康复》，东方出版社 1999 年版。

闫鹏宇、张新安：《核心训练及其预防运动损伤的作用研究进展》，《沈阳体育学院学报》2018 年第 3 期。

宋亚刚、陶倩、司虎克：《国际篮球运动研究热点与主题演化内容分析》，《首都体育学院学报》2018 年第 3 期。

孔含静等：《运动损伤的医学成像研究进展》，《北京体育大学学报》2018 年第 4 期。

张冉、赵鹏：《肩关节损伤的体能康复训练》，《中国体育科技》2018 年第 1 期。

王雪强等：《不同从业年限乒乓球教练员运动康复培训需求调查》，《中国康复医学杂志》2017 年第 12 期。

陈彦等：《等速肌力训练对不完全腰髓损伤患者下肢运动功能和独立性的影响》，《中国康复医学杂志》2017 年第 11 期。

周敬滨等：《常见运动损伤的预防、评价与伤病运动员重返赛场——基于第 64 届美国运动医学会年会报告综述》，《北京体育大学学报》2017 年第 8 期。

罗晨等：《优秀沙排运动员薛晨肩关节脱臼的运动功能康复训练效果分析》，《北京体育大学学报》2017 年第 6 期。

孙国涛、李靖：《基于知识图谱的国内运动损伤研究现状、热点与前沿分析》，《现代预防医学》2017 年第 2 期。

刘浩等：《重复经颅磁刺激在不完全性脊髓损伤运动功能康复中的应用进展》，《中国康复医学杂志》2017 年第 1 期。

刘展：《人体动作模式和运动链的理念在运动损伤防护和康复中的应用》，《成都体育学院学报》2016 年第 6 期。

郭兰、王磊、刘遂心：《心脏运动康复》东南大学出版社 2014 年版。

李丹阳：《运动康复理论与实务》，吉林大学出版社 2013 年版。

罗晨等：《我国优秀沙排运动员下胫腓前韧带损伤康复期身体运动功能训练方法的个案研究》，《首都体育学院学报》2016 年第 5 期。

邢聪、吴瑛、项贤林：《美国运动损伤前沿研究热点与内容分析——

基于科学知识图谱的可视化研究》,《体育科学》2016年第9期。

张莉清、刘大庆:《近5年我国运动训练学若干热点问题的研究》,《体育科学》2016年第5期。

邬建卫、祝捷:《实用运动康复学》,北京体育大学出版社2015年版。

刘书芳等:《ACL重建术后运动员运动功能测试与重返赛场标准的相关性研究》,《成都体育学院学报》2015年第6期。

牛映雪、鹿国晖、刘杨:《体育保健与运动康复技术》,化学工业出版社2016年版。

张美英、杨朝辉、王刚:《血友病性关节肌肉疾病的康复评定与治疗》,《中国康复医学杂志》2015年第6期。

杨三军:《基于多水平模型的运动员损伤康复与康复心理相关研究——以田径运动员为例》,《沈阳体育学院学报》2015年第2期。

倪维广等:《网球运动员姿势与肌肉平衡评估及康复训练13例报道》,《中国运动医学杂志》2014年第8期。

刘佳、高颀:《我国优秀艺术体操运动员邓森悦的损伤风险评估》,《中国体育科技》2014年第2期。

杨磊等:《富血小板血浆注射在部分运动损伤治疗中的应用研究进展》,《中国运动医学杂志》2014年第2期。

杜开先、余丰侠、娄季宇:《Peabody运动发育量表及配套运动训练方案在脑损伤患儿康复训练中的应用》,《中国现代医学杂志》2014年第1期。

祁奇等:《肌内效贴在运动损伤康复中的应用进展》,《中国康复医学杂志》2013年第10期。

蒋天伟、李立、陈顺强:《康复训练对局灶性脑缺血再灌注损伤大鼠运动功能恢复及Nogo-A、NgR表达的影响》,《中国康复医学杂志》2013年第8期。

徐金成等:《急性闭合性软组织运动损伤早期处理方法的发展——从PRICE到POLICE》,《中国运动医学杂志》2013年第4期。

朱文辉、王予彬:《运动医学专科为运动员巡诊服务工作探讨》,《中国运动医学杂志》2012年第7期。

曾贵刚等:《排球运动员机体功能及伤病网络评估系统的构建与应

用》，《中国运动医学杂志》2012 年第 6 期。

吴霜等：《Bio 秒 tep 运动训练系统在腰髓完全性损伤患者康复训练中的应用》，《中国康复医学杂志》2012 年第 3 期。

李海、赵黎、陈世益：《2011 年上海儿童运动医学国际学术会议纪要》，《中国运动医学杂志》2011 年第 11 期。

刘雪梅等：《我国单板 U 型场地滑雪运动员运动创伤流行病学研究》，《武汉体育学院学报》2011 年第 8 期。

韩磊：《定位和握持主动运动康复训练能够提高 Ⅱ 区屈指肌腱损伤后手指的运动功能》，《山东医药》2010 年第 28 期。

庞晓冬、庞晓峰、王惠芳：《竞技运动员在运动损伤康复中的心理影响因素》，《中国康复医学杂志》2010 年第 2 期。

Celinder D, Peoples H. , "stroke patients experiences with Wii sports? during inpatient rehabilitation", *scandinavian Journal of Occupational Therapy*, 2012, 19（5）：457 –463.

Hart, Joe M. , "sports Rehabilitation", *Clinics in sports Medicine*, 2015, 34（2）：xiii – xiv.

Pogrzeba L, Wacker M, Jung B. , "Potentials of a low – cost motion a-nalysis system for exergames in rehabilitation and sports medicine", *springer Berlin Heidelberg*, 2012.

Anne K. , "strap Taping for sports and Rehabilitation", Human Kinetics, 2012.

Pujari A N, Neilson R D, Aphale s s, et al. , "Upper limb vibration prototype with sports and rehabilitation applications：development, evaluation and preliminary study", *Healthcare Technology Letters*, 2017, 4（1）：44.

Perl J, Memmert D, Baca A, et al. , "sensors, Monitoring and Model – Based Data Analysis in sports, Exercise and Rehabilitation", 2011.

Quartey J, Afidemenyos, Kwakye s K. , "Athletes' expectations about physiotherapy in sports injury rehabilitation in greater Accra region", *Hong Kong Physiotherapy Journal*, 2019, 39（2）：1 – 14.

Tang D. , "Hybridized Hierarchical Deep Convolutional Neural Network for sports Rehabilitation Exercises", *IEEE Access*, 2020, 8：118969 – 118977.

Cao D, Wang J, Liu N. , "Research on Human sports Rehabilitation Design Based on Object – Oriented Technology", *Journal of Healthcare Engineering*, 2021, 2021 (4): 1 – 9.

LHVVD Woude, sD Groot, KE Bijke. "4th International state – of – the – art – congress 'Rehabilitation: Mobility, Exercise & sports': Disability and Rehabilitation: Vol 32, No 26", *Disability and Rehabilitation*, 2010.

Dalu Q I, Fang Q, sectof P E. , "Reform and Innovation of sports Rehabilitation Undergraduate Programs in China", *Journal of Wuhan Institute of Physical Education*, 2016.

Abrahamson P, Earle. , "sports Rehabilitation and Injury Prevention", 2010.

stefan, Krakor, Ernst, et al. , "sports Rehabilitation ('Rehabilitationssport') Is Effective in Improving Motor Function", *Deutsches Arzteblatt international*, 2019, 116 (17): 298 – 298.

Joyce D, Lewindon D. , "sports Injury Prevention and Rehabilitation". 2016.

Yang B C, Management s O, University J M. , "Research on the Training of sports Rehabilitation Talents under the strategy of Healthy China", *Medical Education Research and Practice*.

Zech A, M Hübscher, Vogt L, et al. , "Neuromuscular Training for Rehabilitation of sports Injuries", *Medicine & science in sports & Exercise*, 2009, 41 (10): 1831 – 1841.

Frank C, Kobesova A, Kolar P. , "Dynamic neuromuscular stabilization & sports rehabilitation", *International Journal of sports Physical Therapy*, 2013, 8 (1): 62 – 73.

Zech, Astrid. , "Neuromuscular Training for Rehabilitation of sports Injuries: A systematic Review", *Medicine & science in sports & Exercise*, 2009.

Eva, A, Jaarsma, et al. , "Barriers and facilitators of sports in children with physical disabilities: a mixed – method study", *Disability and rehabilitation*, 2015.

Nieman D C, shanely R A, Zwetsloot K A, et al. , "Ultrasonic assessment of exercise – induced change in skeletal muscle glycogen content", *BMC sports science*, *Medicine&Rehabilitation*, 2015.

Washmuth N B, sepich J M, Mcafee A D. , "sports Rehabilitation and Interprofessional Collaboration", *International Archives of Medicine*, 2019, 12.

Khurana B, Bhatia S, V Singhal. , "Role of Sports Physiotherapy and Rehabilitation in Healthcare Delivery: Need and the Reality", 2021.

Debarba H G, Oliveira M, Ldermann A, et al. , "Augmented Reality Visualization of Joint Movements for Rehabilitation and sports Medicine", 20th symposium on Virtual and Augmented Reality (sVR) . 2018.

Fredericson, Michael. , "The Evolution of Physical Medicine and Rehabilitation in sports Medicine", Pm & R, 2016, 8 (3): s1 – s7.

Lutz s. , "Inpatient bias keeps ambulatory growth modest; rehabilitation, sports medicine increase their pace", *Modern Healthcare*, 1991, 21 (20): 103 – 104.

J Zhang, F Huang. , "sports rehabilitation for patients with spondyloarthritis in the biological era", *Zhonghua Yi Xue Za Zhi*, 2020, 100 (39): 3045 – 3048.

Freiwald J, Pieper s, Baumgart C. , "Prevention, rehabilitation and sports", 2009.

Liu G H. , "Reform of sports Health Care and Rehabilitation specialty Under the strategy of Healthy China", *Journal of Jilin sport University*, 2018.

Room P, Hotel A H, Atlanta G. , "sports Medicine/Rehabilitation special Interest" .

Paul. , "sports rehabilitation and injury prevention", Wiley – Blackwell, 2010.